国家卫生健康委员会“十四五”规划教材
全国高等职业教育药品类专业第四轮规划教材

供中药制药、中药学、中药材生产与加工等专业用

中药炮制技术

第 4 版

主　编　龙全江
副主编　殷吉磊　王玉霞　周爱珍

编　者（以姓氏笔画为序）

王玉霞（重庆医药高等专科学校）
王志霜（北京中医药大学）
丑　安（长沙卫生职业学院）
龙全江（安徽中医药高等专科学校）
孙亚楠（湖北中医药高等专科学校）
阳　强（赣南卫生健康职业学院）
杨　咪（陕西农林职业技术大学）
杨海玲（安徽第二医学院）
迟　栋（南阳医学高等专科学校）
林　玲（福建卫生职业技术学院）
周爱珍（浙江药科职业大学）
袁　野（宜宾医药健康职业学院）
殷吉磊（江苏省连云港中医药高等职业技术学校）
郭　强（亳州市沪谯药业有限公司）

人民卫生出版社
·北　京·

图书在版编目（CIP）数据

中药炮制技术 / 龙全江主编. -- 4 版. -- 北京 ：人民卫生出版社，2025. 7. --（全国高等职业教育药品类专业第四轮规划教材）. -- ISBN 978-7-117-38002-7

Ⅰ. R283

中国国家版本馆 CIP 数据核字第 2025GY4707 号

中药炮制技术

Zhongyao Paozhi Jishu

第 4 版

主　　编：龙全江
出版发行：人民卫生出版社（中继线 010-59780011）
地　　址：北京市朝阳区潘家园南里 19 号
邮　　编：100021
E - mail：pmph @ pmph.com
购书热线：010-59787592　010-59787584　010-65264830
印　　刷：人卫印务（北京）有限公司
经　　销：新华书店
开　　本：850 × 1168　1/16　　印张：19
字　　数：447 千字
版　　次：2009 年 5 月第 1 版　　2025 年 7 月第 4 版
印　　次：2025 年 8 月第 1 次印刷
标准书号：ISBN 978-7-117-38002-7
定　　价：69.00 元
打击盗版举报电话：010-59787491　E-mail：WQ @ pmph.com
质量问题联系电话：010-59787234　E-mail：zhiliang @ pmph.com
数字融合服务电话：4001118166　E-mail：zengzhi @ pmph.com

出版说明

近年来，我国职业教育在国家的高度重视和大力推动下已经进入高质量发展新阶段。从党的十八大报告强调"加快发展现代职业教育"，到党的十九大报告强调"完善职业教育和培训体系，深化产教融合、校企合作"，再到党的二十大报告强调"统筹职业教育、高等教育、继续教育协同创新，推进职普融通、产教融合、科教融汇，优化职业教育类型定位"，这一系列重要论述不仅是对职业教育发展路径的精准把握，更是对构建中国特色现代职业教育体系、服务国家发展战略、促进经济社会高质量发展的全面部署，也为我们指明了新时代职业教育改革发展的方向和路径。

为全面贯彻国家教育方针，将现代职业教育发展理念融入教材建设全过程，人民卫生出版社经过广泛调研论证，启动了全国高等职业教育药品类专业第四轮规划教材的修订出版工作。

本套规划教材首版于 2009 年，分别于 2013 年、2017 年修订出版了第二轮、第三轮规划教材。本套教材在建设之初，根据行业标准和教育目标，制定了统一的指导性教学计划和教学大纲，规范了药品类专业的教学内容。这套规划教材不仅为高等职业教育药品类专业的学生提供了系统的理论知识，还帮助他们建立了扎实的专业技能基础。这套教材的不断修订完善，是我国职业教育体系不断完善和进步的一个缩影，对于我国高素质药品类专业技术技能型人才的培养起到了重要的推动作用。同时，本套教材也取得了诸多成绩，其中《基础化学》(第 3 版)、《天然药物学》(第 3 版)、《中药制剂技术》(第 3 版) 等多本教材入选了"十四五"职业教育国家规划教材，《药物制剂技术》(第 3 版) 荣获了首届全国教材建设奖一等奖，《药物分析》(第 3 版) 荣获了首届全国教材建设奖二等奖。

第四轮规划教材主要依据教育部相关文件精神和职业教育教学实际需求，调整充实了教材品种，涵盖了药品类相关专业群的主要课程。全套教材为国家卫生健康委员会"十四五"规划教材，是"十四五"时期人民卫生出版社重点教材建设项目。本轮教材继续秉承"大力培养大国工匠、能工巧匠、高技能人才"的职教理念，结合国内药学类专业领域教育教学发展趋势，科学合理推进规划教材体系改革，重点突出如下特点：

1. 坚持立德树人，融入课程思政 高职院校人才培养事关大国工匠养成，事关实体经济发展，事关制造强国建设，要确保党的事业后继有人，必须把立德树人作为中心环节。本轮教材修订注重深入挖掘各门课程中蕴含的课程思政元素，通过实践案例、知识链接等内容，润物细无声地将思想政治工作贯穿教育教学全过程，使学生在掌握专业知识与技能的同时，树立起正确的世界观、人生观、价值观，增强社会责任感，坚定服务人民健康事业的理想信念。

2. 对接岗位需求，优化教材内容 根据各专业对应从业岗位的任职标准，优化教材内容，避免重要知识点的遗漏和不必要的交叉重复，保证教学内容的设计与职业标准精准对接，学校的人才培养与企业的岗位需求精准对接。根据岗位技能要求设计教学内容，增加实践教学内容的比重，设计贴近企业实际生产、管理、服务流程的实验、实训项目，提高学生的实践能力和解决问题的能力；部分教材采用基于工作过程的模块化结构，模拟真实工作场景，让学生在实践中学习和运用知识，提高实际操作能力。

3. 知识技能并重，实现课证融通 本轮教材在编写队伍组建上，特别邀请了一大批具有丰富实践经验的行业专家，与从全国高职院校中遴选出的优秀师资共同合作编写，使教材内容紧密围绕岗位所需的知识、技能和素养要求展开。在教材内容设计方面，充分考虑职业资格证书的考试内容和要求，将相关知识点和技能点融入教材中，使学生在学习过程中能够掌握与岗位实际紧密相关的知识和技能，帮助学生在完成学业的同时获得相应的职业资格证书，使教材既可作为学历教育的教科书，又能作为岗位证书的培训用书。

4. 完善教材体系，优化编写模式 本轮教材通过搭建主干知识、实验实训、数字资源的“教学立交桥”，充分体现了现代高等职业教育的发展理念。强化“理实一体”的编写方式，并多配图表，让知识更加形象直观，便于教师讲授与学生理解。并通过丰富的栏目确保学生能够循序渐进地理解和掌握知识，如用“导学情景”引入概念，用“案例分析”结合实践，用“课堂活动”启发思考，用“知识链接”开阔视野，用“点滴积累”巩固考点，大大增加了教材的可读性。

5. 推进纸数融合，打造新形态精品教材 为了适应新的教学模式的需要，通过在纸质教材中添加二维码的方式，融合多媒体元素，构建数字化平台，注重教材更新与迭代，将“线上”“线下”教学有机融合，使学生能够随时随地进行扫码学习、在线测试、观看实验演示等，增强学习的互动性和趣味性，使抽象知识直观化、生动化，提高可理解性和学习效率。通过建设多元化学习路径，不断提升教材的质量和教学效果，为培养高素质技能型人才提供有力支持。

本套教材的编写过程中，全体编者以高度负责、严谨认真的态度为教材的编写工作付出了诸多心血，各参编院校为编写工作的顺利开展给予了大力支持，从而使本套教材得以高质量如期出版，在此对相关单位和各位专家表示诚挚的感谢！教材出版后，各位教师、学生在使用过程中，如发现问题请反馈给我们（发消息给“人卫药学”公众号），以便及时更正和修订完善。

人民卫生出版社

2024 年 11 月

前　言

《中药炮制技术》首版于2009年，2013年修订了第2版，2018年修订了第3版，先后在许多高职高专院校使用，深受广大读者的喜爱，得到了专家、学者以及高职师生的普遍认可和好评，大家对教材的建设献计献策，提出了许多合理化建议。近几年来，中药炮制技术的研究有了新的发展，一些新的技术、新的理论、新的成果、新的进展亟待整理、总结和补充，因此有必要进行修订。

本版融合教材，最大限度地实现了文本、PPT及多种数字资源的有效关联，是具有多样性、集成性和交互性的现代化教材。本次修订在编写内容及形式上有了较大的改动和提高。第一章至第四章分章介绍中药炮制的基本理论、基础知识、基本技能及中药炮制机械设备；第五章至第十二章按中药饮片生产过程分类介绍各种炮制技术，共系统介绍了160余种常用中药的药物来源、处方用名、炮制沿革、炮制方法、炮制作用、成品性状、工艺改进等。每章通过"导学情景"栏目，借助真实工作情景开启相关内容的学习。通过增设"企业视角""技能赛点""问题探讨"等特色栏目，较好地实现了工学结合，强化了学生的职业能力、实践技能和分析解决问题能力的培养。每章增加"课程思政"设计，在爱岗敬业、诚实守信、甘于奉献等多元化思政的基础上，突出"炮制虽繁必不敢省人工、品味虽贵必不敢减物力"的中药炮制课程特色思政，培养学生的工匠精神。最后集中介绍中药炮制实训内容，与主干教材结合紧密，便于学生系统学习与实践。

本教材依据教育部推行的高等院校教学改革工作精神，从高等职业教育的定位出发，充分体现高素质技术技能型人才的培养目标，主要有如下特色：一是概念科学规范，理论知识精练，炮制方法详尽，注重传统技术与现代生产的有效衔接；二是体现现行版《中华人民共和国药典》和《国家中药饮片炮制规范》等药品标准要求，体现产业发展新进展；三是拓展数字资源，纸数融合，有效促进混合式教学应用。全书突出"以职业活动为导向，以职业能力为核心"，全面、系统地总结历代中药炮制理论、炮制方法、产业化工艺改进及中药炮制品临床应用，反映现阶段中药炮制的发展水平与研究成果。本教材可供全国高职院校中药制药、中药学、中药材生产与加工等专业使用，也可为技术人员培训使用。

参加教材编写的有：龙全江（前言、第一章、第二章、模拟试题、附录）、殷吉磊（第三章、第十章第三节）、郭强（第四章）、丑安（第五章、实训一）、袁野（第六章、第七章、实训二）、王玉霞（第八章第一节）、迟栋（第八章第二节、实训三、实训四）、周爱珍（第九章第一、二、四、六节）、杨咪（第九章第三、五节，实训五）、孙亚楠（第十章第一、二节，实训六）、杨海玲（第十一章第一节）、阳强（第十一章第二、三节，实训七）、林玲（第十二章第一～三节）、王志霜（第十二章第四～八节、实训八、实训九）。全书最后由龙全江统稿。

由于编者的水平和能力有限，掌握的文献资料还不够全面，难免有疏漏与不足之处，恳请使用本教材的教师、学生和同行提出宝贵意见，以便在今后修订中改正。

编　者

2025 年 6 月

目　录

第一章　绪论

ER 1-1
课件

学习目标

1. 掌握　中药炮制的概念和内涵。
2. 熟悉　中药炮制的分类。
3. 了解　中药炮制的起源与发展历史、中药炮制的重要性、重要的炮制专著和法规制度。

导学情景

情景描述：

在数千年的生产和生活实践中，我国劳动人民创造了丰富的中药传统炮制技术体系和理论知识，在提高中药疗效、保证用药安全方面起着非常重要的作用。2006 年 5 月 20 日，中药炮制技术等 9 项传统医药经国务院批准列入第一批国家级非物质文化遗产名录。

学前导语：

传统医药非物质文化遗产保护的提出，为中医药学的继承与发展打开了一扇生存之门。中药炮制是中药质量保证的根，肩负着让中医药传统知识代代相传、不断延续、不断创造应用的历史重任。本章将带领同学们一起走过我国中药炮制发展的历史长河，亲身感受中药炮制的神奇魅力。

中药主要来源于自然界的植物、动物和矿物，分为中药材、中药饮片和中成药三种商品形式，这三种形式也成为中药行业的三大支柱。中医在临床上赖以防治疾病、保健强身的物质是中药饮片和中成药，中药材不可直接应用于临床，必须经过炮制成中药饮片以后才能入药，这是中医临床用药的一个特点，是中医药学的一大特色，也是中药与天然药物的显著区别之一。

一、中药炮制的含义

中药炮制是根据中医药理论，依据临床辨证施治用药需要及药物自身性质，以及调剂、制剂的不同需求，对中药材进行特殊加工处理的一项制药技术。它是药物在应用前或制成各种剂型之前必要的加工过程，包括对原药材进行一般修治整理和部分药材的特殊处理。药材凡经净制、切制或炮炙等处理后，均称为“饮片”。中药饮片是直接供中医临床调配处方和中成药生产所用的药物，并以此供临床配方和制剂生产，使其疗效得以充分发挥。

“炮制”是中国独有的、具有知识产权的、制备中药饮片的一门传统制药技术，也是中医药学特定的专用制药术语。炮制古称“炮炙”，亦称“修事”“修治”。如汉代的《金匮玉函经》证治总例中用“炮炙”，南北朝时期的《雷公炮炙论》正文多用“修事”，明代的《本草纲目》正文多用“修治”，清代的《修事指南》正文多用“炮制”。从字义上看，“炮”和“炙”都离不开火，但随着社会生产力的发展及医药知识的积累，对药材的加工处理技术远远超出了火制的范围，“炮炙”两字不能确切反映和概括药材加工处理的全部内容，因此现代多用“炮制”一词，代表各种更广泛的加工处理方法。

中药炮制的任务是在继承中药传统的炮制技术和理论的基础上，应用现代科学技术探讨中药炮制原理、工艺、规格、质量标准、历史沿革及其发展方向。炮制原理是指药物炮制的科学依据和药物炮制的作用，探讨中药在炮制过程中产生的物理变化和化学变化，以及因此而产生的药理作用的改变和这些改变所产生的临床意义，从而对炮制方法作出科学评价。炮制原理的研究是关键，弄清原理，其他问题就可迎刃而解。由于中药种类多、品种杂，各地炮制方法也不甚一致，加之历史条件的限制，炮制工艺多属于手工业作坊生产，很难适应先进工业化生产。因此，改进炮制工艺是当务之急。中药饮片质量标准研究的首要任务是充分利用现代实验手段，把传统质量标准客观化、数据化，使其适应新的需要，建立更为合理的质量标准，以便更好地控制中药饮片质量，确保临床用药的效果。

二、中药炮制的起源与发展

中药炮制的起源和发展，既非一个时代所产生，又非某一个人所独创，而是我们的祖先在长期生产、生活实践中总结出来的。

（一）中药炮制的起源

中药炮制是随着中药的发现和应用而产生的，有了中药就有了中药炮制。中药起源于原始社会，在“茹毛饮血”“饥不择食”的日子里，人们常常误食一些有毒的植物或动物而产生呕吐、腹泻或昏迷等中毒反应，甚至死亡，也会偶尔食用了某些动植物使自己原有的病痛得以缓减或消除。经过无数次的尝试和体验，这种感性认识逐渐上升为理性认识，并进而成为自觉的行动。我国的祖先在觅食、劳动的进程中积累了医药知识，同时也创造了药物的加工技术，如将野外采来的天然药物洗净、打碎、剁成小块、锉为粗末等简单加工，这便是中药炮制的萌芽。

火的出现及应用，是人类的一大进步。我国古代早就有“钻木取火”的传说，有了火不但对于防御和进攻野兽具有重要作用，还可以用于御寒取暖、炮生为熟等。《礼纬·含文嘉》明确指出：“燧人氏始钻木取火，炮生为熟，令人无腹疾，有异于禽兽。”炮制古称“炮炙”，据《说文解字》解，“炮，毛炙肉也”“炙，炙肉也，从肉在火上”。把这种熟食的方法，如“烧”“煮”等引用到药物的加工处理上来，使生药变成熟药、毒药转为良药，这便是中药炮制的雏形，可见炮制的起源与火的发现和使用有着非常密切的关系。

酒的发明与应用，在我国非常久远，起源于旧石器时代。繁体字“醫”，下从“酉”，古字“酉”与“酒”通。《汉书·食货志》称“酒为百药之长”，后世将酒应用于药物的炮制，并由此创建了加辅料炮制药物的方法。

我国是世界上陶器制作最早的国家，仰韶文化时期（公元前5 000年至公元前3 000年）就有了砂锅、陶罐等器具。利用砂锅、陶罐煎煮药物，作为蒸、煮、煅等的炮制容器，又促进了中药炮制技术的进步和炮制品种的发展。

知识链接

中药炮制三次飞跃式发展

中药炮制的起源与发展和其他学科一样取决于实践，火的发现是中药炮制形成的关键，是炮制发展史上的第一次飞跃；辅料的应用及品种的增多是炮制发展史上的第二次飞跃；采用多学科，应用现代科技进行研究，促进了中药炮制的发展，是炮制发展史上的第三次飞跃。

（二）中药炮制的发展

中药炮制至少已有两千年的历史，从现存的文献资料来看，中药炮制的发展大体经历了四个时期。

1. 中药炮制技术的起始与形成期（春秋战国至宋代） 湖南长沙马王堆三号汉墓中出土的帛书《五十二病方》，大约成书于春秋战国时期，是迄今为止我国发现的最古老的医方书，共修复整理出医方283个，其中含中药247种。文中对中药炮制记载了"炮、炙、燔、煅、细切、熬、酒醋渍"等方法，包括修治、切制、水制、火制、水火共制等多个方面。

《黄帝内经》约为战国至秦汉时期的著作，在《灵枢·邪客》中有"治半夏"的记载，可见当时已注意到有毒物质的炮制。《黄帝内经》中的"五味所入，酸入肝、辛入肺、苦入心、咸入肾、甘入脾"理论就是后世炮制理论学说的本源。

我国第一部药学专著《神农本草经》成书于汉代，序录中记载有"药有酸咸甘苦辛五味，又有寒热温凉四气，及有毒无毒。阴干暴干，采造时月，生熟，土地所出，真伪陈新，并各有法"及"若有毒宜制，可用相畏相杀者，不尔，勿合用也"等炮制内容，桑螵蛸用蒸法仍为现代所采用。其中的"阴干暴干"是指产地加工，而"生熟"则说的是药物炮制。根据药性不同，有用水煮，有用酒渍，对有毒中药可用相畏相杀制之，这就是当时对有毒药物炮制方法与机制的解释。

南北朝刘宋时期，雷敩总结了前人炮制方面的技术和经验，撰成《雷公炮炙论》，是我国第一部炮制学专著。全书以炮制为主，记述了各种炮制方法。除沿用前代方法外，工艺操作上有较多创新，如煅法、米泔水浸法等，并广泛应用辅料炮制药物。随着炮制辅料的增多，炮制工艺也趋向复杂，炮制技术亦要求更精细。"雷公炮制"的目的多是解除药物的毒性、缓和药物作用、提高药物疗效、便于贮藏或有利于粉碎调剂等，具有很强的科学性与实用价值。如巴豆"凡修事巴豆，敲碎，以麻油并酒等可煮巴豆子，研膏后用"。巴豆经过了上述处理，则部分巴豆油溶于麻油中，以便控制剂量，同时经过加热油煮后，破坏其毒性蛋白质，而达到降低毒性的目的。当归"若要破血，即使头一节硬实处。若要止痛、止血，即用尾"。这些论述说明当归头有破血之功，当归尾有止痛止血之效。由于头尾作用相反，主张不宜合用。此一论述为医家主张当归头、当归尾区分使用之始，临床实践和药理实验都表明，当归各部位的作用是不一样的。

唐代中药炮制亦不断进步，炮制内容已发展为"专章论述"，逐步形成自己的学术体系，成为中药炮制史上的一个重要发展时期。苏敬等人编纂的《新修本草》是唐代由国家颁布的第一部药典，也是世界上最早的药典，有较高的权威性。《新修本草》把"作糵、作曲、作豉、芒硝提净"等复杂炮制工艺的内容收载了进去，对中药炮制品的质量也作了明确规定，这对保证中药饮片质量和统一饮片规格都起了很大的促进作用。

宋代对药学事业非常重视，不仅建立了世界上第一所药局，还组织翰林医官重修本草，对宋以前的医药著作进行整理、校注、增辑。在此时期，药物的炮制方法有很大进步，药物的炮制目的也趋于多样化。医官王怀隐所著大型方书《太平圣惠方》，不仅具体记载了大量炮制内容，还始载"乳制法"。唐慎微编撰的《证类本草》一书载药 1 748 种，每种药物之下都记有炮制方法。这些内容为后世制药行业所采用。陈师文等受诏编撰了《太平惠民和剂局方》，这是宋代颁布的第一部国家成药规范。该书重申，药材如炮制不当，将会直接影响临床疗效。因此强调"凡有修合，依法炮制"。书中特设"论炮炙三品药石类例"章节，专门讨论炮制工艺技术。

2. 中药炮制理论形成时期（金元至明代） 金元时期名医辈出，各有专长，他们注重临床实用，探讨中药药性机制，应用中药归经学说理论来阐述中药炮制的原委，使得炮制理论不断发展和提高。元代王好古在《汤液本草》中归纳出"去湿以生姜""去膈上痰以蜜"等认识，说明已经能够根据不同药物的特性选择合适的辅料进行炮制。

葛可久在《十药神书》中首次提出"大抵血热则行，血冷则凝……见黑则止"的炭药止血理论，并根据这一理论，创制了专治肺痨呕血、吐血、咯血的"十灰散"。

明代这一时期中药炮制在传统工艺技术方面有较大的进步，在炮制理论上也有显著的建树。陈嘉谟在《本草蒙筌》中系统地论述了若干炮制辅料的作用原理，他在"制造资水火"中写道："凡药制造，贵在适中，不及则功效难求，太过则气味反失。火制四：有煅、有炮、有炙、有炒之不同；水制三：或渍、或泡、或洗之弗等。水火共制造者：若蒸、若煮而有二焉。余外制虽多端，总不离此两者。"这些论述，虽有一定的局限性，但简便易诵，颇具影响。他提出了炮制的总要求，阐明了炮制的作用，如"酒制升提，姜制发散，入盐走肾脏，仍使软坚，用醋注肝经，且资住痛。童便制，除劣性降下；米泔制，去燥性而和中。乳制滋润回枯，助生阴血；蜜制甘缓难化，增益元阳。陈壁土制，窃真气骤补中焦；麦麸皮制，抑酷性勿伤上膈。"这些理论至今仍然有效地指导中医、中药的实践。

明代伟大的医学家李时珍以毕生精力，亲历实践，广收博采，实地考察，对本草学进行了全面的整理总结，历时 27 年，编成《本草纲目》这一药学著作。全书共 52 卷，载有药物 1 892 种，其中有 330 味药记有"修治"专目，记载的炮制方法有近 20 类 70 法，其中有 50 多种炮制方法至今仍被沿用，这大大地发展了前人的炮制技能和理论。《本草纲目》是我国医药宝库中的一份珍贵遗产，是对 16 世纪以前中医药学的系统总结，被誉为"东方药物巨典"，对人类近代科学影响很大。

缪希雍编撰的《炮炙大法》是继《雷公炮炙论》之后第二部炮制专著，收载了 439 种药物的炮制方法，简要叙述了各种药物的出处、采药时间、优劣鉴别、炮制辅料、操作工艺、饮片贮藏，并将前人的炮制方法归纳为17种，即“雷公炮炙十七法”。

3. 理论指导下的中药炮制技术和品种的扩大时期（清代） 清代的本草著作有近400种之多，民间医药得到进一步发掘和整理。该时期较为重视中药药性、药理的阐述，也有人注意对西方医药知识的吸收，大大地扩大了中药品种及有关内容。

张仲岩所撰的《修事指南》为我国第三部炮制专著，收录药物232种，较为系统地叙述了各种炮制方法。指出：“炮制不明，药性不确，则汤方无准而病症无验也。”在炮制理论上也有所发挥，提出“吴茱萸汁制抑苦寒而扶胃气，猪胆汁制泻胆火而达木郁，牛胆汁制去燥烈而清润，秋石制抑阳而养阴，枸杞汤制抑阴而养阳……”等。

赵学敏撰写的《本草纲目拾遗》是在《本草纲目》刊行100余年之后编著的。其目的是拾《本草纲目》之遗。全书载药921种，其中《本草纲目》未收载的有716种，涉及炮制的药物有240余种。现代沿用的炮制方法书中大体都包括了，并记载有一些现代不常用或已经不使用的。如炒制类，除有清炒、炒黄、炒焦、炒炭（炒黑）外，又有炒干、炒熟、炒枯、炒黄烟尽等；蒸制类有饭上蒸、蜜蒸、乳蒸、桂圆拌蒸等；淬制类除醋淬外，还有烧酒淬、韭汁淬、三黄汤淬。

随着清代中药炮制技术与品种的扩大，医药学家在临床应用于不同病证和不同方剂配伍，表明中药炮制历经两千多年的发展在中医临床上已经被医家充分认可并得到广泛应用。

4. 中药炮制技术振兴与发展时期（现代） 20世纪50年代以后，政府十分重视祖国医药这份宝贵遗产，中药炮制得到了迅速的发展。经过多年的努力，在继承、发展和提高方面均取得了明显成绩。

在继承方面，各地对散在本地区的具有悠久历史的炮制经验进行了整理，由地方卫生部门制定了各省、自治区、直辖市的中药饮片炮制规范，作为地方性法规在各辖区内执行。《中华人民共和国药典》（以下简称《中国药典》）从1963年版起，正式把中药炮制作为法定内容予以收载。相继出版了一些炮制专著，如《中药炮炙经验介绍》《中药炮炙经验集成》《历代中药炮制资料辑要》《中药饮片炮制述要》《历代中药炮制法汇典》，1988年，卫生部出版了首版《全国中药炮制规范》。

在教育方面，为了适应中医药事业的发展，1959年，成都、北京、南京等地的中医药院校先后成立了中药系，把中药炮制作为一门学科进行教学，均设有中药炮制课。教材在教学实践中不断充实提高。1979年，由卫生部组织，首次编写出版了全国高等医药院校《中药炮制学》教材，此后又陆续有多种版本的《中药炮制学》教材面世。多年来，培养了一大批具有一定中药炮制实践技能的中药学人才，为继承和发扬中药炮制奠定了牢固的基础。

在科研方面，自20世纪50年代以来，科研人员开始采用现代科学技术对中药炮制的原理、工艺、生产设备以及中药饮片的质量标准等进行多学科研究。后续发展中，全国各地有关科研单位，先后通过化学、药理、临床等途径，对数百种中药材进行了以下方面的研究，对一些药物的炮制机制有了深入认识，改进了炮制工艺，制定了科学合理的质量标准，取得了显著的成果。

(1)浸泡对药材质量的影响研究：通过对槟榔等药材的炮制研究，发现某些主要成分由于浸泡有所损失，证明不适当的浸泡方法对药物质量有影响。根据药材的特点，分别采用“喷淋滋润法”

"少泡多润法""泡透水尽法",对传统的浸泡软化方法加以逐步改进,取得较好效果。

(2)药材不同入药部位的研究:对药材不同入药部位(如钩藤的钩与茎、枝,当归的头、身、尾,人参的参身与参芦等)的作用及化学成分是否不同进行了研究。

(3)关于药物炮制去毒的研究:初步探讨了附子(包括乌头)、半夏、马钱子、硫黄、甘遂等药材的炮制原理,证实了中药炮制去毒的科学意义。

(4)关于药物加辅料炮制的研究:分别对醋制(延胡索、甘遂、皂矾、自然铜)、酒制(黄芩、黄连、黄柏)、盐制(泽泻)、米泔水制(苍术)等辅料炮制原理进行了研究。

(5)关于药物炒制的研究:对槟榔、黄柏、麦芽、谷芽、当归、青皮、酸枣仁等药材炒制前后,化学成分、药理、临床疗效的变化作了对比研究。

近些年来,中药炮制研究的广度与深度不断扩大,马钱子、斑蝥、半夏、天南星、白附子等有毒中药的炮制解毒机制,以及莱菔子、地榆等中药及其炮制品的炮制作用已能够用现代科学技术和知识阐明其科学内涵。

企业视角

近年来,饮片生产规模不断扩大,炮制工艺不断更新,生产设备已逐步机械化,如滚动式洗药机、去皮机、镑片机,各种类型的切药机、电动炒药机等,这些生产设备已经得到广泛应用。中药饮片生产企业的规模化、机械化、自动化程度越来越高,管理也更加科学规范,这一切都促进了中药炮制事业的发展。

上述情况说明,中药炮制和其他事物一样,是从社会实践中发生和发展起来的。特别是中华人民共和国成立以来,中药炮制的生产技术、设备以及科研、教学都得到了较大的发展,取得了巨大的成就。今后会进一步运用现代科学知识来整理和研究中药炮制的理论和技术,在生产实践中不断总结经验,使中药炮制逐步向机械化、电气化发展。

知识链接

中医药"源头工程"

中药是我国的瑰宝,是中医临床用药的主体,是中医现代化的先决条件。为了保证中医事业的健康发展,国家开展了中医药的"源头工程"研究,"炮制研究"就是中医药"源头工程"的重要内容之一。一方面,加强中药饮片标准化研究;另一方面,实现中药炮制加工的标准化。

三、中药炮制分类及饮片分类分级管理

(一)中药炮制分类

1. 雷公炮炙十七法 明代缪希雍在《炮炙大法》中把当时的炮制方法归纳为17种,即后世所

说的“雷公炮炙十七法”。

(1)炮：古代的“炮”是指将药物埋在灰火中，“炮”至焦黑，或“裹物烧”至炮生为熟。现代“炮”多指高温砂炒至发泡，去砂取药，如炮姜、炮山甲等。

(2)爁(làn)：将药物进行焚烧、烘烤。

(3)煿(bó)：以火烧物，使之干燥爆裂。常用于具有硬壳果实类药材的炮制。

(4)炙：将药物置于近火处烤黄或涂以辅料再炒。现已统一为拌液体辅料，用火加热，使辅料被药物吸收。

(5)煨：将药物埋在有余烬的炭火中慢慢煨熟。现指将药物用湿面粉或湿纸包裹后，埋于热火灰中至包裹物呈焦黄色为度。

(6)炒：现在炒法分为清炒和加辅料炒法。

(7)煅：将药物直接放在火上或置耐热容器中烧至红透的方法。

(8)炼：将药物置容器内，长时间用文火慢慢加热的方法，如炼丹、炼蜜。

(9)制：为制药之偏性之意，将药物加入不同的辅料共制，以克制药物的偏性、烈性和劣性。如姜制厚朴、酒制大黄等。

(10)度：量长短，也是制药程度的标志，也有程度、限度之意。如种子类药材炒至种皮爆裂、香气逸出为度等。

(11)飞：指“研飞”“水飞”。研飞为药物干磨成细粉；水飞为加水研磨成糊状，然后加少量清水搅拌，倾取混悬液，下沉的粗粉再如上法反复操作，最后合并混悬液，如水飞朱砂、雄黄等。

(12)伏：一般指“伏火”，指药物按一定程序置于火中处理，并经过一定时间达到所需要求，如伏龙肝。

(13)镑：是一种多刃的刀具，可将坚韧之药物削刮成极薄片，以利于调剂和制剂，如镑羚羊角。

(14)摋：打击、切割之意，使药材破碎。

(15)㬠(shà)：晒。

(16)曝：在强烈的日光下暴晒。

(17)露：在露天不加遮盖地日夜暴露药物，即所谓“日晒夜露”。

2. 三类分类法 明代陈嘉谟《本草蒙筌》以水制、火制、水火共制三大类方法对中药炮制进行分类，是中药炮制分类的一大进步，但不能包括中药炮制的全部内容。《中国药典》附录收载的“炮制通则”中将中药炮制工艺分为净制、切制和炮炙三大类。

3. 五类分类法 由于陈嘉谟《本草蒙筌》的三类分类法不全面，后人归纳了五类分类法。五类分类法包括修治、水制、火制、水火共制及其他制法。该分类方法对中药炮制方法的概括比较全面，比较系统地反映了处理药物的炮制工艺。

4. 药用部位分类法 宋代《证类本草》及《太平惠民和剂局方》均依据药物来源属性分类，但仍局限于本草学的范畴。现今《全国中药饮片炮制规范》及各省市制定的中药炮制规范，大多以药用部位进行分类，即分为根及根茎类、全草类、叶类等。在药物项下再分述中药炮制方法。

5. 工艺和辅料相结合的分类法 工艺和辅料相结合的分类方法是在三类、五类分类法的基础上发展起来的。其一是以辅料为纲、以工艺为目的分类法。如分为酒制法、醋制法、蜜制法、盐制法等，在酒制法中再分为酒炙、酒蒸、酒煮、酒炖等。其二是以工艺为纲、以辅料为目的分类方法。如分为炒、炙、煅、蒸等，在炙法中再分为酒炙法、醋炙法、蜜炙法、盐炙法等，这种分类方法既能体现中药炮制工艺的系统性和条理性，又便于叙述辅料对药物所起的作用，一般多为教材使用，本书就是采用此法。

(二) 中药饮片分类分级管理

经过产地初步加工的中药称为中药材，将中药材进一步加工炮制使其成为可直接配方或制剂的药物，称为中药饮片。从行业分类上来讲，中药材种植属于农业，中药饮片加工则隶属于医药制造业。中药饮片的分级分类便于市场管理，根据中药饮片类型及中药现代化发展趋势，中药饮片可以进行以下分类分级管理。

1. 净药材(同饮片) 净制后的"净药材"，指采用挑选、水洗、筛选、剪、切、刮削、剔除、刷、擦、碾串及泡洗等方法达到质量标准规定者，对投料者称"净药材"，对配方者称饮片，是最简便的饮片。如八角茴香、千金子、小茴香、天仙子、石莲子、赤小豆、连翘、枸杞子和莳萝子等果实种子类，药材与饮片几乎相同，唯饮片更纯净一些。还有的果实种子类有生片和炒制片两种饮片，其生片也与药材近似。月季花、玫瑰花、厚朴花、辛夷及海金沙等花类饮片至多去梗，饮片与药材类同。花椒、大枣、连翘等果实去梗(柄)，即成饮片。还有许多仅经挑选(如金银花)、筛选、风选(紫苏子、青葙子、葶苈子等)和水洗(蝉蜕、蛇蜕、昆布、海藻)等简易方式即成的饮片，这些完全可以按药材管理。

2. 简易切制片

(1)产地加工品：如天花粉、苦参、地榆、钩藤、皂角刺、狼毒、商陆、乌药等药材，因质地坚硬或较粗壮，需趁鲜在产地加工时切片或剖开后干燥，属简易切制片。

(2)生活便利切制片：如人参、生晒参、鹿角、羚羊角及三七等，出于贮存、携带、服用等生活方便而作的切制片，可视为简易切制片。

(3)作炮炙用的生切片：如黄芪、黄精、白芍、白前、甘草、当归等根及根茎类片，山楂、山萸肉、枳实、枳壳、陈皮等果实种子类，既是生切片，又可作进一步炮炙用的粗切片，也可作一般切制片处理。

(4)简单的物理变化切片：如全草类药切成段，藤木茎枝类刨片、切段、切丝段，皮类药切丝、片、块等，仅将大块切制成更易打包、储运、煎出、服用的小片、块、丝等，纯属物理大小不同，按药材简化管理。

3. 一般饮片 采用水制、火制、水火共制或加辅料炮炙者，根据炮炙方法，成分变化程度酌情管理。

(1)水制饮片：蒸、煮、炖的饮片。除有含量测定者外，可进行一般管理，水飞者一般为金属矿物类，要严管。

(2)火制饮片：炒和烫根据具体品种性质和成分要求可进行一般管理，而煅、制炭则需严加控制、严加管理。

(3)较复杂的炮制品：如加各种辅料炮炙、水火共制和特殊加工炮制者(如制霜、发酵等)必须严加管理。

4. 特殊饮片

(1)按麻醉药管理者：如罂粟壳及其制品、鸦片及其类似物必须按麻醉药品管理。

(2)毒性药材制成的饮片：如川乌、草乌、天南星、马钱子、半夏等毒性中药材制成的饮片，因含有的毒性成分与加工炮制关系甚大，需严加管理。

(3)矿物药类饮片：除钠盐类、钙盐类及铁盐类中部分矿物药饮片可进行一般管理外，其他如砷化合物、汞及其化合物、铅及其化合物类药等应严加管理。

(4)动物药类饮片：从化学成分、药物性味和保护动物等方面考虑，一般都需严加管理。

四、中药炮制的有关法规

《中华人民共和国药品管理法》(简称《药品管理法》)第四章药品生产中第四十四条规定："中药饮片应该按照国家药品标准炮制；国家药品标准没有规定的，应该按照省、自治区、直辖市人民政府药品监督管理部门制定的炮制规范炮制。省、自治区、直辖市人民政府药品监督管理部门制定的炮制规范应当报国务院药品监督管理部门备案。"

(一)国家级中药炮制标准

《中国药典》从1963年版开始在一部收载中药及中药炮制品，规定了饮片生产的工艺流程、成品性状、用法、用量等，附录设有"炮制通则"专篇，规定了各种炮制方法的含义、共性操作方法及质量要求。后来历版《中国药典》对一些药物还规定了中药炮制品的含量指标。

2022年12月，为进一步规范中药饮片炮制，健全中药饮片标准体系，促进中药饮片质量提升，根据《药品管理法》《中共中央　国务院关于促进中医药传承创新发展意见》有关规定，国家药品监督管理局组织国家药典委员会制定了《国家中药饮片炮制规范》(简称《国家炮制规范》)。《国家炮制规范》收载项目主要包括来源、炮制、性状、贮藏等，国家药品监督管理局明确指出，《国家炮制规范》收载的中药饮片品种，其来源、炮制、性状、贮藏项目执行《国家炮制规范》相应规定，质量控制的其他要求按照《中国药典》相同品种的相应规定执行。上述药品标准均属于国家级药品标准。

(二)部(局)、省级中药炮制标准

1988年，卫生部组织编写了《全国中药炮制规范》，书中精选了全国各省、自治区、直辖市现行使用的中药炮制品、中药炮制工艺及质量要求。1994年编写的《中药饮片质量标准通则(试行)》规定了中药饮片的净度、片型及粉碎粒度、水分标准以及中药饮片色泽要求等。这些均为部级中药饮片炮制标准。

中药炮制具有地域性、传统性、经验性的特点，为了保留地方特色，各省(市)都制定了适合本地的质量标准，作为中药饮片生产、经销部门的执行依据。如《广东省中药炮制规范》《上海市中药

饮片炮制规范》《山东省中药炮制规范》等。地方标准与《中国药典》和《国家中药饮片炮制规范》（以下简称《国家炮制规范》）如有相同炮制品种，应执行《中国药典》《国家炮制规范》等国家药品标准。

知识链接

中医用药的特点

中医用药有三大特点：辨证施治、复方配伍及中药炮制。之所以说中药炮制是中医用药的一大特点，是因为中医治病的物质基础是炮制后的中药饮片，而非原药材。对于有毒中药，炮制就显得尤为重要，如乌头于16世纪初用于医学，多用于治疗牙痛，但因毒性太大，而后不再使用，主要是因为乌头是生用或酊剂。而我国中医所用的乌头是经加工炮制的，通过一定的炮制方法处理，降低了乌头的毒性，可以产生多种临床作用。中药炮制作为一门自然科学，具有历史悠久、经验宝贵、内容丰富、理论独特等特点。可以毫不夸张地说，如果没有中药炮制就没有中医中药。

五、中药炮制的行业地位及发展趋势

中医在临床用以治病的物质是中药，中药材通过一定的加工炮制制成中药饮片，供应配方和制剂。中药的疗效并非原药材的疗效，实际是饮片的疗效，因此中药饮片处于三大支柱的中心地位。

1. 中药炮制的行业地位 中药饮片的生产和销售，过去多以前店后坊的产销模式经营，饮片业的基层单位是遍布我国城乡数以万计直接面向消费者的中药铺。为了提高中药饮片质量和扩大生产，中药行业内建立了集中进行中药饮片生产、供应的中药饮片厂，又称中药炮制厂。中药饮片也是出口商品，而且呈不断增长趋势。因此，只有严格、科学地炮制加工，才能为患者提供优质中药饮片，提高中医临床疗效。

中药饮片既不是药材的简单加工，也不只是为了方便配方而制的。由于中药饮片质量的优劣与中药材的原料直接相关，更关系到中药的临床疗效，因此，只有采用品质优良的中药材原料，按照规范化的炮制技术，进行严格认真的净制、切制和炮炙处理，才能生产出高品质的中药饮片。作为中草药生产大国，我国在积极地推动中药现代化、标准化及创新发展，中药饮片作为中药行业的三大板块之一，其基础作用非常重要，要实现中药现代化就需要中药饮片现代化、标准化。

中药由于成分复杂，因而常常是一药多效，但中医治病往往不需要利用药物的所有作用，而是根据病情有所选择，需要通过炮制使某些作用突出，某些作用减弱，达到符合治疗疾病的实际要求。如用何首乌补肝肾、乌须发时，就须将生何首乌制成制何首乌，以免因滑泻作用伤及脾胃，导致未补其虚，先伤其正。

综上所述，中药饮片的质量优劣是中医药赖以生存与发展的基础。因此，我们要积极引进新技术、新方法进行研究和改进，提高中药炮制工艺水平，并逐步建立起中药质量标准体系，保证中药饮片质量，以确保中医临床疗效的实现。

2. 中药炮制发展趋势 近年来，我国医药制造业行业收入不断攀升，连续十年保持相当高的增长率。当医药制造业的各个子行业纷纷取得不同程度的发展时，中药饮片行业可谓是一枝独秀，发展速度惊人。

未来中药饮片将在以下两个方向取得重大发展：一是种植、加工、研发全产业链模式。由于中药饮片原材料是在自然条件下生成的，因而很难对中药饮片进行定量的人工控制，不同于化学药的质量特性。因此，急需建立药材标准化种植、加工、研发基地，并开发提取、萃取中药材有效成分的新技术，以获得稳定可靠、可追溯的中药材来源。这种全产业链模式不仅有助于种植标准化，提高中药材生产品质，还可以保护中药材物种的多样性。同时，通过规范行业准入标准，还能巩固和保护企业自身的核心竞争壁垒。二是"互联网＋医院终端服务"延伸。利用互联网与物联网（LOT）结合平台，对传统医药物流进行探索实践，为医疗终端和患者带来更加安全、高效的延伸服务。例如中药饮片代煎、膏方熬制、对中药材的个性化加工炮制、送药上门等服务。近年来，中药饮片代煎服务已经在多地快速发展，并且发展势头强劲。这种新型的服务模式正逐步占据巨大的中医药市场。未来，中药材和中药饮片的互联网化趋势不可逆转。

国家对中医药产业的政策支持是实实在在的。随着我国新医改制度的深化推进、国家对中医药产业的政策支持，以及中药饮片炮制等各项标准措施的逐步实施，中药饮片行业将迎来更好的发展环境。并且，随着人们健康理念的深化、中药文化的传播以及中医理论的科学推广，中药饮片行业的市场地位将持续提升，未来成长空间广阔可待。

点滴积累

1. 中药分为中药材、中药饮片和中成药三种商品形式，中药炮制是中间的关键环节，是中医用药的一个特点，也是中医药学的一大特色。中药炮制是根据中医药理论、依据辨证施治用药需要及药物自身性质，以及调剂、制剂的不同需求，对天然的中药材进行特殊加工制作的一项制药技术。
2. 我国古代共有三部炮制专著：雷敩撰写的《雷公炮炙论》是我国第一部炮制学专著；缪希雍编撰的《炮炙大法》是第二部炮制专著；张仲岩撰写的《修事指南》为第三部炮制专著。
3. 有关中药炮制的标准有两类：一是国家级药物炮制质量标准；二是部（局）、省级药物炮制质量标准。

中药炮制是我国独有的传统制药技术，是沟通中医与中药的重要桥梁，是临床用药安全的重要保障、提高临床疗效的重要途径、满足个体化治疗的重要手段。作为我国的非物质文化遗产，中药炮制蕴含着丰富的精神财富和智慧结晶，博大精深，风格独特。传承创新中药炮制技术，已成为人类健康发展的迫切需要。

ER 1-2

习题

目标检测

1. 中药炮制的发展分为几个阶段？各个阶段有哪些特点？
2. 中药炮制应遵循哪些主要的法规？
3. 我国古代的中药炮制专著有哪几部？并说出作者和成书年代。

（龙全江）

第二章　中药炮制的目的及对药物的影响

ER 2-1

课件

学习目标

1. 掌握　中药炮制的目的；炮制对中药四气五味、升降浮沉、归经、毒性的影响。
2. 熟悉　炮制对含生物碱类、苷类、挥发油类、有机酸类等药物的影响。
3. 了解　炮制对中药调剂和制剂的影响；炮制对药物临床疗效的影响。

导学情景

情景描述：

金秋十月，天高云淡，秋风阵阵。某中药饮片厂晒场上工作人员正在晾晒着刚切制过的党参饮片；车间内一组操作工正站在炒药机旁，观察着炒药机内蜜炙黄芪的颜色变化，并时不时捏一把出来观察炙黄芪的黏手情况和颜色变化。

学前导语：

炮制，是一种传统制药技术，其方法多样，涉及从中药材到形成饮片的各个环节，有时还需要应用辅料，在提高药物的安全性和有效性等方面发挥着重要作用。本章将带领同学们学习中药炮制的目的、对药物的影响等基本知识，为制备合格的各种炮制品奠定基础。

第一节　中药炮制的目的

中药来源于自然界的植物、动物、矿物，这些天然药物，或质地坚硬、粗大，或含有杂质、泥沙，或含有毒性成分等，一般不可直接用于临床，都需要经过加工炮制后才能使用。一种中药往往可以有多种炮制方法，一种炮制方法兼有几方面的炮制目的。因此，中药炮制的目的是多方面的，一般认为有以下几方面。

一、降低或消除药物的毒性或副作用

一些药物虽有较好的疗效，但因毒性较大，临床应用不安全，则须通过炮制降低其毒性。历代对有毒药物的炮制都很重视，如草乌用浸、漂、蒸、煮、加辅料制等多种方法炮制，都是为了降低毒性。相思子、蓖麻子、商陆等用加热炮制亦为降低其毒性。

中药炮制也可除去或降低药物的副作用。汉代张仲景在《金匮玉函经》中提出，麻黄“生令人烦，汗出不可止”。说明麻黄生用有“烦”和“出汗多”的副作用，用时“皆先煮数沸”，则可降低其副作用。临床上遇到失眠、心神不安而又大便溏稀的患者，此时需用柏子仁宁心安神。但生柏子仁有滑肠通便的副作用，服后可使患者发生腹泻，通过去油制霜法炮制后即可消除滑肠致泻的副作用。

对于有毒药物，炮制应当适度，不可太过或不及。如巴豆制霜，应保留脂肪油在18%~20%。马钱子砂烫，其所含生物碱士的宁的含量应在0.8%左右。含量偏高，容易中毒；除去或破坏太过，疗效难以保证。

案例分析

案例：有一位45岁女性，为了改善白发、脱发和疲劳问题，在过去的3个月内自行购买并服用生何首乌。之后每日腹泻次数多达5~6次，并伴有轻微的腹痛、恶心等症状。

分析：中药在治病疗伤的同时，或多或少都会产生不同程度的毒副作用。

这一问题的关键是要看如何使用，是否经过加工炮制。何首乌治疗白发、脱发是需要通过炮制才能使用的，服用剂量也应控制在安全范围内。此患者长期服用没有按中药炮制方法进行炮制的生何首乌，所以才出现了滑肠致泻的副作用。中药有毒不完全在药，还在于医生如何合理使用正确的炮制品。

二、增强药物的疗效

中药除了通过配伍来提高疗效外，炮制是达到这一目的的又一有效途径和手段。作为药物，起作用的是其所含的活性物质，通过适当的炮制处理，可以提高其溶出率，并使溶出物易于吸收，从而增强疗效。明代《医宗粹言》提到：“决明子、莱菔子、芥子、苏子、韭子、青葙子，凡药用子者俱要炒过，入药方得味出。”是因为这些种子外有硬壳，其药效成分不易被溶出，经加热炒制后种皮爆裂，便于有效成分溶出。

辅料炮制能与药物产生协同作用而增强疗效，如款冬花、紫菀等化痰止咳药经蜜炙后，增强了润肺止咳的作用，胆汁制南星能增强南星的镇痉作用，甘草制黄连可使黄连抑菌效果提高数倍。可见，药物经炮制后可以从不同的方面增强其疗效。

三、改变或缓和药物的性能

中医采用寒、热、温、凉（四气）及辛、甘、酸、苦、咸（五味）来表达中药的性能。药物过偏的性能，临床应用时往往会带来一定的副作用。药物太寒伤阳，太热伤阴，过辛损津耗气，过甘生湿助满，过苦伤胃，过酸损齿，过咸生痰。中药经过炮制，可以改变或缓和过偏的性味，以达到改变药物作用的目的。如生甘草，性味甘凉，具有清热解毒、清肺化痰的功效，常用于咽喉肿痛、痰热咳嗽。经炮制后，其药性由凉转温，功能由清泄转为温补，改变了原有的药性。生地黄，性寒，具清热、凉血、生津之功，常用于血热妄行引起的吐衄、斑疹、热病口渴等症。蒸制成熟地黄后，其药性变温，能补血滋阴，养肝益肾。

缓和药性是指缓和某些药物的峻烈之性。因为用药过于猛烈，易伤病家元气，可带来不良影响，炮制则可以制约药物偏性。如麻黄生用辛散解表作用较强，经蜜炙后，其所含具辛散解表作用的挥发油含量减少，辛散作用缓和，且炼蜜可润燥，能与麻黄起协同作用，故而止咳平喘作用增强。苍术、枳壳麸炒缓和燥性，槐花炒黄、黄连酒炙、大黄酒炙缓和苦寒之性，牛蒡子炒黄缓和寒滑之性。

四、改变或增强药物的作用趋向

中医对药物作用的趋向是以升、降、浮、沉来表示的，通过炮制，可改变药物性味、质地，因而可以改变药物作用趋向。例如，大黄苦寒，性沉而不浮，生用走而不守，酒制后引药上行，治疗上焦实热引起的牙痛等症。古人认为，莱菔子能升能降，生莱菔子，升多于降，用于涌吐风痰；炒莱菔子，降多于升，用于降气化痰、消食除胀。

五、改变药物作用的部位或增强对某部位的作用

中医对药物作用部位常以经络脏腑来表示。所谓某药归某经，即表示该药对某些脏腑和经络有明显的选择性作用。如苦杏仁可以止咳平喘，故入肺经；可润肠通便，故入大肠经。临床上有时考虑到一药入多经，会使其作用分散，通过炮制调整，可使其作用专一。柴胡、香附等经醋炙后有助于引药入肝，增强疏肝理气的作用；小茴香、橘核等经盐炙后有助于引药入肾，更好地发挥治疗肾经疾病的作用。前人从实践中总结出一些规律性的认识，如“酒制升提”“醋制入肝”“盐制入肾”等。

六、便于调剂和制剂

中药材经水制软化，切制成一定规格的片、丝、段、块后，便于调剂时称量和煎煮。质地坚硬的矿物类、甲壳类及动物骨甲类药难粉碎，采用明煅、煅淬、砂烫等方法，使质地酥脆而便于粉碎，易于煎出有效成分，也便于调剂和制剂。如砂烫醋淬穿山甲、龟甲、鳖甲，砂烫马钱子，蛤粉烫阿胶，油炸豹骨，火煅赭石、寒水石，火煅醋淬自然铜等。

七、提高药物净度，确保用药质量

中药在采收、运输、贮藏过程中常混有沙土、杂质、霉烂品及非药用部位，因此，必须加以净选、清洗等加工处理，使其达到一定的净度，以保证临床用药的卫生和剂量的准确。如种子类药物要去沙土、杂质，根类药物要去芦头（根上部之根茎部分），皮类药物要去粗皮（栓皮），昆虫类药物要去头、

足、翅等。有些药物虽属同一植物，但由于药用部位不同，其作用也不同，更应区分入药。如麻黄茎发汗、根止汗，故要分开入药，以适应临床需要。

八、矫臭矫味，利于服用

某些动物类药材（如紫河车、乌贼骨）、树脂类药材（如乳香、没药）或其他有特殊不良气味的药物，往往为患者所厌恶，服后出现恶心、呕吐、心烦等不良反应。为了便于服用，常用酒炙、醋炙、蜜炙、水漂、麸炒等方法炮制，能起到矫臭矫味的效果，有利于服用。如酒炙乌梢蛇、紫河车，麸炒僵蚕，醋炙乳香、没药。

九、产生新的药物，扩大应用范围

中药经炮制后可产生新的药物，扩大药物的应用范围。如不入药的头发经煅制后即为血余炭，产生化瘀止血的功效。发酵法炮制可将面粉、苦杏仁、赤小豆等6种药料制成六神曲，后者具有健脾消食、调中和胃的功效。炮制还使一味药物制备成多种饮片规格，更好地适应中医临床辨证用药。如地黄、熟地黄、何首乌、制何首乌在药典中均已单列。

点滴积累

1. 降低或消除药物毒性或副作用是中药炮制的主要目的之一。根据具体药物情况选择合理的炮制方法降低或消除药物毒副作用，有利于保证药物的用药安全。
2. 增强药物疗效是中药炮制的又一个主要目的。药物经过炮制后，可通过改变药物结构增强有效成分溶出或借助辅料的协同增效作用而达到增强药物疗效的目的。

第二节　中药炮制对药物的影响

一、中药炮制对药性的影响

中药炮制对药性的影响包括对四气五味、升降浮沉、归经、毒性的影响等。

（一）中药炮制对四气五味的影响

四气五味是中药的基本性能之一，它是按照中医理论体系，把临床实践中所得到的经验进行系统归纳，以说明各种药物的性能。中药炮制常常通过对药物性味的影响，从而达到调整治疗作用的目的。中药炮制对性味的影响大致有三种情况：一是通过“反制”纠正药物过偏之性，以缓和药性。如栀子苦寒，用辛热的姜汁制后，能降低苦寒之性，以免伤中。二是通过“从制”，使药物的性味增强，增强疗效。如胆汁制黄连，增强黄连苦寒之性，所谓寒者益寒。又如酒制仙茅，增强仙茅温肾壮阳作用，所谓热者益热。三是通过中药炮制，改变药性，扩大药物的用途。如天南星辛温，善于燥湿化痰，祛风止痉，加胆汁制成胆南星，则性味转为苦凉，具有清热化痰、息风定惊的功效。又如生地黄甘寒，具有清热凉血、养阴生津作用，制成熟地黄后，则转为甘温之品，具有滋阴补血的功效。

（二）中药炮制对升降浮沉的影响

升降浮沉是指药物作用于机体的趋向，它是中医临床用药应当遵循的规律之一。升降浮沉与性味有密切的关系，一般而言，性温热、味辛甘的药物，属阳，作用升浮；性寒凉、味酸苦咸的药物，属阴，作用沉降。李时珍说："升者引之以咸寒，则沉而直达下焦；沉者引之以酒，则浮而上至巅顶。一物之中，有根升梢降、生升熟降者，是升降在物，亦在人也。"药物经炮制后，由于性味的变化，可以改变其作用趋向，尤其对具有双向性能的药物更明显。辅料对其影响亦更明显，通常酒炙则升，姜炙则散，醋炙能收敛，盐炙则下行。如黄柏原系清下焦湿热之药，经酒炙后作用向上，兼清上焦之热。黄芩酒炙可增强上行清头目之热的作用。砂仁为行气开胃、化湿醒脾之品，作用于中焦，经盐炙后，可以下行温肾，治小便频数。莱菔子能升能降，生品以升为主，用于涌吐风痰，炒后则以降为主，长于降气化痰，消食除胀。由此可见，药物升降浮沉性能并非固定不变，可以通过炮制改变其作用趋向。

（三）中药炮制对归经的影响

归经是指药物有选择性地对某些脏腑或经络表现出明显的作用，而对其他脏腑或经络的作用不明显或无作用。中药炮制很多都是以归经理论作指导的，特别是用某些辅料炮制药物，如醋制入肝经，蜜制入脾经，盐制入肾经等。很多中药都能归多个经，可以治多个脏腑或经络的疾病，如生姜能发汗解表，故入肺经；又能和胃止呕，故入胃经。

临床上为了使药物更准确地针对主证，作用于主脏，发挥其疗效，需通过炮制来达到目的。如益智入脾、肾经，盐炙后则主入肾。知母入肺、胃、肾经，盐炙后则主要作用于肾经。

（四）中药炮制对药物毒性的影响

"毒"是指具有一定毒性和副作用的药物，用之不当，可导致中毒。药物通过炮制，可以达到去毒目的。去毒常用的炮制方法有净制、水泡漂、水煮、水飞、砂烫、醋制、去油制霜等。如蕲蛇去头，半夏用白矾水浸泡，川乌、草乌蒸或煮制，雄黄、朱砂水飞，马钱子砂烫，甘遂、芫花醋炙，巴豆制霜等，均可去其毒性。

炮制有毒药物时一定要注意去毒与存效并重，并且应根据药物的性质和毒性表现，选用恰当的炮制方法，才能收到良好的效果。否则，可能造成毒去效失，达不到炮制目的。

二、中药炮制对药物化学成分的影响

中药的化学成分相当复杂，中药治病是发挥多成分的综合作用。中药经加热、水浸，以及酒、醋、蜜、盐、药汁等辅料处理，其化学成分会发生变化，某些成分的含量增加或减少，或者生成新的化合物。因此，研究中药炮制对中药化学成分的影响，对探讨中药炮制作用和原理、优选中药炮制工艺、制定中药饮片质量标准，具有重要意义。中药炮制对药物化学成分的影响，分以下几个方面介绍。

（一）中药炮制对含生物碱类药物的影响

生物碱存在于生物体内，类似碱的性质，具有明显的生理活性。不但植物来源的中药可含有生物碱，动物来源的中药有的也含有生物碱（如蟾酥）。

净制：生物碱在不同植物体内的分布部位各异，净选时应去除不含生物碱的非药用部位，或将含不同生物碱的部位区分应用。如黄柏中的小檗碱集中在黄柏的韧皮部，木质部及栓皮部含量甚微，故黄柏只用韧皮部入药，其木质部及栓皮部应视为非药用部位去除。又如麻黄茎中含有较多的麻黄碱和伪麻黄碱，有升高血压的作用，而麻黄根含大环精胺等几种类型生物碱，药理作用则相反，具有降低血压的作用，故麻黄净制处理时应分离不同的药用部位区分应用。

水处理：在植物体内，大部分生物碱以游离状态存在，不溶于水，但有些小分子生物碱（如槟榔碱等）、季铵类生物碱（如小檗碱等）均易溶于水。所以此类药材在用水洗、水浸等处理时，应采取“少泡多润”的原则，尽量减少与水的接触时间，以免生物碱随水流失。

酒炙：游离生物碱能溶于乙醇、三氯甲烷等有机溶剂，不论是游离生物碱或其盐类都能溶解。所以，药物经过酒炙后能提高生物碱的溶出率，从而提高药物的疗效。如酒黄连中小檗碱的溶出率较生品大大提高。

醋炙：游离生物碱能溶于酸水（形成盐），所以常用醋作为炮制辅料，以增加溶出率，提高疗效。如醋制延胡索，可使其止痛和镇静的有效成分延胡索乙素及去氢延胡索甲素等与醋酸结合生成醋酸盐，能溶于水，增强镇静止痛效果。

加热炮制：各种生物碱具有不同的耐热性，应根据中药炮制目的，控制炮制温度与时间。如川乌、草乌炮制的目的是降低乌头碱的毒性，故经烘、焙、煨等干热处理或蒸、煮等湿热处理，可使其剧毒的双酯型乌头碱类水解或分解，生成毒性较低的苯甲酰单酯型乌头碱（乌头次碱）和几乎无毒性的乌头原碱。马钱子中士的宁和马钱子碱，既为有效成分，又为有毒成分，控制适宜的加热条件，可使其变为异士的宁和异马钱子碱及其氮氧化合物，保证临床用药安全。有些药物，如石榴皮、龙胆、山豆根等，其中所含生物碱为治疗成分，遇热活性降低，应少加热或不加热，以生用为宜。

知识链接

含乌头碱药物的毒性与煎煮

乌头碱类药物有川乌、草乌、附子、雪上一枝蒿等，对心脏毒性大。其中以雪上一枝蒿毒性最剧烈，是川乌、草乌毒性的几十倍。草乌的毒性大于川乌，附子为川乌的子根加工品，其毒性小于川乌。乌头类药物入煎剂，一般要求久煎，即煎煮1小时以上，可降低其毒性。

（二）中药炮制对含苷类药物的影响

苷广泛地存在于植物体中，尤其在果实、树皮和根部最多。一般易溶于水或乙醇中。

水处理：由于苷类成分易溶于水，故大黄、甘草、秦皮等主含苷类成分的药材，切制前用水处理应少泡多润，以免苷类成分随水流失。

酒炙：含苷类成分的药物用酒炮制，可提高其溶解度，增强疗效。如黄芩酒炙后，水煎液中黄芩苷的含量较生品提高。

加热炮制：含苷类成分的药物往往含有相应的分解酶，苷类在一定温度和湿度条件下可被酶分解，影响疗效。如槐花、苦杏仁、黄芩等含苷类成分的药物，若采收后长期放置，相应的酶可分解芦丁、苦杏仁苷、黄芩苷，使这些药物的疗效降低。花类药物所含的花色苷也会因其所含酶的作用而变色脱瓣。因此，含苷类药物常用炒、蒸、烘或暴晒的方法破坏或抑制酶的活性，以免其被酶解，保存药效。

（三）中药炮制对含挥发油类药物的影响

挥发油大多数具有芳香性，在常温下可以自行挥发而不留任何油迹，大多数比水轻，在水中微溶，易溶于多种有机溶剂及脂肪油。

水处理：含挥发油的药材应及时加工处理，加水处理宜“抢水洗”。挥发油在植物体内若以游离状态存在，如薄荷、荆芥等，宜在采收后或喷润后迅速加工切制，不宜带水堆积久放，以免发酵变质，影响质量。若挥发油在植物体内以结合状态存在，如厚朴、鸢尾，则需经堆积“发汗”后香气方可逸出。

加热炮制：加热处理温度应低，干燥宜采用阴干法，以免挥发油损失。若挥发油具有治疗作用，则应尽量避免加热处理，干燥时宜阴干或于60℃以下烘干，如薄荷、茵陈等。若挥发油具有明显的毒性和强烈的刺激性，通过炮制后可大部分去除，有利于临床使用。如乳香对胃有较强刺激性，易致呕吐，经炒制等加热处理可除去大部分挥发油，使刺激性降低，可供内服。有的药物为达到医疗的需要，往往通过炮制以减少或除去挥发油。如蜜炙麻黄，通过蜜炙加热处理，麻黄中具发汗作用的挥发油可减少1/2以上，从而使所含的具有平喘作用的麻黄碱含量相对提高，再加上蜂蜜的辅助作用，更适用于喘咳的治疗。又如苍术含挥发油较多，具有刺激性，用麸炒等方法炮制，可使挥发油减少，“燥性”降低。

（四）中药炮制对含鞣质类药物的影响

鞣质又称单宁、鞣酸，广泛地存在于植物中，在医疗上主要用于收敛、止血、烧伤等，有时也用作生物碱及重金属中毒的解毒剂。

水处理：鞣质易溶于水，尤其易溶于热水。故地榆、虎杖、侧柏叶、石榴皮等以鞣质为主要药效成分的药物，用水处理时应少泡多润，以减少损失。

加热炮制：鞣质能耐高温，经高温处理，一般变化不大。如大黄含有致泻作用的蒽醌苷和具有收敛作用的鞣质，经酒蒸、炒炭后，蒽醌苷的含量明显减少，而鞣质含量变化不大，故可使大黄致泻作用减弱，而收敛作用相对增强。也有一些鞣质经高温处理能影响疗效，如地榆、槐花等炒炭时，若温度适宜，鞣质的含量会有所增加，若温度过高，则鞣质的含量反而降低，甚至全被破坏，因此炮制时要掌握火候。槟榔、白芍等含鞣质的中药，切制的中药饮片应及时烘干或阴干，因鞣质为强的还原剂，暴露于日光和空气中易被氧化，致使中药饮片色泽泛红。

鞣质遇铁能发生化学反应，生成黑绿色的鞣质铁盐沉淀，因而在炮制含鞣质成分的药物时忌铁器，宜用竹刀、钢刀、铜刀切制。洗涤时在木盆中洗，煎药时要用不锈钢锅或砂锅，都是为了避免鞣质与铁反应。

(五) 中药炮制对含有机酸类药物的影响

有机酸广泛存在于植物的各种部位，特别是未成熟的肉质果实内，并随果实的逐渐成熟，其含量逐渐降低。

水处理：低分子的有机酸大多能溶于水，因此，用水处理时宜采用少泡多润的方法，以防止有机酸类成分的损失。若有机酸为有毒成分，应长时间浸泡，将其除去。如桑叶、酢浆草等植物含有的可溶性草酸盐有毒，水处理时应将其除去。

加热炮制：加热可使有机酸被破坏，如山楂炒焦后，部分有机酸被破坏，酸性降低，从而减少了对胃肠道的刺激。一些药物加热后，有机酸会发生质的变化。如咖啡炒后，绿原酸被破坏，生成咖啡酸和奎宁酸。

(六) 中药炮制对含油脂类药物的影响

油脂大多存在于植物的种子中，通常具有润肠通便或致泻作用，有的作用峻烈，有一定毒性。

加热炮制：经加热，压榨除去部分油脂类成分，以免滑肠致泻或降低毒副作用，保证临床用药安全有效。如巴豆、千金子去油制霜以减小毒性，缓和泻下作用。柏子仁、瓜蒌仁去油制霜降低或消除滑肠作用。

(七) 中药炮制对含树脂类药物的影响

树脂通常存在于植物组织的树脂道中，当植物体在外伤的刺激下，能分泌出树脂，形成固体或半固体物质。树脂一般不溶于水，而溶于乙醇等有机溶剂。

酒制、醋制：炮制含树脂类药物，常用辅料酒、醋处理，可提高树脂类成分的溶解度，增强疗效。如五味子经酒制可提高疗效，因五味子的补益成分为树脂类物质。乳香、没药经醋制，能增强活血止痛作用。

加热炮制：加热炮制可增强某些含树脂类药物的疗效。如藤黄经高温处理后，抑菌作用增强。但是有的树脂如果加热不当反而影响疗效。如乳香、没药中的树脂如果炒制时温度过高，促使树脂变性，反而会影响疗效。加热炮制可以破坏部分树脂，以适应医疗需要。如牵牛子树脂具有泻下祛积作用，经炒制后部分树脂破坏，可缓和泻下作用。

(八) 中药炮制对含蛋白质、氨基酸类药物的影响

蛋白质是生物体内所有化合物中最复杂的物质，水解后产生多种氨基酸，很多种氨基酸都是人体生命活动所不可缺少的。

水处理：蛋白质是一类大分子的物质，多数可溶于水，生成胶体溶液，一般煮沸后由于蛋白质凝固，不再溶于水。纯净的氨基酸大多数是无色结晶体，易溶于水。由于蛋白质和氨基酸都具有水溶性，故不宜长期浸泡于水中，以免损失有效成分，影响疗效。

加热炮制：加热可使蛋白质凝固变性或产生新的物质。若蛋白质为毒性成分，可通过加热处理，使毒性蛋白质变性而消除毒性。如巴豆、白扁豆、蓖麻子加热后毒性大减。若蛋白质和氨基酸为有效成分，应避免加热。如雷丸、天花粉、蜂毒、蛇毒、蜂王浆等以生用为宜。而一些含苷类药物

如黄芩、苦杏仁，经沸水煮，破坏酶的活性，保存苷类有效成分。蛋白质加热处理以后，往往还能产生一些新的物质，而取得一定的治疗作用。如鸡蛋黄、黑大豆等经过干馏处理，能得到含氮的吡啶类、卟啉类衍生物，产生解毒、镇痉、止痒、抗菌的作用。

三、中药炮制对调剂和制剂的影响

中药饮片应用于调剂和制剂，不同的处方和剂型对炮制都有特殊的要求。炮制品的质量直接影响调剂与制剂的质量，中药炮制与调剂和制剂的关系极为密切。

(一) 中药炮制对调剂的影响

很多中药材形体粗大，质地坚硬，不利于配方时药物称量，切成片、丝、段、块，可便于调配时称量和分剂量。

入汤剂的中药，除煮散外，均以中药饮片形式配方，要求有一定的形状、大小、规格。制成一定规格的中药饮片使其比表面积增大，利于药材中有效成分的浸出，利于药物疗效的发挥。中药饮片太厚太大会影响有效成分的溶出，太小太碎又影响煎后的过滤、服用。因此，必须根据汤剂的要求去掌握。

处方是依据辨证结果，在具体治法指导下选用的方药。病证不同，对某些药物往往有一些特殊的要求，随方炮制，可以满足临床配方的特殊需要。

汤剂通常是医生根据患者的病情和身体素质随证组方，针对性较强，对药物的炮制要求也灵活多变，常根据用药意图确定。即使同一方剂，用于不同情况，对药物的炮制要求也不尽相同。如四逆散若用于阳气被遏，四肢不温，柴胡则宜生用。若用于胁肋疼痛，则采用醋制为宜，且用量宜大。药物经过炮制后，其性味、作用趋向、作用部位、功用、毒副作用等方面都可能发生一定的变化，与生品有一定的差别，而且各炮制品之间的药性也有一定的差异，它们各具特点。临床应用时，既要掌握它们的共性，又要分辨它们的区别。临床上，除了以各炮制品的药效特点作为依据外，还应根据组方情况和用药意图，灵活变通。

(二) 中药炮制对制剂的影响

中药制剂的内服药，其给药途径多为口服，这就需要按照药品卫生标准严格制备。中药饮片切制时，需按照中药饮片生产工序进行，这样既利于粉碎，又有益于服后吸收，易于发挥疗效。有相当多的药物，需要依方炮制，稳定疗效。应当根据方剂不同的要求，严格工艺，随方炮制，不能轻率简化或改变炮制工艺，确保中药制剂的安全有效。

中成药由于各剂型的特殊要求，与汤剂所用原料有着显著差别。有的要求一定细度的粉末，如丸、散剂一般要求过 80~120 目筛，眼膏中的药粉要求过 200 目以上的筛，而某些药酒又可用整个中药，如人参酒中的整支人参等。

中成药剂型很多，均应根据处方要求“依法炮制”，否则，会影响制剂的疗效。如制首乌颗粒中需要制何首乌，全鹿丸中需要盐炙杜仲，十全大补丸中需要熟地黄。有些中成药，方中某些药物需要进行特殊的处理，甚至比汤剂要求更严。如附桂理中丸，为了突出温中的功效，党参与甘草需要蜜酒炙，干姜需要制成炮姜，白术需要赤石脂炒。

四、中药炮制对药物临床疗效的影响

中药成分相当复杂，常常是一药多效。然而中医治病往往不是利用药物的所有作用，而是根据病情有所选择，需要通过中药炮制使药物某些作用突出，某些作用减弱，充分发挥药物的治疗作用，避免不利因素，力求符合疾病的实际治疗要求。同时，疾病的发生、发展是多变的，脏腑的属性、喜恶、生理、病理也各有不同，以及气候、环境的不同，对用药要求也不同。中药只有经过炮制，才能适应中医辨证施治、灵活用药的要求。由此可见，中药炮制是中医用药的一大特色，是提高临床疗效的重要环节。

（一）净制对药物疗效的影响

原药材中常常混有杂质、非药用部分，或各个部位作用不同，一并入药，则难于达到治疗目的，如果混有毒性物质，会造成医疗事故。如巴戟天的木心为非药用部分，且占的比例较大（约 2/3），若不除去，用药剂量不准，影响疗效。麻黄茎发汗，根止汗，两者作用不同，必须分开入药。药物中常混有外形相似的有毒药物，如黄芪中混有狼毒，天花粉中混有王瓜根，这些毒物若不拣出，危险性很大。

（二）切制对药物疗效的影响

药材切制前需经过软化处理，但控制水处理的时间和吸水量很重要。若浸泡时间过长，吸水量过多，药材中的成分会大量流失，降低疗效，也给中药饮片干燥带来不利影响。如槟榔软化时，若长时间浸泡，则槟榔碱会严重损失。切制时，若中药饮片厚度相差太大，在煎煮过程中会明显影响药物疗效的发挥。中药饮片干燥也很重要，切制后饮片因含水量高，如不能及时干燥，就会霉烂变质。干燥方法和干燥温度不当，也会造成有效成分损失。

（三）加热炮制对药物疗效的影响

加热是中药炮制的重要手段，常用的方法有炒法、煅法、煨法、蒸法、煮法、燀法等，其中炒制和煅制应用最广泛。

许多中药经过炒制，可以产生焦香气，起到启脾开胃的作用，如炒麦芽、炒谷芽等。种子和细小果实类药物炒后不仅产生香气，而且有利于溶媒渗入药物内部，提高煎出效率，如葶苈子、莱菔子等。苦寒类药物炒后能缓和苦寒之性，免伤脾阳，如炒栀子。温燥药或性猛的药经炒后可缓和烈性，如麸炒苍术、枳实。有异味的药物炒后可矫臭矫味，利于服用，如麸炒僵蚕。

煅制常用于处理质地坚硬的矿物药、动物甲壳及化石类药物以及需要制炭的植物药。矿物药或动物甲壳类药物，煅后不仅能使药物质地酥脆，利于煎熬和粉碎，作用也会发生大的变化。如白矾煅后燥湿、收敛作用增强，自然铜煅后可提高煎出效果，血余煅炭后产生止血作用。

生地黄加热蒸制成熟地黄，其性味、功效均发生了显著的变化。川乌、草乌加热煮制后，其毒性显著降低，保证了临床用药的安全有效。

点滴积累

1. 药物的性味、升降浮沉、归经及毒性是由药物本身的性质所决定的，但通过炮制会对它产生一定的影响，使更有利于临床用药。
2. 药物经过净制、切制、炮制，对其所含有效成分产生影响，进而影响药物临床疗效。

我国历代中医先贤在临床实践中，通过炮制达到降低药物毒性和副作用，改变、缓和或增强药物的药性，从而满足中医临床对不同患者辨证施治、灵活用药的需要。随着自然科学的发展，人们对药物的物质基础有了丰富的认识，越来越多的炮制原理被阐明。中药炮制不但是一门制药技术，而且具有深厚的科学内涵，是我国古代人们智慧的结晶。

目标检测

ER 2-2 习题

1. 中药炮制的目的有哪些？
2. 中药炮制对药物的四气五味有何影响？
3. 论述中药炮制对含生物碱类药物的影响。

（龙全江）

第三章　中药饮片的质量要求及贮藏保管

ER 3-1

课件

学习目标

1. 掌握　中药饮片的外在质量与内在质量要求。
2. 熟悉　中药饮片常见的变异现象及其影响因素。
3. 了解　中药饮片的贮藏保管方法。

导学情景

情景描述：

中药材自古以来都颇受欢迎，大到治病救人，小到养生保健。中药饮片企业在生产过程中，需要对原药材和成品进行质量检测，确保流向市场的饮片是合格的。2023年，山西某饮片厂购进的连翘原药材检测含量是合格的，过了一个冬天，加工成饮片后，作含量检测时却不合格，企业对此十分不解。经过企业质检部门仔细排查后发现，我国北方冬季有供暖习惯，厂房里配有暖气设施，冬季暖气开放，温度高，导致挥发油散失，结果存放了一个冬天的连翘原药材，在加工成饮片后检验不合格，给生产厂家带来巨大经济损失。这让企业对中药的贮藏保管与饮片质量的关系有了更为深刻的认识。

学前导语：

中药饮片是关系人民健康和生命的特殊商品。饮片质量验收主要检查净度、片型、水分、是否变质、炮制质量以及入药部位及采收季节等。中药饮片炮制是否合格，直接影响中药的临床疗效。中药饮片炮制品色泽均匀，应具有原有的气味，不应带异味或气味消失。炒制中药饮片其生片、煳片应按标准要求，不得超标，炒炭存性。蜜炙、酒炙、醋炙、盐炙、姜汁炙等中药饮片应具有辅料香味，蒸制后的中药饮片应内无生心，色泽黑润。煅制中药饮片里外色泽一致，酥脆易碎，不得炭化等。尤其对毒性中药饮片的炮制更应谨慎，如川乌炮制品应为黑褐色或黄褐色，有灰棕色形成层环纹，断面有光泽，微有麻舌感。本章将带领同学们一起学习中药饮片的质量要求及贮藏保管。

第一节　中药饮片的质量要求

中药饮片质量的优劣，直接影响临床疗效，因此历代对其极为重视。现代科学技术的发展，为中药炮制品质量的检测与评价提供了科学依据。从传统的经典检测方法到现代检测技术的应用，从中药饮片的形、色、气、味等外观指标到内含成分的质量，从定性鉴别到定量测定，中药炮制品的质量要求，更趋于客观化、合理化、科学化。

一、外在质量

（一）净度

净度系指炮制品的纯净度，亦即炮制品中所含杂质及非药用部位的限度。炮制品应有一定的净度标准，以保证调配剂量的准确。中药饮片的“质”与“量”是影响临床疗效的主要因素。炮制品中不应夹带泥沙、灰屑、杂质、霉烂品、虫蛀品。应该剔除非药用部位，如壳、核、芦头、栓皮、头、足、翅等。《中国药典》对某些药物所含杂质作了限量规定，《中药饮片质量标准通则（试行）》则对净制、炮制后的中药饮片中药屑、杂质的限量作了具体规定，以保证临床用药的安全和有效。炒制品其中炒黄品、米炒品：含药屑、杂质不得超过1%；炒焦品、麸炒品，含药屑、杂质不得超过2%。

企业视角

除中国外，全球目前有160个国家和地区在使用中药和针灸，有5万多个中医医疗机构。难以想象的供需差异，催生着中药价格飞涨。中药饮片加工环节掺假时有发生，造假饮片集中在常用药和名贵药。如浙贝母掺湖北贝母，柴胡掺藏柴胡，白参冒充西洋参等。某省一家中药材市场内，陈列架上摆放着12种大小不一的云南产三七，个头大小不同，价格从190元到990元共有12种，即使行业专家真正细分其品质和药效也很难。一袋70元一斤的三七粉，里面竟完全是叶子和须磨成的粉末。中药饮片质量监督检查工作得到国家药品监督管理部门的高度重视。

（二）片型及粉碎粒度

经挑选整理或经水处理后的药材，根据药物特征和炮制要求用手工或机械切制成一定规格的片型，使之便于调剂、炮制、干燥和贮藏。经切制成的中药饮片破碎后的碎屑多少也是检验中药饮片质量的标准之一，各种片型破碎后残留的碎屑都应有一定的限量规定。

1. 片型 要符合现行版《中国药典》或《国家炮制规范》的规定。切制后的中药饮片应均匀、整齐，色泽鲜明，表面光洁，片面无机油污染，无整体，无长梗，无连刀片、掉边片、边缘卷曲等不合规格的中药饮片。切制后的中药饮片或经加工炮制后的中药饮片，其破碎后的药屑及经加工炮制造成的药屑或残留的辅料有一定的限量标准。

2. 粉碎粒度 一些不宜切制的药物或医疗上有特殊需要的药物，经挑选整理或水处理后，用手工或机器粉碎成颗粒或粉末，便于煎煮或调剂。粉碎后的药物粉粒应均匀，无杂质，粉末的分等应符合现行版《中国药典》要求。

（三）色泽

中药炮制对炮制品的色泽有特殊的要求。它的意义在于：①药材经炮制后应显其固有色泽。如黄芪饮片，表面显黄白色，内层有棕色环纹及放射状纹理（习称“菊花心”）。②在炮制操作中常以中药饮片表面或断面的色泽变化作为控制炮制程度的直观指标。如甘草，片面黄白色，经蜜炙后要求表面呈老黄色等。③中药饮片的色泽是反映其质量要求的一项指标。如熟地黄要求切面乌黑发亮，血余炭、棕榈炭要求表面乌黑而富有光泽，都是以色泽变化作为评价指标的。④炮制品色泽的不正常变化说明其内在质量的变异。白芍变红、红花变黄等，均说明药物内在成分已发生变化。故色泽的变异，不仅影响其外观，而且是内在质量变化的标志之一。

（四）包装检查

包装的目的是保护药物不受污染，便于贮存、运输和装卸。包装除应符合《药品管理法》第四章的规定要求外，还应检查其是否完好无损，这对中药饮片在贮存、保管及运输过程中起着保质、保量的作用。

（五）气味

炮制品原有的气和味，与炮制品内在质量有着密切的关系，因此药物的气和味与治疗作用有一定的关系，往往也是鉴别品质的重要依据。如檀香的清香气、阿胶的浊臭气、桂枝的辛辣味等。炮制品虽经切制或炮炙，但应具有原有的气和味，不应带异味，或气味散失变淡。另一方面，由于炮制过程中加热和加辅料的作用，外源性因素能导致药物气和味的改变。炮制品若是用酒、醋、盐、姜、蜂蜜等辅料炮制，除具原有的气和味之外，还应带有所用辅料的气和味。如醋制品，应带有醋香气；酒制品，应带有酒香气；盐制品，应带有咸味；麸炒品，应带有麦麸皮的焦香气等。

企业视角

目前，中药炮制标准有《中国药典》《国家炮制规范》和各省、自治区、直辖市地方炮制规范等。但执行中，除了药典有统一规定的品种外，一些习用品种因各地使用习惯不同，炮制标准并不统一。各地中药饮片的切制方法繁多，操作各不相同，即便同一品种操作方法和浸泡时间也不相同，或切片厚度不一。因此，在饮片生产过程中，要求企业必须注明执行的标准，以便对中药饮片进行规范管理。

二、内在质量

（一）水分

水分是控制中药饮片质量的一个基本指标。控制中药饮片中的含水量在适宜的范围内，不仅可以防止霉败变质、虫蛀、有效成分分解或酶解，而且可保证配方剂量的准确。一般炮制品的含水量宜控制在 7%~13%，但蜜炙品类不得超过 15%，烫制后醋制品不得超过 10%。

（二）灰分

将干净而又无任何杂质的炮制品通过高热灰化，所得到的灰分称为“生理灰分”。同一品种的生理灰分往往在一定的范围内，所以测定炮制品的灰分的意义在于通过对不挥发性无机盐的测试来鉴定和评价炮制品的质量和净度。同一炮制品，其灰分量应该相近，灰分超过正常值，说明其无机盐杂质的含量多，其原因可能是掺杂有外源性杂质，说明炮制品净度不符合要求。灰分低于正常值，应考虑炮制品的质量问题，是否有伪品或劣质品之嫌。因此，总灰分、酸不溶性灰分的测定，为炮制品的质量评价提供了有力的佐证。常见的无机物质为泥土、砂石等，值得注意的是炮制方法中有砂炒（烫）、蛤粉炒、土炒、滑石粉炒等，难免在成品中黏附有少量的无机物质，会造成灰分含量高于生品的结果。因此，可以通过反复测试和比较，客观地制定各类炮制品的灰分限量，这对中药炮制工艺和中药饮片质量都有一定意义。

（三）浸出物

炮制品加入一定的溶媒后，经过浸润、渗透 - 解吸、溶解 - 扩散、置换等作用，炮制品中的某些成分（总体），包括有效成分会被提取出来。因此，测定浸出物的含量是表示其质量的一项指标。对于那些有效成分尚不完全清楚或尚无精确定量方法的炮制品，具有重要意义。根据炮制品中主要成分的性质和特点，通常选用不同性质的浸出溶媒。因此，浸出物的测定主要分为三类，即水溶性浸出物、醇溶性浸出物和挥发性醚浸出物。

（四）显微及理化鉴别

1. 显微鉴别 系指利用显微镜来观察中药饮片的组织结构或粉末中的组织、细胞、内含物等特征，以鉴别中药饮片的真伪、纯度和质量。显微鉴别的方法主要分为组织鉴别和粉末鉴别。

2. 理化鉴别 系指用化学与物理的方法对中药饮片中所含某些化学成分进行的鉴别试验，用于鉴定中药的真实性、纯度和品质优劣程度。通常只作定性实验，少数可作限量实验。理化鉴别主要包括显色反应与沉淀反应、荧光鉴别、升华物鉴别及薄层色谱鉴别等。

（五）有效成分

测定中药饮片中有效成分的含量，是评价中药饮片质量的最可靠、最准确的方法。对于有效成分明确的中药饮片，应对有效成分或主要活性成分的含量有所规定，并制定相应的检测方法。

（六）有毒成分

中药既含有效成分，也可能含有毒成分。为了保证临床用药安全，对有毒药物建立有毒成分限量指标是必不可少的。有毒成分的限量指标一般包括毒副作用成分含量、重金属含量、砷盐含量、农药残留量等。

对于中药的有毒成分，一方面通过中药炮制降低其含量，另一方面可通过中药炮制将其转化为无毒成分甚至是有效成分，从而达到安全有效的目的。某些中药其有毒成分亦是其有效成分，《中国药典》对这类中药规定了含量和限量。如制川乌含双酯型生物碱以乌头碱（$C_{34}H_{47}NO_{11}$）、次乌头碱（$C_{33}H_{45}NO_{10}$）及新乌头碱（$C_{33}H_{45}NO_{11}$）的总量计不得超过 0.040%；按干燥品计算，含苯甲酰乌头原碱（$C_{32}H_{45}NO_{10}$）、苯甲酰次乌头原碱（$C_{31}H_{43}NO_{9}$）及苯甲酰新乌头原碱（$C_{31}H_{43}NO_{10}$）的总量应为 0.070%~0.15%。马钱子含士的宁（$C_{21}H_{22}N_{2}O_{2}$）应为 1.20%~2.20%，马钱子碱（$C_{23}H_{26}N_{2}O_{4}$）不得少于 0.80%。巴豆霜含脂肪油应为 18.0%~20.0% 等。

（七）卫生学检查

中药材在采集、加工、贮运过程中，均会受到杂菌的污染。因此，为了保证其质量，对中药饮片作卫生学检查也是必不可少的。主要对中药饮片中可能含有的致病菌、大肠埃希菌、沙门菌、细菌总数、真菌总数及活螨等作检查。

点滴积累

1. 中药饮片质量的优劣,直接影响临床疗效。饮片的外在质量主要从以下几个方面衡量:净度、片型及粉碎粒度、色泽、包装、气味等。
2. 饮片的内在质量主要包括水分、灰分、浸出物、显微及理化鉴别、有效成分、有毒成分、卫生学检查等内容。

第二节　中药饮片的贮藏保管

中药(含中成药)在运输、贮藏过程中,由于管理不当,在外界条件和自身性质的相互作用下,会逐渐发生物理或化学变化,出现虫蛀、发霉、变色、变味、泛油等现象,直接影响中药的质量和疗效,这种现象称为中药品质变异现象。

一、常见的变异现象

(一)虫蛀

虫蛀指昆虫侵入中药内部所引起的破坏作用。虫蛀使药材出现空洞、破碎,被排泄物污染,甚至完全蛀成粉状,严重影响中药疗效,以致不能药用。造成虫蛀的原因大致有两方面:一是外界因素。中药材在采收时已被污染,如果实、种子、根及根茎上已寄生有害虫的卵或幼虫,即田间害虫被带入仓库。净选加工时未能彻底杀灭或清除害虫或卵,贮藏容器或包装材料不洁净,仓库或周围环境不卫生,切制后饮片中残留碎屑太多,适宜的温度和湿度便会导致虫蛀。害虫适宜生长的温度为18~35℃,湿度大于70%。二是药物本身因素。中药内含有养料可供害虫的生长。

一般含淀粉、糖类、脂肪、蛋白质等类成分的药物最易虫蛀。容易生虫的药物有党参、人参、当归、冬虫夏草、南沙参、北沙参、独活、白芷、防风、板蓝根、地黄、枸杞子、鹿茸、菊花、金银花、红花、蕲蛇、黄柏、甘草、蒲黄、山药、天花粉、桔梗、灵芝、猪苓、茯苓、僵蚕、蜈蚣、何首乌、苦参、赤芍、延胡索、升麻、大黄、柴胡、黄芪、贝母、莪术等。

知识链接

饮片虫蛀的表现

虫蛀是指饮片被蛀蚀的现象,一般虫蛀易发生在饮片重叠空隙处或裂痕处以及碎屑中,虫蛀的饮片有细碎不规则孔洞,严重者被蛀空成粉末,如党参、当归、薄荷、白芷、防风、黄芪等。花类被虫蛀后可使整个花瓣散落碎裂,还会被虫丝缠绕成串状或饼状。动物类药物可被虫蛀掉肉、内脏成为空壳,如乌梢蛇、蜈蚣、蛤蚧等。被虫蛀的药物,虽残留未被蛀完的部分,但因已受虫体及其排泄物污染,且内部组织遭到破坏,重量减轻,失去大部分有效成分,严重影响成品的质量。

(二) 发霉

发霉又称霉变，是真菌在中药表面或内部的滋生现象，中药表面附着的真菌在适宜的温度(20~35℃)、湿度(相对湿度 75% 以上或中药含水量超过 15%)和足够的营养条件下，进行生长繁殖，分泌的酶溶蚀药材组织，以致中药有效成分发生变化而失效。

中药霉变的起因是由于空气中存在着许多真菌孢子，当其落在中药表面后，在适当的温度和湿度下萌发为菌丝，从而分泌出酶来溶蚀药材的组织，并促使中药有效成分被破坏，失去药用价值。

一般含脂肪、蛋白质、糖类、维生素、水分多的药材最易发霉。容易发霉的药物有天冬、独活、玉竹、怀牛膝、黄精、白果、大枣、大青叶、蛤蚧、人参、党参、五味子、红花、金银花、白鲜皮、川楝皮、青皮、葛根、栀子、地龙、当归、紫菀、大蓟、小蓟等。

(三) 变色

变色是中药炮制品固有色泽发生了变化，变色的主要原因是中药所含化学成分不稳定(如含酚羟基成分)，或由于酶的作用而发生氧化、聚合、水解等反应而产生新的有色物质，使中药变色。

中药变色范围很广，严格来说各类药在流通过程中，色泽总是在不断地变化，只是有的不甚明显罢了。而中药一旦遭受发热、生霉、泛油之后，就会产生不同程度的变色，这种现象比较普遍。尤其是一些色泽鲜艳的中药，如玫瑰花、月季花、梅花、款冬花、腊梅花、扁豆花、菊花、玳玳花、红花、山茶花、金银花、槐花(米)、莲须、莲子心、橘络、佛手片、通草、麻黄等。其中又以玫瑰花、款冬花、扁豆花、莲须、佛手片等最易变色。

(四) 气味散失

气味散失是指一些中药含有易挥发的成分(如挥发油等)，因贮藏保管不当而造成挥散损失，使得中药的气味发生改变的现象。中药的气味是中药质量好坏的重要标志之一，由于挥散走气使其有效成分减少、气味发生变化，从而导致疗效的降低或丧失。中药的味，分为口味和气味。容易气味散失的药物有广藿香、紫苏叶、薄荷、佩兰、荆芥、细辛、肉桂、花椒、月季花、玫瑰花、吴茱萸、小茴香、丁香、檀香、沉香、厚朴、独活、当归等。

(五) 泛油

中药泛油又称走油或浸油，是指某些含油中药的油质溢于中药表面的现象。中药饮片泛油是一种酸败变质现象，影响疗效，甚至可产生不良反应。泛油的原因如下。

(1) 中药本身的性质：中药在贮藏过程中是否泛油，中药本身的性质仍是起决定作用的因素。一般含脂肪油较多的中药饮片，如柏子仁、当归、桃仁、苦杏仁、炒紫苏子、丁香、炒酸枣仁、炒莱菔子等，这些中药饮片受热后，所含油脂逐渐被氧化、分解，使油脂渗透外表，颜色加深，具有“哈喇”气味；含黏液质、糖质较多的中药，如麦冬、天冬、黄精、枸杞子、党参等。受热受潮后，所含糖及糖酸类物质氧化分解，产生糖醛和类似化合物，使颜色变深，质地变软，糖质外渗，表面发黏，但无“哈喇”气味；富含蛋白质、脂肪的动物药饮片，如狗肾、九香虫等受潮受热后，蛋白质、脂肪被氧化分解，颜色加深，有“哈喇”气味。故在贮藏这类中药时应特别注意做好防止泛油的工作。

(2) 温、湿度的影响：温度高时，中药中的油性物质很容易外溢，故对易泛油的中药不宜用火烘烤，只能晾晒，以免受高温后泛油。含油的种子在贮藏期间本身也要进行呼吸，当内含的水在一定限度之下时，其呼吸作用是极微弱的（可以忽略）；若含水过高，其呼吸作用也增强，并放出大量的热量，加上中药的包装堆积，热量无法逸散，导致泛油变质。因此，这些中药必须防潮、防热，宜置阴凉干燥处存放。

(3)贮藏保管不善：由于贮藏保管不当，使易泛油的中药（特别是种子类中药）受到重压，而使内含的油分外溢，形成泛油。同时，这些含油脂的中药由于贮藏和加工处理不当，平时又忽视检查，则会产生一种特殊的、令人不快的“哈喇”气味，通常称为“酸败”。中药养护中常常由于氧化酸败原因引起泛油的有以下几种类型：①含有植物油脂的中药，由于油脂受光照，长期与空气中的氧气接触，高温影响，其油脂会逐渐被氧化，产生有机化学反应，造成油脂分解，从而色泽加深，气味变异。②含有黏液质的中药，它们吸湿性强，经过受湿热的过程，在氧化作用促使下，中药中的糖及糖酸类物质被分解，产生了糖醛和其他的类似化合物，从而出现颜色变深、质地变软、糖分外渗、手拿黏腻感。③动物类中药，主要由于动物体内的脂肪、蛋白质等被氧化后，发生有机化学反应，由氧化物再分解成为有异味的醛酮类物质，而具有强烈的“哈喇”气味。④贮藏年限的影响，有些中药当贮藏时间较久后，其内含的某些成分会产生自然变化，或由于长期接触空气而产生变色、泛油等变质现象。如天冬等，这类药物不宜久藏。

企业视角

“泛油”多发生在夏季高温、潮湿季节，或者因某些中药材及其饮片贮藏过久引起。因此，零售仓库及门店在制订采购计划时，一定要根据具体销售情况进货，对库存量进行合理有效的控制，以减少因货物积压而产生的“泛油”。对易于“泛油”的中药材及饮片，应当采取分库、分类贮藏，贮藏条件应为干燥、阴凉处，并有温、湿度控制及调节设备，所采用的器皿应为干燥卫生和密闭性能较好的容器。

（六）风化

风化是指某些含结晶水的矿物类药物，与干燥空气接触，日久逐渐脱水而成为粉末状态的现象。风化了的药物由于失去了结晶水，成分结构发生了改变，其质量和药性也随之改变。易风化的药物有芒硝、白矾、绿矾、胆矾、硼砂等。

（七）潮解溶化

潮解溶化是指固体药物吸收潮湿空气中的水分，并在湿热气候影响下，其外部慢慢溶化成液体状态的现象。如硇砂、大青盐、芒硝、昆布、海藻、全蝎、盐附子等。

（八）粘连

粘连是指某些熔点比较低的固体树脂类药物及一些胶类药物，受热或受潮后粘连成结块的现象。如乳香、没药、芦荟、儿茶、阿胶、鹿角胶、黄明胶等。

（九）挥发

挥发是指某些含挥发油的药物，因受空气和温度的影响及贮存日久，使挥发油散失失去油润，产生干枯或破裂的现象。如肉桂、沉香、厚朴等。

（十）腐烂

腐烂是指某些鲜活药物，因受温度和空气中微生物的影响，引起发热，使微生物繁殖和活动加快，导致腐烂的现象。如鲜生地黄、鲜生姜、鲜芦根、鲜石斛、鲜茅根、鲜石菖蒲等。

二、造成变异的自然因素

（一）气象因素

1. 空气　炮制品在贮藏过程中，总要与空气接触。空气是氮气、氧气、氢气、二氧化碳、臭氧、水蒸气和惰性气体的混合物，其中氧气和臭氧是氧化剂，对药物的变异起着重要的作用，能使某些药物中的挥发油、脂肪油、糖类等成分氧化、酸败、分解，引起"泛油"，使花类药物变色，气味散失。也能氧化矿物类药物，如使灵磁石变为呆磁石。

药物经炮制加工制成中药饮片，改变了原药材的形状，中药饮片与空气的接触面积较原药材大，更容易发生泛油、虫蛀、霉变、变色等变异现象。因此，中药饮片一般不宜久贮，贮存时应包装存放，避免与空气接触。

2. 温度　药物在贮藏过程中，外界气温的改变对药物变质速度有很大的影响。一般来说，药物的成分在常温（15~20℃）条件下是比较稳定的，但随着温度的升高，则物理、化学和生物变化均可加速。若温度过高，促使药材的水分蒸发，其含水量和重量下降。同时加速氧化、水解等化学反应，造成变色、气味散失、挥发、泛油、粘连、干枯等变异现象。但是温度过低对某些新鲜的药物，如鲜石斛、鲜芦根等，或某些含水量较多的药物，也会发生有害的影响。

3. 湿度　湿度是影响中药饮片变异的一个极重要因素。它不仅可引起药物的物理、化学变化，而且能导致微生物的繁殖及害虫的生长。一般中药饮片的绝对含水量应控制在 7%~13%。贮存时要求空气的相对湿度在 60%~70%。若相对湿度超过 70%，含淀粉、黏液质、糖类等成分的中药饮片会吸收空气中的水分而发生霉变。含盐类矿物药会在潮湿空气影响下潮解、溶化。蜜炙类药物在潮湿空气影响下会吸湿、粘连。盐炙类药物容易吸收空气中水分而潮解溶化。若相对湿度低于 60%，中药饮片的含水量又易逐渐下降，含结晶水的药物会失去结晶水而风化。

4. 日光　日光的直接或间接照射会导致中药饮片变色、气味散失、挥发、风化、泛油，从而影响中药饮片的质量。如红花、玫瑰花、月季花等花类药物，经常受到日光照射，不仅色泽渐渐变暗，而且变脆，引起散瓣。薄荷、当归、川芎等含芳香挥发性成分的药物，经常受到日光照射，不仅使药物变色，而且使挥发油散失，降低质量。

（二）生物因素

1. 真菌　真菌的生长繁殖深受环境因素的影响，一般室温在 20~35℃，相对湿度在 75% 以上，真菌极易生长繁殖，从而溶蚀药物组织，使之发霉、腐烂变质而失效。尤以含营养物质的中药饮片，如淡豆豉、瓜蒌、肉苁蓉等，极易感染真菌而发霉、腐烂变质。

2. 虫害　药物害虫的发育和蔓延，是根据环境内部的温度、空气的相对湿度以及药材的成分和含水量而定。一般而论，温度在 18~35℃，中药饮片的含水量在 13% 以上，空气的相对湿度在 70% 以上，最适宜害虫的生长繁殖。若中药饮片的含水量超过 13%，尤其是含蛋白质、淀粉、油脂、糖类的炮制品最易被虫蛀，如蕲蛇、泽泻、党参、芡实、莲子等。所以中药饮片入库贮存前，一定要充分干燥，密闭保管或密封保管。另外，仓鼠在贮存保管过程中，可盗食、污染药物，传播病毒和致病菌，破坏包装和建筑物，历来是中药贮存时防治的对象之一。

三、贮藏保管的方法

为了预防中药饮片变异，常采用以下中药饮片贮藏保管方法。

（一）一般药品的贮藏与保管

1. 充分干燥，防止虫卵繁殖 中药材切制成中药饮片后，改变了原药的形状，增大了表面积，极易受潮。中药饮片含水量在 11% 以上，温度在 16~35℃，药物中未除尽的虫卵会在此条件下化为幼虫。故中药饮片必须充分干燥，以杀灭虫卵，此为储存的基本要求。荆芥、薄荷、川芎、木香、羌活等芳香性药物不宜暴晒高温干燥，宜于 30~35℃低温干燥后入库。花类含芳香油及花蜜成分，极易被虫蛀，应在梅雨季之前分包压紧，烤至八成干，趁花热软时贮于石灰缸内，忌晒，以免散瓣褪色。

2. 控制温湿度，防止发霉变质 空气中存在着大量真菌孢子，若散落在药物表面，遇适当温、湿度就会萌发成菌丝，产生蛋白酶，侵入药材组织内部导致药材霉烂变质。当药物内部水分蒸至表面，温度在 20~35℃时，真菌开始繁殖。故中药饮片的贮藏应低温、通风、干燥，控制含水量在 8%~10%，库房相对湿度在 65% 以下，温度在 25℃以下为宜。

3. 选择密闭容器，防止氧化变色 中药材的天然色泽是质量好坏的标志之一，色泽的变异说明药物内在质量已发生了变化。如含有苷类、羟基蒽醌类及鞣质等成分的药物，由于贮藏过久或经常翻晒，其中所含有的酶在适宜温度下，会发生氧化还原反应，使药材的色泽发生变化。含有蛋白质的药物，氨基酸与还原糖作用后也能引起中药变色。容易变色的药材如花类、全草、叶类等应贮于避光密闭容器中。如苏合香、西红花等必须保持湿润状，否则易变色。加酒、醋炮制的中药饮片，如大黄、黄芩、延胡索等，宜置密闭容器内，以防酒、醋味挥散而失效。盐制品易受潮或高温后析出盐分，故宜放阴凉干燥处，切忌用金属容器存放。

4. 避免高温，克服泛油现象 如含脂肪油的苦杏仁、桃仁、郁李仁、柏子仁等，含挥发油的当归、肉桂等，含有黏液性糖质的麦冬、天冬、太子参、枸杞子等容易泛油。干燥时不宜用高温烘烤或暴晒，宜贮于阴凉干燥处。又如种子、果实类含淀粉、脂肪油较多的薏苡仁、麦芽、莱菔子、紫苏子等，炮制后可待蒸气散尽趁热装入容器内贮存；含油较多的药物宜凉透干燥后，置容器内盖紧，放于阴凉干燥处。另外，为保持中药饮片的油润性，不宜在石灰缸中存放。

5. 相生相克，对抗同贮 指采用两种或两种以上药物同贮而起到抑制虫蛀的贮存方法，如泽泻、山药与牡丹皮同贮，既可防止泽泻、山药生虫，又可防止牡丹皮变色。西红花与冬虫夏草同贮于低温干燥处，可使冬虫夏草久贮不坏。大蒜与芡实、薏苡仁及土鳖虫、斑蝥、全蝎、僵虫等同贮时，能防止其生虫。此外，蕲蛇、乌梢蛇与花椒共存，柏子仁、酸枣仁与白矾共存，人参与细辛共存等，都能起到防止药物生虫变质的作用。

（二）特殊药品的贮藏与保管

一般含挥发油、淀粉、糖分及黏液质较多的药材，贮存时室温不能太高，应置于阴凉、干燥处贮藏养护。对种子类药材及加入盐、酒或经蜜炙的药物，通常贮于密闭的容器中，置通风、干燥、凉爽处保存养护。而某些矿物类中药饮片如硼砂、芒硝等，在干燥空气中容易失去结晶水而风化，故应贮于密闭的缸、罐中，置于凉爽处。一般动物类药材在贮藏中易产生发霉、虫蛀、走气、变色、变味等各种变化，故应防潮、防热，选择干燥、避光、低温的环境贮藏。又因本类药材含有较丰富的脂肪、蛋白质等成分，易遭鼠害，故应防鼠。除此之外，有少数贵重中药饮片应与一般中药饮片分开，专人管理。如细贵药中的麝香，应用瓶装密闭，以防香气走失；牛黄也宜瓶装；人参极易受潮、发霉、虫蛀、泛黄、变色，在梅雨季也应放入石灰箱内贮存。毒性中药应严格按照有关的管理规定办理，切不可与一般中药饮片混贮，以免发生意外事故。

饮片入库后贮藏是否得当，将直接对药物质量产生影响，进而关系临床用药的安全有效性。传统的贮藏保管经验和方法远不能适应目前中药事业发展的需要，近年来，随着现代科学技术的发展，提出了一些新的、现代的贮藏、保管技术，包括远红外辐射干燥法、微波干燥法、气幕防潮法、气调贮藏法、气体灭菌法、钴 60-γ 射线辐射法、低温冷藏法、中药挥发油熏蒸防霉法、包装防霉法等。其中以气调贮藏法最为常用和最为实用，通过采用降氧、充氮气或降氧、充二氧化碳的方法，人为地造成低氧或高浓度氮气或二氧化碳状态，达到杀虫、防虫、防霉的目的。不仅能有效地杀灭药材中的害虫，还能防止害虫及真菌的生长，具有保存药材色泽、品质等作用，是一种较理想的贮藏方法。尤其在贮藏极易遭受虫害的药材及贵重的、稀有的药材方面，更有实际应用价值和具有较大的经济意义。

总之，中药饮片的贮存与保管必须根据中药的品种、存量、季节及设备条件等，因地制宜地采用各种科学的保管方法，坚持“以防为主，防治结合”的原则，以保证用药的安全有效。

点滴积累

1. 中药饮片在贮藏过程中常会出现以下变异现象：虫蛀、发霉、变色、变味、泛油、风化、潮解、粘连、挥发、腐烂等。造成这些现象的主要原因是温度与湿度适合真菌和害虫的生长。
2. 中药饮片的常规贮藏方法有充分干燥药材，控制好温、湿度，容器密闭，避免高温，对抗同贮等。

在中华老字号体系中，有一部分是大家耳熟能详的中药老字号企业，这些老字号企业之所以经历数百年的传承仍具有蓬勃生命力，各有各的诀窍，但有一条共性的原因，就是他们都非常注重对中药饮片的质量把控，因为品质是企业的生命。坚持质量第一，诚信经营，是中华民族的传统美德，也是老字号长盛不衰的核心秘诀。

ER 3-2

习题

目标检测

1. 中药饮片具体的质量要求有哪些?
2. 引起中药饮片质量变异的因素有哪些?
3. 特殊药品的贮藏保管方法有哪些?

(殷吉磊)

第四章　中药炮制机械设备

ER 4-1

课件

学习目标

1. 掌握　中药炮制机械设备的类型、适用范围、特点。
2. 熟悉　中药炮制机械设备的原理。
3. 了解　中药炮制机械设备的结构。

导学情景

情景描述:

在博物馆的一个展区前,小明和妈妈正在参观一组中医药相关的雕塑。其中一组展示一个切药工正在用切药刀切制中药。小明非常疑惑,中药手工切制产量低能否满足用药需求?随后听到博物馆讲解员讲解道:这些雕塑所呈现的是古人处理药材的传统方式,现今中药加工已广泛采用机械化生产。

学前导语:

在现代化大生产背景下,除了极个别贵细量少的药材外,绝大部分都是通过机器进行生产加工的。按照中药炮制工艺流程“净制、切制、炮炙”分别有相应的净制设备、切制设备、炒制设备、蒸煮设备、煅制设备以及干燥设备等,已能够满足不同中药饮片的生产加工需求。

中药炮制在我国历史悠久,但一直局限于手工作坊式的操作,机械化程度低、劳动强度大、生产效率低。为了改善中药饮片炮制生产效率低这一现状,适应行业生产发展的需求,我国于 1973 年投资在周口、上海、天津、长春建立了 4 个中药饮片机械厂。之后,越来越多的炮制设备被研发和投入使用,极大地降低了中药饮片生产的劳动强度,提高了生产效率,实现了中药饮片的生产方式由手工作坊式生产向工业化大生产的重大转变。

第一节　净制设备

净制是中药炮制核心工艺流程的第一个步骤,该步骤涉及面广、劳动量大、工作效率低,是制约中药饮片质量的第一关。净制设备主要是为适应中药饮片生产的净选加工这一操作环节而产生。由于中药材品种繁多,所含杂质或非药用部位各异,净选加工的方法也各不相同。一般来说,净制过程主要包括风选、筛选、水选、挑选、色选、磁选等方法。因此,该部分设备也主要有风选设备、筛选设备、水选设备、挑选设备、色选设备、磁选设备等。现将生产上常用的设备作简要介绍。

一、风选设备

风选净化药材的原理主要是利用药材与杂质因质量或者形状上存在差异，而在气流中表现出不同的动力特性，从而利用风力加以区分，达到净化的目的。风选设备主要用于药材、饮片或类似物料的选别、冷却等，尤其是同等形状但质量相差较大的物料的净选。该类设备具有产量大、成本低、效率高等优点。在生产中常见的有变频卧式风选机和变频立式风选机两种。

变频卧式风选机，主要适合原材料的选别，能将原料药材按堆积密度、风阻分成多个等级；变频立式风选机，主要适合中药饮片药屑、毛发等选别、冷却。根据不同的使用要求以及物料所含杂质情况，变频风选机主要有两种使用方法。

(1)除重法：除去物料中的铁器、石块、泥沙时，逐渐提高风速至物料从后出料口排出为止。

(2)除轻法：除去物料中的毛发等杂物时，逐渐减小风速至物料不从后出料口排出为止。

二、筛选设备

筛选设备主要是利用物料与杂质在形态或粒径上存在的差异，通过筛网进行分离的机械。用于药材、饮片或类似物料的选别，尤其是被选杂物与物料的形态有差异的混合物，既能选别杂物，也能按形态大小将物料分级。生产上常用的有振动式筛药机和回旋式筛药机。振动式筛药机主要工作原理是通过筛床作往复定向振动，使待筛选的物料沿倾斜的筛网顶端向底端移动，经各层筛网的分筛最终达到筛选要求。该机器有多种规格筛网可供选择，且机器运转平稳、振动小、噪声低。

三、水选设备

附着在中药材表面的杂质和污物有时很难通过挑选、筛选或风选的方式除去，此时需要用水洗或漂去杂质的方法来处理。传统的水洗方法费时费力，不适宜大量生产。近年来，刮板式洗药机、滚筒式洗药机以及药材干洗设备先后被研发并投入使用，极大地提高了生产效率。现以生产上常用的滚筒式洗药机为例，进行简要介绍。

滚筒式洗药机主要适用于种子、块根类中药材的水洗。该机器的原理是利用洗药转筒在旋转时与水产生的相对运动，将药材表面的泥沙等杂质洗脱，随水从转筒壁的孔隙排出，洗净的药材则从出药口排出。从结构上看，该机器核心装置为一带孔的鼓式洗药转筒。洗药转筒的下方装有由大小两个水池构成的水箱。转筒的进药口端下方为小水池，出药口端的下方为大水池，两水池之间装有滤筛网以对污水进行过滤，冲洗用水由高压水泵从小水池中抽取。洗药后产生的污水从洗药转筒壁上的孔流出，先进入下面的大水池再过滤入小水池循环利用。该机器的优点在于对清洗用水的循环利用，较传统的清洗方法节约了水的用量。

四、挑选设备

部分中药饮片所含杂质比较特殊，如缠绕、夹杂在药材中的杂质或非药用部位等，经风选、筛选等净选加工后仍不能达到完全洁净的目的。此时需要通过手工操作，拣出杂质，去除非药用部分来达到洁净药材的目的。

机械化挑选输送机类似于灯检台，在机器的右端有一上料装置，由上料装置将待选的中药饮片提升上来，然后通过振动均匀平铺到传送带上，可以根据挑选的难易程度，调节上料和传送带的传送速度。平铺到传送带上的药材，由传送带两侧的工人在灯光的照射下手工将杂质挑拣出去。纯净的药材由传送带传送至出料口装入料筐。

五、色选设备

中药饮片色选设备是根据中药饮片的颜色对饮片进行筛选，饮片加入料斗，经过振动给料器、滑槽，通过传感器的分辨及信号处理，利用喷阀将中药饮片分成成品饮片和次品饮片。采用5 000万以上像素的高速摄像头，高清识别中药饮片的真实颜色，识别颜色精准，识别物料直径小至0.01mm，具有色选效率高和精准的特点。

企业视角

产品质量是企业的生命线。净制作为中药生产的头道工序，其净制的效果直接决定了后续工作的难易程度及质量好坏。中药生产企业面临着日趋严格的监管环境，企业对能提高产品质量的生产设备越发倚重。随着科技的进步，色选机也在不断地更新换代，适用范围也越来越广，如红外光对比色选机、AI智能色选机等设备，除了正常的颜色净选之外，又可以满足形状净选、杂质净选、非药用净选等需求，解决了企业在实际生产过程中劳动力多、产能低下的问题。

六、磁选设备

中药材的磁选是利用磁性材料能够吸附含有原磁体物质，将药材与杂物进行分离的一种方法，旨在除去药材或饮片中的铁屑、铁丝、部分含有原磁体的砂石等杂物，保证药材质量的同时，保护切制、粉碎等加工机械及保障人身安全。常用的磁选设备有带式磁选机和棒式磁选机。磁选机由振动送料部分和磁选部分两部分组成。振动送料部分将物料均匀地撒落到输送带或磁选箱，进行磁选。

点滴积累

1. 净制即净选加工，是中药炮制的第一个环节，药材要想炮制成各种规格的饮片，必须经过净制这一步骤。
2. 适应净选加工的设备主要包括风选设备、筛选设备、水选设备、挑选设备、色选设备和磁选设备等。

第二节 软化及切制设备

中药饮片切制是中药炮制核心工艺流程的第二个步骤。通常，净药材在切制之前，必须进行软化处理。传统药材软化劳动量大、生产周期长，往往因软化程度控制不当而引起药材变质，严重制约了中药饮片的大规模生产。为了适应生产需要，缩短生产周期，提高中药饮片质量，近年来研发和投入使用了一批软化设备，主要有冷压浸润机和真空加温润药机等。

中药饮片的切制，传统采用手工操作。手工切制饮片具有操作方便、灵活，不受药材形状限制，且切出的中药饮片厚薄均匀、片形美观等优点，但是手工切制劳动强度大、费事费工、生产效率低，不能满足大量生产的需要。为了适应工业化大生产的需求，弥补手工切制饮片效率低的不足，越来越多的中药饮片切制机器被研发和投入使用。现在生产上常用的有剁刀式切药机、转盘式切药机和直线往复式切药机。

一、软化设备

1. 冷压浸润机 冷压浸润机的工作原理是利用抽真空减压的方法，抽出药材组织间隙中的空气。然后将水注入罐内至浸没药材，恢复常压，使水迅速进入药材组织内部，达到与传统浸润方法相似的吸水量，将药材润至可切。操作时，将药材投入罐内，上盖，抽气，减压至设定真空度，维持压力不变。然后向罐内加水至浸没药材，恢复常压，出料，晾润至透即可。设备特点是常温下浸润药材浸润时间短，水溶性成分流失少，不改变药性，且操作简单，省时省工，生产效率高，适于大量生产。

2. 真空加温润药机 真空加温润药机主要有立式和卧式两种，这两种设备原理相同，以卧式减压快速润药机为例，作简要介绍。从结构上看，卧式减压快速润药机的主体部分由一横卧的铁筒（直径 100cm、长 200cm）组成，铁筒一头固封，另一头是可开启的密封盖。筒内底部铺一层便于排水和通蒸汽的多孔钢板。筒外底部接蒸汽管，上部接有真空管。操作时，将净药材装入筒内，盖紧，启动真空泵，当筒内压力达到一定程度后，通入蒸汽，至温度达到预定要求，关闭真空泵和蒸汽，闷润10~20分钟即可取出切制。对较难软化的药材，经一次软化后不能满足要求时，可进行二次软化操作。

二、切制设备

1. 剁刀式切药机 剁刀式切药机从结构上看，主要由刀架、输送链、机架及电动机等组成。操作时，将待切制的药材整齐排放于料斗上，人工推送至输送链的入口，连续向刀架输送，由刀架上的刀片将其切成片状。该设备的特点是功率大、切制效率高，适合全草、根茎类药材的切制，不适合团块、颗粒状药材的切制。设备原理见第七章第一节中药饮片切制技术。

2. 转盘式切药机 转盘式切药机从结构上看，整机由切刀装置、送料装置、动力与变速箱及机架、料盘组成。操作时，根据需切中药饮片的片厚，调整好转盘上刀盘压板与刀口的距离，将软化好的药材均匀地铺到进料盘上，由人工将药材推送输送链的入口，药材被上输送链、下输送链压送进入刀门，切成预设厚度的中药饮片。该机器的特点是既适合切制全草、根茎类药材，又适合切制团块状、果实类药材。

3. 直线往复式切药机 直线往复式切药机工作原理是通过机械传动，使刀片上下往复运动，原料经输送链送至刀门，切制所需要厚度的饮片。可用于切制各种软硬性根茎、草类、藤类、纤维性药材，如黄芪、甘草、丹参、桑白皮、白鲜皮等，此切药机可调节切片厚度，既可切片，又可切段。该机具有运转平稳，噪声低，移动、维修方便，符合《药品生产质量管理规范》(Good Manufacturing Practice，GMP)要求等特点。

点滴积累

1. 中药材除产地趁鲜切制外，都需经过软化处理后方可进行切制，常见的软化新技术有冷压浸润法和真空加温浸润法。
2. 剁刀式切药机适合长条状的根茎、全草类药材的切制，不适合团块状药材的切制；转盘式切药机适用面相对较广，既适合全草、根茎类药材的切制，也适合团块状药材的切制；直线往复式切药机适用面相对较广，适合各种软硬性根茎、草类、藤类、纤维性药材的切制，既可切片，也可切段。

第三节　炒制设备

炒药机是中药饮片加工中应用最为广泛的一类机械设备，其发展主要经历平锅式炒药机、滚筒式炒药机以及近年新发展起来的中药程控炒药机三个阶段。平锅式炒药机由于敞口操作，易对环境造成污染，现已处于淘汰阶段。中药程控炒药机现主要处于研发阶段，技术尚未成熟。现对上述三类机器进行简要介绍。

一、平锅式炒药机

ER 4-2
平锅式炒药机

平锅式炒药机从结构上看，主要由平底炒锅、加热装置、活动炒药桨及电机、吸风罩等组成。操作时，先启动机器进行预热，然后将待炒的药物从炒药锅上方投入，炒药桨连续旋转翻动药材使药物均匀受热达到炒制效果，打开出药门，炒好的药物便自动排出炒锅外。该机器适用于种子类药材，适合清炒、加辅料炒以及炙法类药材的炮制。

二、滚筒式炒药机

ER 4-3
滚筒式炒药机

从结构上看，滚筒式炒药机主要由炒筒、进料与出料门、加热炉膛、机架、动力传动装置、机壳除烟尘装置及控制箱组成。在炒药机的控制机箱上设有总开关、温度设定及显示、时间设定、变频调速、炒药筒正反转、燃烧器开关、废气处理开关以及报警器。操作时，打开电源设置好各项参数后，设置机器正转、预热，打开进料门，投入待炒的药材，关上进料门开始炒制，待炒至所需程度，打开出料门，将炒药筒改为反转出药。该机器适用于大多数药物。以煤、油、气、电加热，滚筒内壁有螺齿，正转时炒药，反转时出药，既减小了劳动强度，又保证了药物炒制质量。优点是炒制温度、时间、转速均可控，除清炒药物外，还适合加辅料炒制、炙制等。

三、中药程控炒药机

该机器的主体为一平底炒药锅，炒药锅底部通过电或者燃油加热，顶部设有烘烤加热装置，双重加热。操作时，设定好加热时间、温度、辅料流量的数据，启动加热装置，投药进行翻炒，至所需程度停止翻炒，出锅。该机器的特点是采用底部加热和上方烘烤双重加热系统，缩短了炮制时间，能保证炒制品程度均一、质量稳定，特别是采用烘烤与锅底双给热方式，良好的温场更保证中药饮片受热均匀。适合手工操作或自动操作，可用于清炒、加辅料炒制以及炙制等。

点滴积累

1. 炒制设备主要有平锅式炒药机、滚筒式炒药机和中药程控炒药机，通常适合清炒和加辅料炒两种操作。
2. 目前炒药机的加热方式主要有燃油和电热两种，除程控炒药机是双重供热外，其余皆为单一热源供热。

第四节　蒸煮设备

蒸法主要是将净选或切制后的药物置于蒸制容器内，隔水或者通入蒸汽加热至一定程度的方法。蒸制过程中，水分从药物表面逐渐向中心渗透，待药材表面与中心温、湿度相同时，即为蒸透。煮法的原理也是最终使药材表面与中心的温、湿度差为零，所不同的是煮法的药材直接与煮液相接触。

下面对生产上常用的蒸煮设备进行简单介绍，常见的蒸煮设备有蒸药箱、可倾式蒸煮锅、回旋式蒸药机等。生产上以可倾式蒸煮锅最为常用。

从结构上看，可倾式蒸煮锅主要由支架、罐体及动力传送等部分组成。蒸药时，将药材加入载药锅内，开启蒸汽阀让蒸汽进入锅内进行蒸制，达到蒸制程度时停止，待药材凉透出罐。煮药时，将一定量的水注入锅内，开启蒸汽阀，由蒸汽加热水和药材，进行煮制。该设备主要特点是蒸煮两用，耗能低，操作简便，适合清蒸、清煮和加辅料煮法操作。注意事项：在操作前检查蒸汽软管连接是否可靠、有无破损，内胆和夹层进汽阀门是否处于关闭状态。

点滴积累

1. 润药的目的是使质地较硬的药物软化，便于切制；蒸煮的目的是将药物蒸煮至熟透，缓和或者改变药性，便于临床应用。
2. 无论蒸法还是煮法操作，都应该在操作前检查蒸汽软管连接是否可靠、有无破损，内胆和夹层进汽阀门是否处于关闭状态。

第五节　煅制设备

煅制的主要目的是改变药物原有的性状，使其更加适合制剂或临床应用的需要。煅法的主要原理在于：①利用矿物、贝壳或动物骨骼类药材中不同组分遇热后膨胀系数的不同，加热使其产生裂隙，质地由坚实变为酥脆，从而利于粉碎和煎出有效成分，利于调剂、制剂；②部分药材含有一些受热易挥发的毒性成分，如硫、砷等，通过高温处理，使这些毒性成分通过氧化、挥发等方式除去，降低了药材的毒副作用，便于临床使用。

煅制常用的设备有中温煅药锅、反射式高温煅药炉以及闷煅炉等，少量生产还可以采用马弗炉。

反射式高温煅药炉主要由耐火砖、保温材料、型钢等材料砌成。炉身分为燃烧室和煅药室两个部分，两者之间通过反火道组合为一体。药物装载于坩埚内置于煅药室，由燃烧室燃烧产生的热气流经过反火道、煅药室对其进行加热。由于炉体均采用耐火材料砌制而成，使用时基本处于密闭状态，保温效果好、升温快、温度高，煅制效果较为理想。

点滴积累

1. 煅制的主要原理是通过高温改变药物的理化性质或者除去易于挥发的毒性成分，便于临床使用。
2. 根据药材性质，常用的煅药设备有中温煅药锅、反射式高温煅药炉以及闷煅炉等。

第六节　干燥设备

干燥设备是为了适应中药饮片干燥这一环节而产生的，主要用于除去中药饮片中多余的水分，避免发生霉变、变色以及虫蛀等。水分在药材内部主要以结合型和游离型两种方式存在，中药饮片干燥主要除去的是位于药材孔隙中的游离水。大多数干燥设备的干燥原理是以空气为介质，将热能传递给药材，药材受热散发出的水蒸气又融入空气被带走，即空气既是热能传递者又是水分携带者，故可以通过控制干燥用空气的相对湿度和流速来提高干燥效率。

市场上常见的干燥设备有厢式烘箱、翻板式干燥机、热风干燥机、红外干燥机以及微波干燥机等。红外、微波干燥机由于使用成本较高，在生产上没有得到普及。厢式烘箱、翻板式干燥机因操作简便、不受气候影响、适合批量生产等优点，应用相对广泛一些。

厢式烘箱从外观上看，类似一个厢柜，厢柜内框架上逐层排放装物料的带孔料盘、加热器，厢柜的四壁包有绝热保护层。由吸气口吸入的空气经循环风机出风口吹至加热器加热，然后吹过各层料盘对药材进行干燥。该设备的优点在于结构简单、操作方便，不足之处在于所需干燥时间长，且烘干质量不稳定。

翻板式烘干机主要由烘箱、传动装置、输送与出料装置、送风器及热源换热器组成。操作时，先将烘箱充分预热，待温度上升至所需程度时上料。可通过调控热风进风量、风门大小来控制烘箱内温度。烘干的时间可以通过预试验获得并进行设定。设备原理见第七章第二节中药饮片干燥技术。

点滴积累

1. 机器干燥的主要原理是利用热的流动空气带来热量的同时，带走药材因受热而散发出来的水分。
2. 水分在药材内部主要以结合型和游离型两类形式存在，饮片干燥的最终目的是除去药材内部多余的游离水。

第七节 粉碎设备

粉碎是中药材加工和中药制剂生产工艺中的重要环节，是制药生产中的基本操作之一，也是药剂制备的基础。近年来，大量的高新技术引入中药的研究之中。中药微粉化、中药细胞级粉碎等给中药的粉碎提出了更高的要求，中药粉碎工艺设备即将各味中药粉碎到最佳粒度的研究成为热点。由于不同品种的中药材性质差异较大，必须根据实际的情况分别对待。

目前常用的粉碎设备有机械冲击式粉碎机、气流粉碎机和球磨机。球磨机包括普通球磨机、振动磨以及搅拌磨。

一、机械冲击式粉碎机

机械冲击式粉碎机是由电动机驱动高速旋转的叶轮上带有活动的刀片（或锤头）对中药进行粉碎。粉碎效率高、粉碎比大、结构简单、运转稳定，适合中软硬度物料的粉碎。其主要力场为冲击力和摩擦力两种，比较适合脆性中药，如矿物药以及薏苡仁等含淀粉较多的中药。粉碎细度可以通过设备内腔的筛网来控制。但在粉碎时由于高速机械碰撞，特别是在刀片（或锤头）和被粉碎物撞击的瞬间，粉碎温度是很高的，可达 100~250℃，有可能对植物类草药的有效成分造成一定损失，粉碎腔必须进行冷却。

二、气流粉碎机

气流粉碎机是以压缩空气或过热蒸汽通过喷嘴产生的超音速高湍流气流作为颗粒的载体，颗粒与颗粒之间或颗粒与固定板之间发生冲击性挤压、摩擦和剪切等作用，从而达到粉碎的目的。与普通机械冲击式粉碎机相比，气流粉碎机可将产品粉碎得很细，粒度更均匀。不含运动部件和运动死角，容易达到易于清洗的要求。又因为气体在喷嘴处膨胀可降温，粉碎温度较低。气流粉碎机粉碎纤维性、韧性中药比较困难，而且在粉碎作业时存在相对高速气流，可将药物挥发成分带走，造成药效损失，所以只适合脆性中药的微粉碎，而不太适合动植物中药的微粉碎。

三、球磨机

球磨机是用于微粉碎的传统设备，其特点是粉碎比大，结构简单，机械可靠性强，磨损零件容易检查和更换，工艺成熟，适应性强。但是传统球磨机的效率低、耗能大、加工时间长，使其使用受到限制。几十年来，球磨机经历了不同的发展过程，振动磨、搅拌磨就是在传统球磨机的基础上改进设计出来的，这些机型既利用了传统球磨机的各种优点，又根据不同的结构具有不同的特色。搅拌磨采用高转速和高介质充填率及小介质尺寸，获得了极高的功率密度，使细物料的研磨时间大大缩短，是超微粉碎中能量利用率最高、最有发展前途的一种设备。但由于其处理量小、易磨损，且多用于湿式粉碎，不适合中药粉碎。

在中药的超微粉碎中，振动磨是国内外研究最多、应用最广泛的一种设备。当前德国、日本对动植物药的超微粉碎也多选用振动磨。

点滴积累

1. 机械冲击式粉碎机适合中软硬度物料的粉碎，气流粉碎机适合脆性及坚硬的矿物，不太适合动植物药的微粉碎。
2. 球磨机中的振动磨常用于植物药的超微粉碎。

“工欲善其事，必先利其器。”中药炮制设备的出现，极大地降低了中药饮片生产的劳动强度，提高了生产效率，实现了中药饮片的生产方式由手工作坊生产向工业化大生产的重大改变。中药炮制设备的使用，更是为保证中药饮片的产品质量提供了有力保障。我们要坚持初心，守正创新，确保百姓的用药安全。

ER 4-4

习题

目标检测

1. 常见的净制设备有哪几种？
2. 比较剁刀式切药机、转盘式切药机与直线往复式切药机的适用范围。
3. 比较平锅式炒药机、滚筒式炒药机与中药程控炒药机的异同点。
4. 简述冷压浸润机与真空加温润药机的工作原理。
5. 简述可倾式蒸煮锅的工作原理。

（郭　强）

第五章　净选加工技术

ER 5-1
课件

学习目标

1. **掌握**　净选加工的含义、目的、操作方法及质量要求。
2. **熟悉**　净选加工设备的工作原理。
3. **了解**　代表性药物的净选加工研究。

导学情景

情景描述：

某中药饮片厂净制车间的操作人员正在进行麻黄的净选操作，一老药工走到工作台前说，麻黄根与茎分离后不要将根丢弃，还可作药用。随即，年轻操作工小王将准备丢弃的麻黄根分装在一空篮内。

学前导语：

净选加工，是中药炮制的第一道工序，也是保障中药饮片质量不可忽略的基础防线。本章将带领同学们学习净选加工基本知识与操作，为后续工序提供质量保证。

净选加工，即净制，是中药材在切制、炮炙或调剂、制剂前，选取规定的药用部位，除去杂质、非药用部位、霉变品及虫蛀品等，使其达到药用净度标准的方法。净选加工是中药炮制的第一道工序，是影响中药饮片质量的首要环节。汉代医药学家张仲景在《金匮玉函经》中指出，药物“或须皮去肉，或去皮须肉，或须根去茎，又须花须实，依方拣采、治削，极令净洁”。净制理论自明代开始至清代才逐渐趋于完整。明代《本草蒙筌》云：“有剜去瓤免胀，有抽去心除烦。”清代《修事指南》云：“去芦者免吐，去核者免滑，去皮者免损气，去丝者免昏目，去筋脉者免毒性，去鳞甲者免毒存也。”

中药材净选加工可起到以下作用。

1. 保证临床用药的卫生和剂量的准确　中药材在采收加工和贮运过程中，常常混有泥沙，残留有非药用部位，出现霉变、虫蛀、泛油等变异现象，影响临床用药的质量。净制时通过洗刷、挑拣、筛簸、去毛等处理，去除杂质、变异品和非药用部位，将药用部位分别药用，使之更好地发挥疗效。如漂净海藻、海带等药材附着的盐分，去除石韦叶背面的绒毛，将麻黄茎和根分离后分别入药等。

2. 便于切制和炮炙　由于中药材系自然状态的干燥品，同种药材的个体大小、粗细长短均有一定差异，所以在中药饮片切制和炮炙前均须将其进行大小、粗细分类，以便在软化时控制其湿润程度，在炮炙时控制其火候，保证中药饮片的质量。

3. 便于临方调配　中医运用中药常常是组成复方应用，而药物的炮制方法是根据组方需求来确定。如朱砂拌茯苓、麻黄绒等均需临方炮制，以满足调配需求。

净选加工包括清除杂质，分离和清除非药用部位。在实际操作中它们往往是相互联系、相互渗透的，有的在清除杂质的同时也除去了非药用部位。

第一节　杂质清除技术

依照《中国药典》关于杂质的要求，一般把药材中混存的杂质规定为三类：一是来源与规定相同，但其性状或部位与规定不符；二是来源与规定不同的物质；三是无机杂质，如砂石、泥块、尘土等。清除杂质的同时也常同步去除霉变、虫蛀、泛油等劣质品。根据方法的不同，可分为挑选、筛选、风选和水选等。

一、挑选

挑选是指用手工挑拣混在药材中的枯枝、杂草、腐叶或少量霉变品、虫蛀品、泛油品等，使其洁净；或区分不同药用部位；或将药物按大小、粗细等进行分档，便于进一步加工处理。一般选用挑选、颠簸、摘除等方法进行操作。

1. 挑选　即将药物放在适宜的容器内或摊放在一定的台面上，用手拣去簸不出、筛不下且不能入药的杂质，如核、柄、梗、壳等，或虫蛀、霉变、泛油等变异品，或分离不同的药用部位。在实际操作中挑选往往配合筛簸交替进行。如金银花中常夹杂有碎叶片和灰屑，或因产地包装时压得过紧，联结成团，一般先筛去灰屑，并用手轻搓使其散开，然后将筛过的金银花摊开，用手拣去残碎叶片和异物，使之纯净。

2. 颠簸　系用柳条或竹片制成的圆形或长方形簸子、竹匾或簸箕，将药物放入其中，使之上下左右振动，利用药物与杂质的不同比重与比例，借簸动时的风力，将杂质簸除、扬净，多用于植物类药物，用以簸去碎叶、皮屑等，使药物纯净。

3. 摘除　系将根、茎、花、叶类药物放在适宜的容器内，用手或剪刀将其不入药的残基、叶柄、花蒂等摘除，使之纯净。如将少许旋覆花或辛夷摊放在竹匾内，用手轻轻摘除连在花朵上的细梗，同时拣去夹杂的杂草、残叶。

经挑选后的药材和饮片，必须大小粗细分档，无虫蛀、霉变、泛油变黑，无杂质。质量应符合《中国药典》《中药饮片质量标准通则（试行）》规定的药用净度标准。

企业视角

目前，企业进行产业化生产时，选用机械化挑选输送机，物料由上料传输机落至振动料斗，物料中的细粉及小颗粒在振动料斗中的筛网中过滤，其余物料均匀地送入输送带，在输送带的两侧由人工挑拣物料中的杂质；物料进料量由物料输送机的大料斗控制调节，输送带的速度由变频器控制调节，从而实现自动上料，自动吸除轻质杂物，振动匀料及过滤细粉，提高了工作效率。

ER 5-2

机械化挑选输送机

二、筛选

筛选是根据药物和杂质的体积大小不同，选用不同规格的筛和箩，以筛去药物中的砂石或其他细小的固体杂质，使其洁净。或者对形体大小不等的药物选用不同孔径的筛子进行筛选分档，使大小规格趋于一致，便于进一步炮制，使其受热均匀、质量一致。或筛去药物在炮制中的辅料，如麦麸、土粉、蛤粉、滑石粉、河砂等。

1. 手工筛选法 传统手工筛选时，一般使用竹筛、铁丝筛、铜筛、蓖筛、麻筛、马尾筛、绢筛等器具。马尾筛、绢筛一般用来筛去细小种子类药物所夹杂的杂质。

(1)竹筛：竹筛是传统最常用的筛药器具，用竹条及藤皮编织而成。圆形浅边，底平有孔，直径50~70cm，四周边高3~4cm，底部孔眼大小不一。传统竹筛常分六种型号。

一号筛，又称菊花筛。孔眼内径为16~20mm，如筛菊花、桑叶等用。

二号筛，又称玄胡筛。孔眼内径为10mm，如筛延胡索、浙贝母等用。

三号筛，又称大中眼筛。孔眼内径为7mm，如筛半夏等用。

四号筛，又称小中眼筛。孔眼内径为5mm，如筛香附米等用。

五号筛，又称大紧眼筛。孔眼内径为3mm，如筛薏苡仁、牵牛子等用。

六号筛，又称小紧眼筛。孔眼内径为2mm，如筛牛蒡子等用。

实际上，商品药材或饮片中所含的杂质不可能太多、太大，所以，孔径较大的一至四号筛多用于药材和饮片的分档，而五至六号筛多用于除去干瘪的种子以及泥土、灰屑等杂质。

(2)铁丝筛：铁丝筛是用铁丝、钢丝等编织而成的，耐热且不燃烧。多在加辅料炒法中应用，用于筛去炮炙后残存的固体辅料，如焦麦麸、焦米、土粉、河砂、蛤粉、滑石粉等。

(3)箩：箩和筛是有区别的。从筛孔区分，一般细孔的称箩，粗孔的称筛；从制作材料区分，一般细铜丝或绢等作底者称箩，竹条或藤条编成的称筛；从用途区分，箩常用于罗去灰屑或分离粗细不等的粉末，筛多用于大小分档或筛去体积较大的杂质。

箩常分两种型号。

一号箩，孔眼内径为1mm，如筛选葶苈子、荆芥等用。

二号箩，孔眼内径为0.5mm，如筛选槐花、麦麸等用。

(4)标准筛：《中国药典》等国家药品标准中所用的药筛，称标准筛或药典筛。虽然其相当于传统意义上的箩，但其材质采用不锈钢金属丝编织网，选用国家标准的 R40/3 系列，精度高，主要用于对颗粒、粉类进行粒度结构精确分析。以 1 英寸（2.54cm）筛网长度上的孔数（简称目）作为各号筛的名称。如 100 目筛是指每英寸长度上有 100 个孔，能通过 100 目筛的粉末成为 100 目粉。目数越大，粉末越细。《中国药典》标准筛共分为如下 9 个筛号。

一号筛，为 10 目筛，筛孔内径约为 2 000μm。

二号筛，为 24 目筛，筛孔内径约为 850μm。

三号筛，为 50 目筛，筛孔内径约为 355μm。

四号筛，为 65 目筛，筛孔内径约为 250μm。

五号筛，为 80 目筛，筛孔内径约为 180μm。

六号筛，为 100 目筛，筛孔内径约为 150μm。

七号筛，为 120 目筛，筛孔内径约为 125μm。

八号筛，为 150 目筛，筛孔内径约为 90μm。

九号筛，为 200 目筛，筛孔内径约为 75μm。

2. 机械筛选法 由于传统筛选系手工操作，效率低且劳动强度大，同时存在粉尘污染等问题，因此，现代多用机械设备进行操作，目前主要有振荡式筛药机和小型电动筛药机。

（1）振荡式筛药机：操作时将待筛选的药物放入筛子，启动机器，即可将药物与杂质分离或对药物进行大小分档。在筛选时一般依据药物的体积，更换相应孔径的筛网进行筛选。该设备结构简单、操作容易、效率高且噪声小。

ER 5-3
振荡式筛药机

（2）小型电动筛药机：将筛底安装于铁皮箱内，上盖有铁皮盖，药物在密封的筛箱内往复振动，筛除的药屑掉入下面密封的铁箱中。比较适用于筛选无黏性的植物药，也可用于有毒、刺激性及易风化、潮解的药物。

知识链接

各类中药材净制要求

《中药饮片质量标准通则（试行）》对各类药材的含药屑、杂质的限量均有规定。果实种子类、全草类、树脂类含药屑、杂质不得超过 3%；根类、根茎类、藤木类、叶类、花类、皮类、动物类、矿物类及菌藻类等含药屑、杂质不得超过 2%。

三、风选

风选是利用药物与杂质的比重不同，经过簸扬（一般可利用簸箕或风车），借助簸箕或风机产生的风力，将药物与杂质分离，以达到纯净目的。常用于去除细小种子类药材中混有的果柄、果皮、花柄、干瘪种子等质地较轻的杂质。

现代工业化生产多采用风选机，风选机种类较多，有风筛机、滑栅吸式风选机和旋风分离吸式风选机等。

ER 5-4

变频立式风选机组

四、水选

有些药材表面附着大量泥沙、盐分等杂质，用筛选或风选不易除去，可通过用水洗或漂去杂质的方法，以使药物洁净。水选可分为洗净、淘洗、浸漂三种方法。

1. 洗净 系用清水洗去药材表面的泥土、灰尘或其他不洁之物。一般先将洗药池注入七成满清水，倒入挑拣整理过的药材，搓揉干净，捞起，装入竹筐中，再用清水冲洗一遍，沥干水，干燥，或进一步加工。如牡蛎。

2. 淘洗 用大量清水荡洗附在药材表面的泥沙或杂质。即把药材置于小盛器内，手持一边倾斜潜入水中，轻轻搅动药材，来回抖动小盛器，使杂质与药材分离，除去上浮的皮、壳杂质和下沉在小盛器中的泥沙。取出药物，干燥。如蝉蜕、蛇蜕、土鳖虫等。

3. 浸漂 将药物置于大量清水中浸泡较长时间，适当翻动、换水。或将药材用竹筐盛好，置清洁的长流水中漂洗较长的时间，至药材毒性物质、盐分或腥臭异味得以减除为度。取出，干燥，或进一步加工。如昆布、海藻等。

浸漂时应严格掌握时间，勿使药物在水中浸漂过久，降低有效成分含量。对其有效成分易溶于水的药材，一般采用“抢水洗”法（即对药材进行快速洗涤，缩短药材与水接触时间），以免损失药效，并注意及时干燥，防止霉变。

点滴积累

1. 挑选是清除混在药材中的枯枝、杂草、腐叶或少量霉变品、虫蛀品、泛油品等，使其洁净。一般选用挑选、颠簸、摘除等方法进行操作。
2. 水选是指药材表面附着大量泥沙、盐分等杂质，用筛选或风选不易除去，用水洗或漂去杂质的方法，以使药物洁净。水选分为洗净、淘洗、浸漂三种方法。

第二节　非药用部位分离和清除技术

药材在采收加工的过程中常附着或夹杂一些非药用部位而影响临床疗效，故在药材切制或临床入药前，应采用相应的方法分离药用部位和除去非药用部位。按净制要求可分为：去根、去茎、去皮壳、去毛、去心、去芦、去核、去瓤、去枝梗、去头尾足翅、去残肉等。

一、去根、去茎

1. 去残根　以茎或根茎为药用部位的药物，一般须除去残留的主根、支根、须根等非药用部位，如荆芥、薄荷、黄连、芦根、马鞭草、泽兰、茵陈、益母草、瞿麦等。

2. 去残茎　用根的药物须除去残留的地上茎或根茎，如丹参、续断、白薇、龙胆、威灵仙、防风、秦艽等。

另外，同一植物的根、茎均能入药，但两者作用不同，须分别药用。如麻黄根能止汗，茎能发汗解表，故须分开入药。

二、去枝梗

去枝梗是指去除某些果实、花、叶类药物的非药用部位（包括某些果柄、花柄、叶柄、嫩枝等），使其纯净，用量准确。如五味子、路路通、连翘、小茴香、女贞子、桑叶、侧柏叶、辛夷、菊花等。

知识链接

钩藤为何以钩、嫩枝入药为佳？

钩藤以钩入药为佳，并认为双钩比单钩好，嫩枝较老枝好。现代研究认为，钩藤的钩与茎所含化学成分基本一致，但含量有差别，老枝、枯枝含量极少。药理实验结果证实，嫩枝、钩降血压作用维持时间长，老枝、茎降血压作用较弱，维持时间短，说明古人强调钩藤用钩、嫩枝，去除老茎枝是有一定道理的。一般采用挑选、切除、摘等方法去除老茎枝。

三、去皮壳

有些药物的表皮（栓皮）或种皮属于非药用部位，或有效成分含量甚微，或果皮与种子两者功用不同，均须除去或分离，以便纯洁药物或分别药用。如花椒（果皮）能温中止痛，杀虫止痒，椒目（种子）则能利水消肿，平喘，为使其疗效确切，须将果皮与种子分开入药。

去皮壳的药物大体分为三类。

1. 树皮类　如肉桂、厚朴、杜仲、黄柏等。可用刀刮去栓皮、苔藓及其他不洁之物。

2. 根和根茎类　如知母、桔梗、南沙参、北沙参、天冬、明党参、白芍、黄芩等。根和根茎类药物多趁鲜在产地去皮，如不趁鲜去皮，干后就不易刮除。

3. 果实种子类　如木鳖子、大风子、生巴豆、白果等。可砸破皮壳，去壳取仁。种子类药物，如苦杏仁、桃仁等，可用𫇶法去皮。

知识链接

桔梗可以不去皮

桔梗传统要求去“浮皮”。研究表明,带皮桔梗与去皮桔梗的溶血指数相同,均无明显的毒性反应;带皮桔梗具有显著的祛痰作用,与去皮桔梗相似或略强;临床应用带皮桔梗也未见不良反应。因此,现行版《中国药典》规定桔梗入药可以不去皮。

四、去毛

有些药物表面或内部,常着生许多绒毛,服后能刺激咽喉引起咳嗽或产生其他有害作用,故须除去,消除其不良反应。去毛类药材包括药材表面的细绒毛、鳞片,以及根类药材的须根。根据不同药物,分别采取如下方法。

1. **刷去毛** 枇杷叶、石韦等一些叶类药材的叶背面密被绒毛,药量少时可用毛刷或丝瓜络刷去绒毛,药量大时,可将枇杷叶、石韦等药材润软、切丝,放入筛箩内(约装大半箩)置水池中,加水至药面。先用光秃的竹扫帚用力清扫数分钟,再加水冲洗,同时仍用竹扫帚不停地搅拌清扫,如此反复,至水面无绒毛浮起时捞出,干燥。

2. **烫去毛** 骨碎补、狗脊、马钱子等药材表面附生有黄棕色鳞片或绒毛,可用砂烫法烫至鼓起、毛焦时,放凉,与石块或瓷片装入布袋或竹笼,撞去绒毛,待其表面绒毛在撞击中被擦净时,取出过筛。

3. **燎去毛或刮去毛** 鹿茸一般先用瓷片或玻璃片将其表面绒毛基本刮净后,再用酒精燃着火快速燎焦剩余的毛茸,操作时注意勿将鹿茸燎焦。

4. **挖去毛** 金樱子果实内部生有淡黄色绒毛,产地加工时,趁鲜将其纵剖为两瓣,选取适宜的工具挖净毛、核。如有未去净毛茸者或完整的果实,须再进行加工处理,其方法为,将金樱子用清水稍润软(完整的须切开),挖净毛、核,洗净后晒干。

5. **撞去毛** 将香附炒至毛焦后,与瓷片同放于竹笼中撞去毛。

知识链接

现代生产中金樱子的净制

将金樱子用清水淘洗,润软,置切药机上切 2mm 厚片,筛去已脱落的毛、核,置清水中淘洗,沉去种核,捞出干燥。或将晒至七八成干的金樱子置碾盘上,碾至花托全破开,置筛孔直径为 0.5cm 的筛中进行筛选,可除去 95% 的绒毛及瘦果,晒干,再进行筛选。

五、去心

“心”一般指根类药材的木质部或种子的胚芽。早在汉代《伤寒论》中就有麦冬、天冬去心的记载。《修事指南》谓："去心者免烦。"但在长期医疗实践中证实，一些带"心"的药物服后并没有感到烦闷，所除去的"心"多属于非药用部位。目前认为，去心有两种目的：一是除去非药用部位，如巴戟天、牡丹皮、地骨皮、白鲜皮、五加皮等的木质心不入药用，须除去，以保证调配时剂量的准确；二是分离不同药用部位，如莲子心（胚芽）能清心安神，交通心肾，涩精止血，莲子肉能补脾止泻，止带，益肾涩精，养心安神，两者作用不同，须分开以分别药用。

知识链接

莲子的加工工艺

采摘成熟莲蓬，经自然晒干后进行脱蓬处理，分离出包裹灰黑色果壳的莲子，俗称"铁莲子"，亦称"黑莲子"。对铁莲子实施机械化去壳加工，获得保留红棕色种皮的莲子，即为中药"莲子"，商品流通中习称"红莲"。通过专用设备去除红莲内部胚芽，制得"去心莲子"，商业流通中习称"去心红莲"。采用机械研磨技术去除红莲表层种皮，所得白色莲子即为市场常见商品"白莲"，该品种因口感细腻而成为日常膳食主要选用原料。

六、去核

有些果实类药物常用果肉而不用核（或种子），其中有的核（或种子）属于非药用部位，有的果核与果肉作用不同，故须分别入药。一般采用风选、筛选、挑选、浸润、切挖等方法去除。

1. 诃子肉为酸涩收敛药，能敛肺涩肠，治久咳失音、久泻、久痢症。诃子核能治目疾，风赤涩痛，但很少药用，故须除去。去核时，将诃子用清水浸润，待其软化后砸开，取其果肉，晒干。

2. 山茱萸肉与果核成分相似，但两者含量有差异。具有降低血清转氨酶作用和安定、解热、抗菌消炎作用的熊果酸主要存在于果肉中，含量为核的6倍。而鞣质和油脂则主要分布于核中，且古人认为核能滑精，故须除去。本品多在产地即已去除，如仍有未去核者，可洗净润软或蒸后将核剥去，晒干。

3. 山楂主要用其果肉，果核很少药用。为增强果肉的疗效，净选加工时须除去脱落的果核。

4. 乌梅的核分量较重，且无治疗作用，如医疗要求有需用肉者，须将核去除。去核时，质地柔软的可直接剥取果肉去核，质地坚硬者可先用温水洗净润软，再取肉去核。

七、去芦

芦，一般指药物的根头、根茎、残茎、茎基、叶基等部位。历代医药学家认为芦为非药用部位，且有的"能吐人"，故应除掉。习惯认为，需要去芦的药物有人参、玄参、南沙参、桔梗、防风、续断、牛膝、丹参等。

现代研究表明，人参的主根和芦头的皂苷种类、数目均相同，后者的含量是前者的3倍左右，多肽、氨基酸、无机元素等也是大同小异。同时药理资料表明，未发现人参芦有催吐作用，认为人参去芦没有必要，以避免药材的损失。

对桔梗主根和芦头的成分研究表明，桔梗芦头和主根的成分基本一致，但芦头所含皂苷量多于根 20%~30%。另外，前胡、防风、独活等药材的芦头和主根均具有相同或相近的有效成分和临床效果，现多主张不去芦头入药。

八、去瓤

去瓤的药材主要有青皮、枳壳、木瓜等，其目的主要是除去非药用部位。枳壳用果肉而不用瓤，是由于瓤无治疗作用。据研究，枳壳及其果瓤和中心柱三者均含挥发油、柚皮苷及具升血压作用的辛弗林和 *N*- 甲基酪胺，但果瓤和中心柱中挥发油含量甚少，且不含柠檬烯。枳壳瓤占枳壳重量的 20%，又易霉变和虫蛀，水煎液极为苦、酸、涩，不堪入口。同时，还有“去瓤者免胀”的说法，故枳壳瓤作为非药用部位除去是有一定道理的。其方法是，用小刀挖去瓤，洗净泥沙，捞起，润过夜，用铁锚压扁，再上木架压 3~5 天。压扁后，使其对合成扁半圆形，切成 0.2cm 厚的凤眼片，晒干。

> **课堂讨论**
> 在日常生活中，哪些瓜果蔬菜需要清除杂质和非食用部位？哪些要去心、去皮、去核、去瓤、去芦？

九、去头尾、皮骨、足、翅

一些动物类或昆虫类的药物，有的需要去除头尾或足翅，其目的是除去有毒部分或非药用部位。如乌梢蛇、蕲蛇等均去头及鳞片，斑蝥、红娘子、青娘子均去头、足、翅，蛤蚧须除去鳞片及头足。去头尾、皮骨时，一般采用浸润切除、蒸制剥除等方法。去头足翅时，一般采用掰除、挑选等方法。

十、去残肉

某些动物类药物，如龟甲、鳖甲等，均须除去残肉筋膜，纯净药材。现代多用胰脏净制法和酵母菌净制法。

1. 胰脏净制法 取新鲜或冰冻的猪胰脏，除去外层脂肪和结缔组织，称量后绞碎，用少许水搅匀，置纱布上过滤。取滤液配制成约 0.5% 的溶液，用 Na_2CO_3 调 pH 在 8.0~8.4。水浴加热至 40℃时，加入鳖甲（或龟甲等），使其全部浸没。恒温 35~40℃，每隔 3 小时搅拌 1 次。经 12~16 小时，残皮和残肉能全部脱落，捞起龟甲、鳖甲，洗净，晒干，日晒夜露至无臭味即可。

2. 酵母菌净制法 取龟甲 0.5kg，用冷水浸泡 2 天，倒掉浸泡液，加卡氏罐酵母菌 130ml，加水淹过龟甲 1/6~1/3 体积，盖严。2 天后溶液上面起一层白膜，7 天后将药物捞出，用水冲洗 4~6 次，晒干至无臭味即得。

优点：酵母菌法比原来传统净制法时间可缩短 5~6 倍，设备简单，去腐干净，对有效成分（动物胶）无损失，出胶率比传统净制品还高，适于大量生产。

点滴积累

1. 中药材在切制或临床入药前，应分离药用部位和除去非药用部位，包括去根、去茎、去皮壳、去毛、去心、去芦、去核、去瓤、去枝梗、去头尾足翅、去残肉等。
2. 中药材除去非药用部位可以避免对人体的伤害，一般去心者免烦，去瓤者免胀，去芦者免吐，去核者免滑。
3. 中药材去毛的方法主要有刷去毛（枇杷叶、石韦等）、烫去毛（骨碎补、狗脊、马钱子等）、燎去毛或刮去毛（鹿茸等）、挖去毛（金樱子等）、撞去毛（香附等）。

中药净选加工意为取其精华，去其糟粕，把握好净选加工对中药炮制乃至中药行业发展有着至关重要的作用。传统的净选加工基本上都是人工处理，效率比较低。而如今逐渐向自动化、智能化转化。中药炮制既要传承古法，也要不断推陈出新、提高效率，才能降低成本，从而惠及更多人。

ER 5-5

习题

目标检测

1. 药物净制的目的是什么？
2. 分离和清除非药用部位的方法有哪些？
3. 麻黄根和麻黄茎为什么要分开入药？

（丑 安）

第六章　药材软化处理技术

ER 6-1

课件

学习目标

1. 掌握　药材软化目的，常用水处理软化方法及适用药材。
2. 熟悉　药材软化程度检查方法。
3. 了解　其他软化处理技术及软化设备。

导学情景

情景描述：

槟榔为驱虫药，其驱虫有效成分为槟榔碱。槟榔碱易溶解于水，在切制前的软化过程中，用冷水浸泡21天后切片，槟榔碱损失30.09%；采用减压冷浸、湿砂浸润、减压蒸汽闷润法可有效减少槟榔碱的损失。

学前导语：

中药材种类繁多，性质各异，在切制前的软化中，选择的软化方法是否合适、操作方法是否规范、软化程度是否符合切制要求，直接影响饮片的质量。这一章我们来讨论药材软化处理技术。

中药材的软化是指药材通过吸收水分或加热处理，增加柔软性以适合切制的处理技术。切制中药饮片时，传统工艺认为，除少数中药材如鲜石斛、鲜芦根、鲜生地黄、丝瓜络、竹茹、谷精草、鸡冠花、通草、灯心草等可直接切制外，大多数干燥的中药材，切制前必须进行适当的软化处理，使其由硬变软，内外质地柔软适中，以利于切制。

明代《本草蒙筌》载："诸药锉时，须要得法。或微水渗，或略火烘。湿者候干，坚者待润，才无碎末，片片薄匀。状与花瓣相侔，合成方剂起眼。"

药材软化的要求是"软硬适度""药透水尽""避免伤水"。中药材的软化处理，要根据药材的种类、质地、内含物和季节等情况，灵活选用适当的方法。大多数中药材用常水软化处理，少数不宜用常水软化的药材，可用其他方法软化。目前，为适应大量生产的需要，广大中药工作者对中药材软化的新技术、新设备进行了研究、探索，使中药材的软化向机械化、自动化方向发展。

目前，一些中药材产地的部分中药材品种已经推行趁鲜切制的加工方法，具体内容见第七章。

第一节　常用水软化技术

常用水软化技术是采用日常饮用水软化药材，使干燥的药材吸收一定量的水分，质地由硬变软，符合切制要求的一门技术。常用水软化处理药材的目的是软化药材，便于加工切制中药饮片；调整或缓和药性，降低毒性；洁净药物，除去泥沙杂质及非药用部位。常用的水处理的方法有淋法、洗法、泡法、漂法、润法等。软化时，要根据药材的种类、质地、内含物和季节等情况选择合适的水处理方法；严格控制水量、温度和时间。

一、淋法（喷淋法）

淋法是指用水（符合制药卫生标准要求，下同）喷淋药材的方法。

（一）操作方法

将药材整齐地堆放，均匀喷淋清水（一般为2~4次，每次间隔一定时间，喷淋的次数根据药材质地和季节灵活掌握，并控制水量），待药物全部渍湿后，上盖湿物（麻袋等），配合润法润至适合切制的程度。

（二）适用中药材

适用于气味芳香、质地疏松的全草类、叶类、果皮类和有效成分易随水流失的药材。如益母草、薄荷、荆芥、佩兰、香薷、枇杷叶、陈皮、黄柏等。近年来，有些药材已在产地加工，如广藿香、益母草、青蒿等，均趁鲜切制。

（三）注意事项

1. 采用淋法处理后的药材不要带水堆积，避免色泽变暗或返热烂叶。
2. 每次软化的药材量以当日切完为宜。
3. 如本法处理后仍然未达到软化程度的药材可再选用其他方法处理。

二、洗法（淘洗法）

洗法是用清水快速洗涤药材的方法。由于药材与水接触时间短，故又称“抢水洗”。

（一）操作方法

将药材投入清水，经淘洗或快速洗涤后及时取出，配合润法稍润，即可切制。目前，药厂多采用洗药机洗涤药材。

（二）适用中药材

适用于质地松软、水分易渗入及有效成分易溶于水的药材。如丹参、五加皮、瓜蒌皮、白鲜皮、合欢皮、南沙参、石斛、防风、龙胆等。

（三）注意事项

1. 洗法要在保证药材洁净和易于切制的前提下，尽量采取“抢水洗”，操作力求迅速，缩短药材与水接触时间，防止药材“伤水”和有效成分的流失。

2. 洗涤次数要根据药材所含杂质多少决定。大多数药材洗一次即可，但有些药材附着多量泥沙或其他杂质，则需用水洗数遍，以洁净为度。

3. 每次用水量不宜太多，如蒲公英、紫菀、紫花地丁等。

ER 6-2
滚筒式洗药机

三、泡法（浸泡法）

泡法是将药材用清水浸泡一定时间，使其吸入适量水分的方法。

（一）操作方法

先将药材洗净，再注入清水至淹没药材，放置一定时间（视药材的质地、大小和季节、水温等灵活掌握），中间不换水，一般浸泡到一定程度，捞起，配合润法润软至适合切制的程度。

（二）适用中药材

适用于质地坚硬、水分较难渗入的药材。如白术、萆薢、天花粉、木香、乌药、土茯苓、泽泻、姜黄、三棱等。

（三）注意事项

1. 浸泡时间不宜过长，防止伤水。伤水是指在水处理软化时，药材吸水过多，致使药物成分大量溶失或难以干燥的现象。一般体积粗大、质地坚实者，浸泡的时间宜长些；体积细小、质地不太坚实者，浸泡的时间宜短些。春、冬季节气温较低，浸泡的时间宜长些；夏、秋季节气温较高，浸泡的时间宜短些。

2. 某些药材在浸泡时，所含成分渐向水中扩散，致使浸泡液呈现一定色泽的现象，习称“下色”。对于易“下色”的药材，浸泡时，要求浸泡液稍有变色、略呈药材色泽时，即应捞出，再配合润法使之软化，以防止药材中的成分流失或造成“伤水”。易下色的药材有白术、苍术、泽泻、射干、大黄、甘草等。

3. 质地较轻的药材要在上方压一重物，以防药材漂浮而浸泡不均匀。如枳壳、青皮等。

4. 以少泡多润为原则。

四、漂法

漂法是将药材用多量清水浸漂，并定时换水，多次漂洗的方法。

（一）操作方法

将药材放入多量的清水中，每天换水 2~3 次。漂去有毒成分、盐分等，并使药材软化，利于切制或炮炙。古代一般用长流水漂制。剧毒药或含盐分较多的药物漂 3~7 天，容器或缸底下有排水孔，冬、春季每天换水 1~2 次，夏、秋季每天换水 2~3 次。

（二）适用中药材

适用于毒性药材、富含盐分的药材。如天南星、半夏、附子、川乌、草乌在软化的同时可降低毒性。盐苁蓉、昆布、海藻在软化的同时可除去盐分。

（三）注意事项

1. 漂的时间根据药材的质地、季节、水温灵活掌握。
2. 一般毒性药材，将药材切开，放于舌上，微有麻辣感即可。
3. 含有盐分的药材漂至口尝无咸味。
4. 漂后需切制的药材，还要用配合润法润至适合切制的程度。

五、润法

润法是指药材或经过淋法、洗法、漂法及泡法处理过的药材，保持湿润的外部环境，使已渍湿药材的外部水分徐徐渗入内部，使其内外柔软适宜切制的方法。润法与淋法、洗法、泡法等密切配合，广泛应用。

（一）操作方法

将淋、洗、泡、漂过的药材，置于适宜的容器内密闭，或堆积于润药台上，以湿物遮盖或不遮盖，保持湿润状态，使药材外部的水分徐徐渗透到约材组织内部，以达到内外湿度一致、柔软适中、适合切制的程度。润药得当，既能保证中药饮片色泽鲜艳、水分均匀、平坦整齐，减少炸心、翘片、掉边、碎片等现象，保证质量，又可减少有效成分损失，有“七分润工，三分切工”之说法。润法分为浸润、伏润、露润、盖润、晾润、复润。

1. 浸润 以定量水或其他溶液浸渍药材，经常翻动，使水分缓缓渗入内部，以“药透水尽”为度。如酒浸黄连，水浸郁金、枳壳、枳实等。

2. 伏润（闷润） 质地致密且坚硬的药材，经水洗、泡或用其他辅料处理后，装缸（坛）等容器内，在基本密闭条件下进行闷润，使药材内外软硬一致，达到适合切制的程度。如郁金、川芎、白术、白芍、山药、三棱、槟榔等。

3. 露润（吸潮回润） 将药材摊放于湿润而垫有篾席的地上，使其自然吸潮回润，达到适合切制的程度。如当归、玄参、牛膝等。

4. 盖润 经过淋、洗处理的药材，用湿物（麻袋等）遮盖，使水分渗入内部，达到适合切制的程度。如益母草、丹参、板蓝根、桔梗、独活、茜草、秦艽等。

5. 晾润 将抢水洗后的药材，置阴凉通风处，摊开，不加遮盖，使部分水分渗入内部。若没被润软，要喷淋清水，继续滋润至适合切制的程度。如北沙参、茯苓皮等。

6. 复润 药材若一次难以闷润透，可在闷润后，经晾晒再行闷润，或喷淋清水后再闷润，如此反复操作，直至药材润透，适合切制。如大黄、何首乌、乌药、常山、三棱、泽泻、川芎、白芷等。复润不仅避免了因过多用水造成药效成分损失，而且因中途淋水和晾晒，防止了发热霉变等变异现象发生。

（二）适用中药材

润法与淋法、洗法、泡法、漂法等密切配合，广泛应用。

（三）注意事项

1. 润药的时间根据药物的质地、季节、气温而定，灵活掌握。质地坚硬的药材需要浸润 3~4 天或 10 天以上，质地较柔软的需 1~2 天。夏、秋季时间宜短，冬、春季宜长。夏季温度较高，润药时要防止药材霉变。

2. 含淀粉较多的药材，最易因微生物滋生而出现发黏、发红、发馊、发臭、腐烂等现象，尤其需要注意。一经发现变黏，要立即用清水快速洗涤，晾晒后再闷润。如山药、天花粉、半夏等。

知识链接

中药材水处理的过程

水处理中药材的物理过程分三个阶段，即浸润、溶解和扩散。中药材在浸润、溶解阶段是质地变软的过程，而扩散阶段是中药材化学成分由细胞内向水溶液中转移，最终导致有效成分的损失。要科学合理地控制用水量、浸润时间和温度，防止扩散现象的发生，避免成分损失。为解决这一难题，近年来，提倡在中药材生产质量管理规范（Good Agricultural Practice，GAP）基地或中药材产地趁鲜切制。

点滴积累

1. 要根据药材性质选用不同的软化方法，常用方法有淋法、洗法、泡法、漂法及润法。
2. 润法与淋法、洗法、泡法等密切配合，广泛应用。润药的时间要根据药物的质地、季节、气温而定，灵活掌握。
3. 软化时要遵循"少泡多润、药透水尽"的原则。避免"伤水"或"下色"。

第二节　其他软化处理技术

有些药材不宜用水软化处理，需根据药材的性质，采用其他软化技术。

一、湿热法软化

湿热法软化是通过蒸或煮使药材软化的方法。有些药材质地坚硬，用水短时间处理不易渗入，久泡又易损失有效成分，如木瓜、红参、天麻等；或用水虽可软化，但有效成分易被酶解，如黄芩等需要采用湿热法软化。

采用蒸、煮法，既能加速软化，又利于杀酶保苷，保存有效成分，同时又可保持片型美观，并能缩短干燥时间。

二、干热法软化

干热法软化是指通过烘、煨等方法直接加热，使药材软化的方法。

胶类药物常用烘烤法软化，如蛤粉烫阿胶之前，要将整块阿胶放烘箱内，60℃烘软，趁热切制成立方块（称阿胶丁）后，再进行烫制。肉豆蔻煨制后，趁热切制成厚片。有些地区红参、天麻也用此法软化。

三、酒处理软化

酒处理软化是指某些动物类药物切制前，若用水软化，易变质或难以软化，通常需用酒软化。

如鹿茸切片，要先燎去茸毛，刮净，以布带缠绕茸体，自锯口面小孔处，不断灌入热白酒至满，稍润或稍蒸至适合切制的程度，趁热横切成薄片，压平，干燥。蕲蛇、乌梢蛇等的软化，一般是用黄酒润透后，切寸段，干燥。

知识链接

湿砂掩埋软化法

传统软化方法中部分品种会用到湿砂掩埋软化法。湿砂掩埋软化法是指将干燥的药材埋入吸水饱和的中粗河砂内，使砂中的水分逐渐渗入药物组织内部，以达到软化、适合切制的程度。该法操作方便，且药材在润制过程中不发霉、不伤水。如大黄、松节、槟榔等质硬块大、表面光滑的药材可用湿砂掩埋软化法。

四、药材软化新技术

传统的软化方法，劳动强度大、生产周期长，操作不当容易损失药效，因此，只适用于少量生产。目前在大量生产中，采用了一些实用的软化新技术，可缩短生产周期，减少损耗，又可提高中药饮片质量，收到了良好的效果。

1. 减压冷浸法　其原理是利用减压抽真空的方法，抽出药材组织间隙中的气体，使之接近真空，维持原真空度不变，将水注入罐内至浸没药材，再恢复常压，使水迅速进入药材组织内部，达到与传统浸润方法相似的吸水量，将药材润至可切，以提高软化效果。

ER 6-3 冷压浸润机

冷压浸润机，即是基于上述原理研制而成的。采用旋片式真空泵，经缓冲罐抽真空。罐盖的开启和移位采用液压传动，罐体由减速机低速传动，可正反旋转360°，罐体可停于任何角度进出料，所有动作均由工作台上的电器开关箱控制，便于操作。

操作时，将药材装入罐内，盖罐盖，启动真空泵，抽出罐内及药材组织间隙中的气体，减压至设定真空度，维持压力不变，注入清水浸没药材至一定时间，使药材吸入定量的水分后，再恢复常压，放出多余水分，提盖，取出浸润好的药材。

2. 真空加温润药法 其原理是将药材放入密封容器（不锈钢板制成）内，先减压抽真空，使药材组织内的空气尽量被抽出，在负压状态下，导入饱和蒸汽，利用蒸汽的热度、湿度和穿透力，迅速渗透到药材组织内部，以达到快速软化的目的。

常用的有真空加温润药机和卧式减压快速润药机。

（1）真空加温润药机：用三只（四只）润药筒（每只可装药材 150~200kg）作真空筒，筒内底部装有不锈钢多孔活板，可沥水和开合，润药筒安装成“品”字形（或“田”字形），通过中心转动轴转动，几只筒可轮流使用。

操作时，将经洗药机洗净、自动投入润药筒内的药材沥尽水后，密封上下两端筒盖，启动真空泵，当筒内真空度（负压）达到 –86.7kPa 时（质地坚硬紧密的药材要达到真空度 –93.3kPa 以上），放入蒸汽，此时筒内真空度逐渐下降，温度逐步上升到预定范围（可自行调节，一般 60~80℃），此时真空泵自动关闭，关闭蒸汽，保温 15~20 分钟后（可根据药材性质掌握时间），即可取出药材，然后由输送带将药材送到切药机上切片。从洗药、蒸润到切片整个工序，一般需 40 分钟即可完成。

（2）卧式减压快速润药机：是用一直径 100cm、长 200cm 的铁筒制成，一头固封，一头是可开闭的密封盖，横卧在两根槽钢上，筒内底部铺有多孔钢板，便于排水和通蒸汽，钢板上装有滚轴，便于药物进出，筒底部接蒸汽管，上部接真空管，并装有真空表和温度计。主要用于润制成捆或长条状药材，如甘草、木通、夜交藤、忍冬藤、鸡血藤等。

操作时，药材冲洗后，整捆或用容器盛装放入筒内，密封，启动真空泵，当筒内减压至真空度达到 –86.7kPa 时，放入蒸汽，至筒内温度升至预定要求时（一般 50℃左右），关闭真空泵和蒸汽，保温 10~20 分钟，即可取出进行切片。

3. 加压冷浸法 是将净药材和水装入耐压容器内，用加压机械，将水压入药材组织内，以加速药材软化。一般需加压至 140kPa 以上。

点滴积累

1. 湿热法软化是通过蒸或煮使药材软化的方法。如木瓜、红参、天麻、黄芩等药材可以采取这种方法。
2. 干热法软化是指通过烘、煨等方法直接加热，使药材软化的方法。如阿胶可以采取这种方法。
3. 酒处理软化是指某些动物类药物切制前，若用水软化，易变质或难以软化，通常需用酒软化。如蕲蛇、乌梢蛇可以采取这种方法。

第三节　软化程度的检查技术

药材在水处理过程中，要检查其软化程度是否符合切制要求。常用检查方法有以下几种。

（一）弯曲法

本法常与折断法配合使用，适用于长条状药材。药材软化后握于手中，大拇指向外推，其余四指向内缩，以药材略弯曲、不易折断为合格。如白芍、山药、木通、木香等。

（二）指掐法

适用于团块状药材，以手指甲能掐入软化后药材的表面为宜。如白术、白芷、天花粉、泽泻等。

（三）穿刺法

适用于粗大块状药材，以铁钎能刺穿药材而无硬心感为宜。如大黄、虎杖等。

（四）手捏法

适用于形状不规则的根或根茎类药材，软化后以手捏粗的一端，感觉其较柔软为宜。如当归、独活等。

（五）手握法

有些体积小的块根、果实等类药材，软化至手握无吱吱响声或无坚硬感为宜。如延胡索、槟榔、枳实、雷丸等。

（六）切试法

质地坚硬的药材，软化至用刀剖开，内心有潮湿的痕迹为宜。如泽泻、大黄等。切试法能直接观察到药材内部的吸水情况，又可作为检验药材是否宜切的手段，因而是很实用的检查方法。

以上检查方法主要用于手工切制，采用机器切制时，软化程度较手工切制要低，且要求药材表面有一定硬度。水处理后的药材在机器切制前，一般要进行晾晒，或机器烘干处理，才能切片。否则切制的中药饮片易出现掉边等不合格品。

知识链接

软化药材的质量标准

经软化后的药材，必须无泥沙等杂质，无伤水、腐败，无霉变异味，软硬适度。

1. 喷淋　经清水喷洒或喷淋的药材应略润或润透。未润透或水分过大者不得超过5%。

2. 淘洗　经清水淘洗、冲洗或抢水洗的药材不得伤水。水分过大或未润透者不得超过5%。

3. 浸泡　经清水或液体辅料浸泡的药材，应软硬适度，不流失有效成分。未泡透者不得超过5%，伤水者不得超过3%。

4. 漂洗　经漂洗需去除腥味、咸味、毒性或需浸洗透心的药材，漂洗后应无或微有腥味、咸味，内无白心；有毒药材应略有麻辣味。不得有霉变、腐烂、酸败。

5. 润　经清水润过的药材，应软硬适度，不伤水、不酸败，润透程度一致。未润透者不得超过10%。

6. 渍　经清水或液体辅料浸渍的药材，未渍透者不得超过5%。

点滴积累

1. 常用水处理方法有淋法、洗法、泡法、漂法、润法等。
2. 药材软化程度的常用检查方法有弯曲法、指掐法、穿刺法、手捏法、手握法、切试法等。

中药炮制技术是中华民族宝贵的文化遗产，它承载着古人的智慧和实践经验，是中医药学宝库中的瑰宝。在学习和掌握药材软化处理技术的过程中，我们不仅要深入理解其科学原理，更要领悟其中蕴含的工匠精神。通过对传统技术的传承与创新，我们能够更好地服务于现代社会，展现中华文化的独特魅力和时代价值。

目标检测

ER 6-4

习题

1. 常用水软化药材有哪些方法？各适用范围是什么？
2. 润法包括哪些方法？
3. “其他软化方法”有哪些？天麻采用何种方法软化？

（袁　野）

第七章　中药饮片切制、干燥及包装技术

ER 7-1

课件

学习目标

1. **掌握**　饮片切制的方法、类型及规格。
2. **熟悉**　饮片干燥与包装的方法。
3. **了解**　饮片切制、干燥等设备的工作原理。

导学情景

情景描述：

饮片切制、干燥、包装质量直接影响临床疗效，因此，中药饮片片型应符合《中国药典》及《国家炮制规范》等有关规定。切制后的饮片应均匀、整齐、色泽鲜明、表面光洁，片面无机油污染，饮片中无整体、长梗，无连刀片、掉刀片、边缘卷曲等不合规格的饮片。

学前导语：

中药饮片是中医临床疗效的根基，其切制、干燥与包装的每一环节都承载着“药性”与“安全”的双重使命。一刀一干系药效，一包一装护品质。本章我们要学习的是饮片切制、干燥、包装技术。

中药材经过净选加工、软化处理后，采用机械切制或手工切制成一定规格的中药饮片，并且及时进行干燥、包装以保证中药饮片的质量。

第一节　中药饮片切制技术

将净选后的药材进行软化处理，切制成一定规格的片、丝、块、段等的炮制工艺，称为中药饮片切制。中药饮片一词，广义而言，凡是直接供中医临床调配处方或中成药生产使用的所有药物，统称中药饮片。种子类、矿物类、动物介壳类等不经过切制，直接供中医临床调配处方使用，亦称为中药饮片。狭义而言，中药饮片是指切制成一定规格的片、丝、块、段等形状的药材。本章所说的中药饮片，即狭义而言。中药饮片切制历史悠久，早在汉代以前的《五十二病方》中，就载有“细切”“削”“剡”等早期中药饮片切制用语。历经汉、唐发展到南宋时期制药事业逐渐完善，元朝周密在回忆南宋的《武林旧事》中，载有杭州已有制售“熟药丸散，生药饮片”的作坊。直到明代陶华

在《伤寒六书》制药法中，才明确提出了“饮片”一词：“……川大黄，……锉成饮片。”从此，医药书籍中多有引用，并沿用至今。

中药饮片切制的目的如下。

1. 利于有效成分煎出 中药饮片的厚薄直接影响临床疗效，一般按药材的质地不同而采取“质坚宜薄，质松宜厚”的切制原则，以利于煎出药物的有效成分。切制成大小、厚薄均匀的饮片，增大了药物与溶媒的接触面积，提高有效成分溶出率，保证了药效。

2. 利于炮炙 药材切制饮片后，便于炮炙时控制火候，使药物受热均匀；利于与各种辅料的均匀接触和吸收，提高炮炙效果。

3. 利于调配和制剂 药材切制成饮片后，体积适中，利于调配。在制备液体剂型时，药材切制后不仅能增加浸出效果，而且能避免煎煮过程中出现糊化、粘锅、降低有效成分煎出率等现象，显示出中药饮片“细而不粉”的特色；制备固体剂型时，由于切制品便于粉碎和混合均匀，从而使处方中的药物比例相对稳定。

4. 利于鉴别 对性状相似的药材，切制成一定规格的片型，能显露出组织结构的特征，有利于鉴别真伪优劣。

5. 利于贮存 药物切制后，含水量下降，减少了霉变、虫蛀等因素，并且能方便包装，有利于贮存。

知识链接

适宜趁鲜切制的药材

本章讨论的趁鲜切制，是指将新鲜药材在产地直接切制成所规定的饮片。通过趁鲜切制，可以省去将鲜药材加工干燥成干药材再浸润软化的过程，减少有效成分的损失，改善饮片质量，同时节省人力、物力等。通常适宜趁鲜切制的药材如下。

1. 质地轻柔的全草类、叶类药材，如半枝莲、白花蛇舌草、青蒿、薄荷、广藿香、益母草、穿心莲、大蓟、马鞭草、佩兰、仙鹤草、紫苏叶、淫羊藿、荷叶等最适宜半干切制。将这类药材晒成半干，再进行切制，可避免破碎、掉叶。

2. 富含水分的根、根茎类药材，如白茅根、芦根、郁金、莪术、姜黄等，将这类药材洗净后，晒成半干，再进行切制，即可避免药汁挤出。

3. 质地坚硬的块根、块茎类，如三七、人参、西洋参、天麻、白及、狗脊、乌药等，这类药材干后坚硬，难于软化、切制，多于产地趁鲜切制。

4. 质地松软的果实、果皮类药材，如枳实、枳壳、陈皮、佛手等。这类药材自古多就有趁鲜切制的记载。由于该类药材产地较为集中，大多集中在南方，南方气候阴湿，药材易发霉变质，因此采用产地趁鲜切制的办法，可以避免药材霉变损耗。

5. 树皮、树枝、菌类、动物类药材，如桑白皮、五加皮、杜仲、黄柏、厚朴、桑枝、槲寄生、灵芝、桑黄、蕲蛇、鹿茸等。这些类别药材趁鲜切制主要是减少药材的软化工序，提高加工效率，更便于标准化和规范化生产。

企业视角

目前，许多中药饮片加工企业收购中药材后，要经过水洗、浸泡、各种润法处理，待药材变柔软后方行切片、干燥。此过程费工费时，加之长时间浸泡软化药材，若处理不当，会造成有效成分流失。而一部分生产企业将新鲜中药材在产地趁鲜切制成饮片，不仅可以缩短加工环节，节约能源，还可以保持其较好的色泽气味，最大限度地保留药物活性成分，从而有效保证饮片质量。因此，随着《中国药典》的逐次修订，所收载的趁鲜切制品种也不断增多。

一、中药饮片类型及规格

根据药材本身的性质（如质地、外部形态、内部组织结构等）和各种不同需要（如炮制、调剂、制剂、鉴别等）选择合适的中药饮片类型，其中药材的性质是决定中药饮片类型的重要因素，因为它直接关系中药饮片切制的操作和临床疗效。根据现行版《中国药典》的规定，并吸收传统中药饮片中的实用类型，将常见的中药饮片类型归纳为以下八种，现分述如下。

1. **极薄片** 厚度为 0.5mm 以下。适用于质地致密、极坚实的木质类、动物骨骼类及角质类药材。如羚羊角、水牛角、松节、苏木、降香等。

2. **薄片** 厚度为 1~2mm。适用于质地致密坚实、切薄片不易破碎的药材。如白芍、乌药、槟榔、当归、川木通、川牛膝、天麻、三棱、姜半夏等。

3. **厚片** 厚度为 2~4mm。适用于质地较松泡、粉性大、切薄片易破碎的药材。如山药、天花粉、泽泻、丹参、升麻、南沙参、党参等。

4. **斜片** 厚度为 2~4mm。适用于长条形而纤维性强的药材。如桂枝、桑枝、山药、黄芪、玄参、紫苏梗、鸡血藤、木香等。倾斜度小的称为瓜子片（如桂枝、桑枝等），倾斜稍大而体粗者称为马蹄片（如大黄等），倾斜度更大而药材较细者，称为柳叶片（如甘草、黄芪、川牛膝、川木香等）。

5. **直片（顺片）** 厚度为 2~4mm。适用于形状肥大、组织致密和需突出其鉴别特征的药材。如大黄、白术、升麻、川芎、附子等。其中川芎、白术的直片又称“蝴蝶片”，附子经食用胆巴加工切制成的直片称“黑顺片”。

6. **丝（包括细丝和宽丝）** 细丝宽度为 2~3mm，宽丝宽度为 5~10mm。适用于皮类、叶类和较薄的果皮类药材。如黄柏、厚朴、桑白皮、青皮、合欢皮、陈皮等均切细丝，荷叶、枇杷叶、淫羊藿、冬瓜皮、瓜蒌皮等均切宽丝。

7. **段（咀、节）** 长度为 5~15mm。长段又称“节”，短段称“咀”。适用于全草类和形态细长、内含成分易于煎出的药材。如薄荷、荆芥、香薷、益母草、青蒿、佩兰、瞿麦、牛膝、北沙参、白茅根、广藿香、木贼、石斛、芦根、麻黄、忍冬藤、谷精草、大蓟、小蓟等。

8. **块** 边长为 8~12mm 的立方块或长方块。有些药材为方便炮制和煎煮，需切成不等的块状。如大黄、何首乌、干姜、六神曲、阿胶等。

知识链接

中药配方颗粒

中药配方颗粒是用符合炮制规范的传统中药饮片作为原料，经现代制药技术提取、浓缩、分离、干燥、制粒，按照规定剂量分装。其有效成分、性味、归经、主治、功效和传统中药饮片相似，能够满足中医临床辨证论治、随证加减的要求，同时又具有不需要煎煮、直接冲服、服用量少、作用迅速、安全卫生、携带保存方便、易于调制和适合工业化生产等许多优点。在中医临床可代替饮片使用，既可内服，也可用来保留灌肠、熏洗、冲洗、湿敷、外敷、雾化等。

二、中药饮片切制方法

中药材的切制可分为机械切制和手工切制两种。目前，工业生产基本采用机械切制，并逐步向自动化、智能化方向发展。由于机械切制还不能满足某些中药饮片类型的切制要求，故在某些环节上，手工切制仍在使用。

（一）机械切制

机械切制中药饮片具有产量大、速度快、减轻劳动强度、节省劳动力和提高生产效率等优点。但也存在切制的中药饮片类型较少、美观度不够等缺点。因此，研制新设备、改进现有的切药机械，使之能生产多种中药饮片类型并提高精密度是机械切制亟待解决的问题。目前，全国各地生产的切药机种类较多，如剁刀式切药机、转盘式切药机、多功能切药机等，现将两种主要的切药机简介如下。

1. 剁刀式切药机 剁刀式切药机结构简单，由电机、台面、输送带、切药刀等部分组成。适应性强，一般根、根茎、全草类、茎类、叶类等药材均可切制，但不适宜颗粒状（团块状）药材的切制。其工作原理是将软硬度适宜的药材放于机器台面上，启动机器，将药材捋顺，压紧，经输送带（无声链条组成）进入刀床切片，片的厚薄由偏心调节部进行调节。

ER 7-2 剁刀式切药机

2. 转盘式切药机 转盘式切药机由电机、装药盒、固定器、输送带、旋转刀床、调节器等部分组成。主要适用于颗粒状药材的切制，全草类药物则不宜。其工作原理是将软硬度适宜的颗粒状药材装入固定器内，铺平，压紧，启动机器，在推进器的推动下，将药材送至刀床切口，进行切片。

ER 7-3 转盘式切药机

机械切制的操作要领可用歌诀概括为：“刀快上线喂药匀，润透操作饮片平，时多时少厚薄片，刀钝曲线斧头形。”

（二）手工切制

由于机械切制的中药饮片类型较少，多为横片、斜片、段、丝等，还不能满足某些中药饮片类型的切制要求，故对某些中药材，特别是贵重药材，仍使用手工切制。手工切制切出的中药饮片平整、光滑，类型和规格齐全，外形美观，弥补了机械切制的不足。但生产量小、劳动强度大，只适合小量中药饮片的生产。

手工切制用的切药刀，全国各地不甚相同，但切制方法相似。

1. 手工切制工具

(1)切药刀(铡刀)：主要由刀片(刀叶)、刀床(刀桥)、刀鼻(象鼻)、装药斗、压板、蟹爪钳(槟榔钳)等部件组成。可以切制根及根茎类、藤木类、果实类、全草类药材。

ER 7-4 手工切药刀

(2)片刀(类似菜刀)：多用于切厚片、直片、斜片等，如浙贝母、白术、甘草、黄芪、苍术等。

2. 手工切制方法 手工切制一般分为“把活”和“个活”两种。

全草、细长的根和根茎、藤木、皮、叶类药材(如黄芪、薄荷等)需整理成把后切制，称为“把活”。操作时将长条状的“把货”药材理顺，整理成把，放刀床上，左手拿压板压住、掐紧，并推送至刀口，右手握刀下压，药材即被切制成中药饮片。如切制桔梗、党参、荷叶等。

不规则团块、颗粒状药材(如地黄、槟榔等)则要单个(或2~4个)切制，称为“个活”。操作时将团块状的“个货”药材，用蟹爪钳夹住，放在刀床上，左手拿压板压住，并推送至刀口，右手握刀下压，药材即被切制成中药饮片，如切制槟榔。另一种手法是先将“个货”药材切一平底，竖起放在刀床上，或将几个团块状的“个货”药材，平整地排列在刀床上，左手拿压板压住，并推送至刀口，右手握刀下压，药材即被切制成中药饮片。如切制川芎、玄参等。

知识链接

切制饮片的质量标准

切制后的饮片应均匀、整齐、表面光洁，片面无机油污染，无整体，无长梗，无连刀片和斧头片。

1. 标准饮片 极薄片厚度为0.5mm以下，薄片厚度为1~2mm，厚片厚度为2~4mm，短段长度为5~10mm，长段长度为10~15mm，块为边长8~12mm的方块，细丝宽度为2~3mm，宽丝宽度为5~10mm。

2. 不合格饮片 各类不合规格的饮片不得超过10%。其中，极薄片不得超过该品种标准厚度0.5mm；薄片、厚片、丝、块不得超过标准厚度1mm；段不得超过标准厚度2mm。

3. 破碎片(碎丝) 不得超过8%。

4. 斜长片 不得超过5%。

5. 总异形片 以上的异形片不得超过15%。

点滴积累

1. 常见饮片类型有极薄片、薄片、厚片、斜片、直片、丝、块、段8种类型。要根据药材本身性质和饮片切制要求选择合适的饮片类型。
2. 饮片切制分为手工切制(适用于少量及商品价格较高的饮片生产)和机械切制(适用于大量生产)。常用切药机有剁刀式切药机(适用于一般根及根茎、全草类)和转盘式切药机(适用于颗粒状药材)。

第二节　中药饮片干燥技术

药材切成饮片后，由于含水量较高，必须及时干燥，否则易变色、酸败甚或霉烂，影响质量。干燥方法主要分为自然干燥和人工干燥。要根据药物性质选择合适的干燥方法以保证中药饮片的质量。

一、自然干燥

自然干燥是指把切制好的中药饮片置日光下晒干或置阴凉通风处阴干。晒干法和阴干法均不需要特殊设备，具有经济方便、成本低的优点。但本法占地面积较大，易受气候的影响和环境污染。目前实施的中药饮片 GMP 规定，洗涤或切制后的中药材和中药饮片不宜露天干燥。

根据中药材的质地、色泽和所含成分的性质、药性选择合适的自然干燥方法。

晒干法适用于大多数中药饮片的干燥。阴干法适用于气味芳香，含挥发性成分较多，色泽鲜艳和受日光照射易变色、泛油等类药材及中药饮片的干燥。自然干燥时若遇阴雨天气，可根据中药饮片的性质适当采用烘焙法干燥。

1. 黏性类　如天冬、玉竹等含有黏性糖质类药材，潮片容易发黏，如用小火烘、焙，原汁不断外渗，会降低质量。故宜用明火烘焙，促使外皮迅速硬结，使内部原汁不向外渗。烘焙时颜色随着时间演变，过久过干会使颜色变枯黄，原汁走失，影响质量，故一般烘焙至九成干即可。掌握干燥的程度，只需以手摸之感觉烫不黏手为度。上烘焙笼前摊晒防霉，旺火操作要注意勤翻，防止焦枯，如有烈日可晒至九成干即可。

2. 芳香类　芳香类药材如荆芥、薄荷、香薷、木香等，因为香味与质量有密切的关系，保持香味极为重要。为了不使香味走散、变淡，切后宜薄摊于阴凉通风干燥处。如太阳光不太强烈也可晒干，但不宜烈日暴晒。否则温度过高会挥发香气，颜色也随之变黑。如遇阴雨连绵天气，药材极易发霉，要及时用微火烘焙，不能用猛火高温干燥，导致香散色变，降低药物的效能。

3. 粉质类　粉质类是含有淀粉质较多的药材，如山药、浙贝母等。这些药材潮片极易发滑、发黏、发霉、发馊、发臭而变质，必须随切随晒，薄摊晒干。由于其质甚脆，容易破碎，潮片更甚，故在日晒操作中要轻翻防碎。如天气不好，要用微火烘焙，保持切片不受损失。但火力不宜过大，以免烘至药物外色焦黄。

4. 油脂类　油脂类药材如当归、怀牛膝、川芎等。这类药材极易泛油，如烘焙，油脂就会溢出表面，色也随之变黄，火力过旺，更会失油后干枯影响质量，宜采用日晒。如遇阴雨不能日晒，要及时用微火烘焙，以防焦黑。

5. 色泽类　色泽类药材如桔梗、浙贝母、泽泻、黄芪等。这类药材色泽代表着中药饮片的内含成分，含水量不宜过多，否则不易干燥。其白色类的桔梗、浙贝母宜用日晒，越晒越白。黄色类的泽泻、黄芪，如日晒则会毁色，故宜用小火烘焙，且可保持黄色，增加香味，但不能用旺火，以防焦黄。

知识链接

中药饮片的干燥方法选择

中药饮片的干燥方法直接关系饮片的质量，饮片生产企业应按规范选择适当的干燥方法，并配备相应的设备。饮片生产应以设备干燥为主，条件完善的太阳房可用于宜低温或阴凉干燥的产品，药材专用晒场仅作药材翻晒养护使用。

二、人工干燥

人工干燥是利用一定的干燥设备，对切制后的中药饮片进行干燥。本法具有不受气候影响、比自然干燥卫生，并能缩短干燥时间等优点。近年来，全国各地在生产实践中，设计并制造出各种干燥设备，如直火热风式、蒸汽式、电热式、远红外线式、微波式，其干燥能力和效果均有了较大的提高，这些干燥设备正在推广和不断完善。

人工干燥的温度应随药物性质而灵活掌握。一般药物以不超过80℃为宜，含芳香挥发性成分的药材以不超过60℃为宜。

ER 7-5 翻板式干燥机

1. 翻板式干燥机 翻板式干燥机是将切制好的中药饮片经上料输送带送入干燥室内。室内为若干翻板构成的帘式输送带，一般共四层，由链轮传动，药物平铺于翻板上，自前端传至末端，即翻于下层，呈四次往复传动，中药饮片即被烘干。

ER 7-6 热风循环烘箱

2. 热风循环烘箱 热风循环烘箱操作时，将待干燥的饮片以筛、匾等盛装，分层置于烘车上，推入烘箱内，密闭。干热空气从热风管内，由鼓风机输入，使热风对流，中药饮片干燥，变成湿热空气，并从热风管出口排出。

3. 远红外线辐射干燥 远红外线辐射干燥是将电能转变为远红外线辐射能，被干燥物体的分子吸收后产生共振，引起分子、原子的振动和转动，导致物体变热，将大量水分变成气态而扩散，最终达到干燥的目的。远红外线辐射干燥速度快，药物质量好，具有较高的杀菌、杀虫及灭卵能力，节省能源，便于自动化生产，减轻劳动强度，因而应用广泛。远红外线辐射干燥还可用于中药粉末及芳香性药物的干燥灭菌，并能较好地保留中药挥发油。

4. 微波干燥 微波干燥是将微波能转变为热能使湿物料干燥的方法。中药及炮制品中的极性水分子和脂肪能不同程度地吸收微波能量，在交流电场中，因电场时间的变化，使极性分子发生旋转振动，致使分子间互相摩擦而生热，从而达到干燥灭菌的目的。微波干燥速度快、时间短、加热均匀、产品质量好、热效率高，对药材中所含的挥发性物质及芳香性成分损失较少。微波干燥同时可灭菌，微波灭菌与被灭菌物的性质及含水量有密切关系，因水能强烈地吸收微波，所以含水量越多，灭菌效果越好。

5. 太阳能集热器 太阳能是一种清洁的低密度能源，适用于低温烘干。有效利用太阳能，可以节约其他有限能源，减少环境污染。太阳能集热器避免了尘土和昆虫传菌污染，并能防止自然干燥后药物出现的杂色和阴面发黑等现象，提高了中药饮片的外观质量。

干燥后的中药饮片需充分放凉后再贮存，否则，余热能使中药饮片回潮，易发生霉变或虫蛀。干燥后的中药饮片含水量一般控制在 7%~13% 为宜，且不得变色。

知识链接

干燥饮片的质量标准

干燥后的饮片，必须干湿度均匀，保持固有色泽、气味，片型整齐。一般饮片含水量应控制在 7%~13%。饮片干燥后不得变色。

点滴积累

1. 药材切制后要及时干燥，干燥方法有自然干燥和人工干燥，阴干法适用于气味芳香，富含挥发性成分，色泽鲜艳和受日光照射易变色、泛油的饮片的干燥。人工干燥温度一般以不超过 80℃为宜，富含挥发性成分的饮片以不超过 60℃为宜。
2. 中药饮片 GMP 规定，洗涤或切制后的中药饮片不得露天干燥。

第三节　中药饮片包装技术

中药饮片的包装系指对中药饮片进行盛放、称量、封口、粘贴（或线缝）标签、包扎并加以必要说明的过程，是中药饮片切制操作中很重要的一道工序。

一、中药饮片包装的目的

1. 保存中药饮片的数量和品质。
2. 防止害虫、微生物、灰尘的侵入和污染，有利于中药饮片的养护和卫生。
3. 方便中药饮片的存取、运输和调剂。
4. 包装后清洁、美观，有利于销售，体现或提高其商品价值。
5. 有利于中药饮片的国际交流。
6. 有利于促进中药饮片生产的现代化、标准化。

由于历史的原因，人们对中药饮片的包装不够重视，大多数中药饮片包装沿用原药材的包装，包装材料都采用麻袋、化纤袋、蒲包、竹筐、木箱等，混乱不一，致使中药饮片污染严重，易混入麻袋纤维和灰尘，含糖类和淀粉类的饮片易虫蛀和霉变。中药饮片包装不善，会严重影响中药饮片的保管、贮存、运输和销售。同时，由于中药饮片品种繁多，包装不善而带来的中药饮片混淆和发错药的现象也时有发生。因此，中药饮片包装改革势在必行。

中药饮片的包装一般要求无毒、无吸附性，符合食品包装的要求，要逐步实现规格化、标准化。包装材料应有利于保质、贮存、运输，并不得对成品有污染。主要有聚乙烯塑料袋、复合薄膜塑料袋、编织袋、纸箱、小玻璃瓶等。

《药品管理法》在第四章“药品生产”第四十六条明确规定：“直接接触药品的包装材料和容器，应当符合药用要求，符合保障人体健康、安全的标准。对不合格的直接接触药品的包装材料和容器，由药品监督管理部门责令停止使用。”

知识链接

中药饮片标签管理规定

2023 年 7 月 12 日，国家药品监督管理局正式发布《中药饮片标签管理规定》，明确指出：“中药饮片的包装和标签应当规范，包装应当按照规定印有或者贴有标签，并附有质量合格标志。中药饮片标签分为内标签和外标签两种。中药饮片的内、外标签应当标注产品属性、品名、规格、药材产地、生产企业、产品批号、生产日期、装量、保质期、执行标准等内容。发运中药饮片应当有包装。”该规定自 2024 年 8 月 1 日起施行，其中，保质期的标注自 2025 年 8 月 1 日起施行。

中国加入世界贸易组织（WTO），中药饮片逐渐开拓饮片包装的 ENA 条形码（国际物品编码协会制定的世界通用条码），赋予饮片名称、炮制方法、生物学区别（同名不同品种、野生或人工栽培等）以及商品等级与包装单重，通过光电读码可便于进行配方、计价等自动化管理，也可在计算机上直接了解该饮片的炮制规格、性味、归经、配伍等信息。这必将促进中药饮片的国际交流。

二、中药饮片包装方法

1. 小包装加大包装的方法 适用于根及根茎类、果实类、种子类、花类、动物类药材饮片。一类小包装是用无毒聚乙烯塑料透明袋，一般每袋装 0.5kg、1.5kg、2kg。放入检验合格证后封口，转入大包装（可用大铁盒或硬纸箱）中，大、小包装外面都注明饮片品名、规格、数量、生产批号、厂名。另一类是剂量较小的小包装，包装材料也是全透明无毒聚乙烯塑料或无纺布的小规格包装，有 1g、3g、5g、6g、9g、10g、12g、15g、30g 九种规格，直接服务于临床，均为机械化生产。为了区别，九种规格分别采用国际通用普通色卡中的九种颜色作为色标，每一小包装上均有准确信息的条形码，便于患者按照说明服用。小包装放入中包装后装箱或袋。目前，我国对中药饮片推广使用小包装，有的地区规定中药饮片的包装量最多不得超过 1kg。

知识链接

小包装中药饮片

中药配方调剂历来采用“手抓戥称”的传统调剂方式，随着各医疗机构中医药服务量的逐步增长等诸多因素的变化，传统调剂方法逐步显现称不准、分不匀、效率低、复核难、养护难、浪费大、卫生差等若干弊端。小包装中药饮片是按设定的剂量包装，能直接“数包”配方的中药饮片，具有剂量准确、易于复核、饮片纯净、减少浪费等优点。

2. 精品包装 对于剧毒、麻醉、贵重药材的中药饮片，宜用小玻璃瓶、瓷瓶、塑料瓶、塑料袋、小纸盒等分装到一日量或一次量的最小包装，装量一般不超过200g，并贴上完整的使用说明标签。毒性药材的中药饮片（含按照麻醉药品管理的药材）及有特殊要求的中药饮片在外包装上应有明显的规定性标志。

必须注意的是，中药饮片在热的情况下不得进行包装，必须充分放凉后方可包装，否则会出现结露和霉变现象。

另外，目前还有真空包装、充气包装（充氮气、二氧化碳等惰性气体）、除氧剂包装等方法。

中药饮片作为一种特殊的商品，除了包装材料、包装规格外，产品的包装设计也相当重要。好的包装既要体现出产品的价值、产品造型的美观，又要经济、实用、方便，体现出中药饮片这种商品的特殊性，在充分发挥社会效益的同时，也创造出良好的经济效益。

点滴积累

1. 中药饮片的包装系指对饮片进行盛放、称量、封口、粘贴（或线缝）标签、包扎并加以必要说明的过程，是中药饮片切制操作中很重要的一道工序。
2. 中药饮片包装的目的有：保存中药饮片的数量和品质；防止害虫、微生物、灰尘的侵入和污染，有利于中药饮片的养护和卫生；方便中药饮片的存取、运输和调剂；包装后清洁、美观，有利于销售，体现或提高其商品价值；有利于中药饮片的国际交流；有利于促进中药饮片生产的现代化、标准化。

中药饮片的切制、干燥及包装，直接影响中药饮片质量，关系到人民的健康和生命安全，这就要求我们树立高度的责任意识，在工作中精益求精，严格遵守操作规程，确保每一步骤的精准和药品的高质量。

目标检测

ER 7-7

习题

1. 简述中药饮片切制的目的。
2. 选择中药饮片类型的原则是什么？
3. 简述中药饮片干燥的注意事项。

（袁　野）

第八章　炒制技术

ER 8-1

课件

学习目标

1. 掌握　各类炒法的含义、炮制目的、操作方法和注意事项；常用炒制品的炮制方法、成品性状和炮制作用。
2. 熟悉　各类炒法的特点；固体辅料炒法常用辅料的特点、制备和用量。
3. 了解　常用炒制品的现代研究概况。

导学情景

情景描述：

患者，男，56 岁，因牙龈肿痛查阅偏方，自购苍耳子 10g，焙干后研末，每次 5g，隔日 1 次炒蛋服用，5 天后出现皮肤黏膜出血、血尿，实验室检查示血小板减少、出血时间延长，骨髓细胞学检查显示骨髓增生活跃、颗粒型巨核细胞增多，诊断为药物性血小板减少性紫癜，经抗炎、输注血小板等治疗，病情较重，转归较差。

学前导语：

《本草品汇精要》记载苍耳子“炒香捣去刺”，《本草纲目》强调苍耳子须“炒熟，去刺”。炒法作为中药炮制技艺中的一种基本方法，操作看似简单，但炒制的程度对于用药安全、药效好坏起着举足轻重的作用。上述案例中就是由于患者自购、自加工苍耳子所引起的严重不良反应事件。所以药物要如何炒制，成品程度又该如何判断，都是有一定要求的。下面让我们一起开启炒法的学习。

炒法历史悠久，可追溯至春秋战国时期。汉代及以前，炒法以清炒为主。《五十二病方》中记录盐炒、清炒两种方法：“取荠孰（熟）乾实，熇盐令黄”“熬蚕种令黄，靡取蚕种冶”。此处的“熬”即为“炒”。《神农本草经》记载了蜣螂、蛇蜕可“火熬之良”。《本草经集注》序录上篇明确了部分药物需炒制后方可入药。炒法在唐代以后，广泛应用于药物的加工，宋代炒法的内容不断得到丰富。根据炮制目的不同，古有微炒、炒出汗、炒香、炒黄、炒熟、炒焦、炒黑之分。沿用至现代，炒法一般分为清炒法和加固体辅料炒法。清炒法分为炒黄、炒焦、炒炭三种；辅料炒法分为麸炒、米炒、土炒、砂炒、蛤粉炒、滑石粉炒等。

第一节　清炒法

清炒是将药材净制后，置适宜的炒制器具中，不加辅料，用不同的火力连续加热，并不断搅拌翻动或转动，使之达到一定程度的操作技术。此法简便易行，质量易控，炮制作用明晰，适用广泛，是一种最基本的炮制方法。清炒法依据炒制程度的不同，分为炒黄法、炒焦法与炒炭法。

1. 主要目的

(1) 增强疗效：如王不留行、焦麦芽等。

(2) 降低毒性或副作用：如牵牛子、苍耳子等。

(3) 缓和药性：如葶苈子、栀子等。

(4) 增强或产生止血作用：如地榆、荆芥等。

(5) 保证疗效，利于贮存：如山楂、槐花等。

2. 操作方法 炒法的操作分为手工炒制和机器炒制两种。

手工炒制具有器具简单、药材变化过程直观、易判断火候的特点。操作流程一般分为预热、投药、翻炒、出锅四个步骤。①预热：炒药前用一定的火力加热炒药锅，使达到合适的炒药温度。传统有两种判断预热温度是否合适的方法。方法一是将手掌平悬于炒药锅之上，距热锅底 5~8cm 处，用手掌感受到的热度和炙烤的程度来判断。此操作技能性强，需经长期的实践才能掌握。方法二是用少量药物试炒的方法来预试锅温。如清炒王不留行，投 3~5 颗种子，观察爆花时间长短。②投药：预热完成后，将适量净选后待炮制品投入热锅，投药的操作要点是迅速。③翻炒：投药后，用药铲等工具迅速搅拌或翻炒，操作要快、要勤，使药物均匀受热。翻动时，要求每次下铲都要紧贴锅底，以免药物长时间停留锅底受热而导致程度太过。为了方便翻炒与出锅，在炒药时，锅可以平放，也可以倾斜于台面 30~45° 摆放。④出锅：当判断药物炒至适中程度时，立即关火，将药物铲出或倒出。出锅要迅速，以免炮制程度“太过”，并要及时摊晾，用筛网筛除炮制过程中产生的药屑或辅料。

机器炒制适用于大生产，可以通过温度、投药量、炒制时间等控制炒制的程度，保证炮制品质量。具体炒制设备及工作原理参见第四章第三节炒制设备。

炒法要用到火加热，不同的炒法由于药物自身性质差异及炮制程度的不同，会用到不同火力。所谓火力是指药物炮制时能使炒制器具本身或内部空间温度升高的程度和速度。常用的火力有文火（小火）、中火和武火（强火）三种。所谓火候即药物通过炮制所达到的程度，是在一定火力、一定时间、一定方法的炮制条件下药物所发生变化的程度和速度，是药物外观和内在质量变化的综合指标，一般用“不及”“适中”“太过”来评判。

火力和火候是控制炮制品质量的关键。在炒制药物时，根据药物的自身特点、炒制的要求，使用的不同器具，正确运用火力，准确判断火候，才能得到符合药典和炮制规范要求的“适中”品。

3. 注意事项

(1) 清炒前净选分档。对于大小不同的药材，要进行分档次炒制，以免生熟不匀。

(2) 清炒时要先预热，注意火力，避免出现火力过猛种子焦煳但未爆开而产生“哑子”或火力不足，种子未能爆开产生呈现干瘪僵硬状态的“僵子”。

(3) 手工操作时要勤于翻动，避免受热不均。翻动时要“亮锅底”，即每次翻动时都要紧贴锅底，以免部分中药炮制品长时间受热。

(4) 清炒前或进行下一次清炒前，应清洁炒制工具，除去杂质及残留的药材碎屑和炭末，以保证炮制品的外观质量。

(5) 清炒操作结束要注意清场，做好炒制器具的维护。

(6) 不能及时用完的炮制品要妥善收贮。

一、炒黄

炒黄是将待炮制品，置于已预热好的炒制器具内，用文火或中火连续加热，不断搅拌炒至表面呈黄色或颜色加深，或微带焦斑，或发泡鼓起，或种皮开裂，或爆成白花样，并产生香气或逸出中药炮制品固有气味的方法。

炒黄是清炒中加热程度最轻、中药炮制品性味变化最小的一种操作工艺，适用于果实种子类中药炮制品的炮制，故古代有“逢子必炒”之说。

（一）主要目的

1. 增强疗效 如蔓荆子、王不留行、决明子等果实种子类药材，炒黄或炒爆后，果皮或种皮开裂，质地酥脆易碎，易于煎出有效成分。

2. 缓和或改变药性 大部分寒凉药物在炒制后，寒凉之性得以缓解；如莱菔子，生品以升浮为主，炒制后偏于沉降。

3. 降低毒性 如苍耳子、白果等，炒后毒性降低，缓解副作用。

4. 利于制剂和贮藏 如苍耳子，经炒制后碾去刺，便于临床调剂；又如槐花（米）经炒制后，能破坏酶，利于所含药效成分芦丁的保存。

（二）注意事项

1. 炒制器具预热好后再投药，且投药量适当。
2. 火力要适当，控制火候，黄而不焦。
3. 搅拌要均匀，出锅要迅速。
4. 炒后要筛去碎屑，以免影响成品质量。

牛蒡子

（辛凉解表药）

牛蒡子为菊科植物牛蒡的干燥成熟果实，全国大部分地区均有分布。处方用名有牛蒡子、大力子、炒牛蒡子、炒大力子、鼠粘子、粘苍子等。南北朝刘宋时期有酒拌蒸后焙干、捣如粉用的炮制方法。唐代有炒法，宋代有姜汁炙、童便炙、麸炒法，清代有酒炙法等。现今用炒黄法。

【炮制方法】

1. 牛蒡子 取原药材，除去杂质，洗净，干燥。用时捣碎。

2. 炒牛蒡子 取净牛蒡子，置已预热的炒制器具中，用文火炒至略鼓起，有爆裂声，略有香气逸出时，取出，放凉。

【炮制作用】牛蒡子味辛、苦，性寒。归肺、胃经。具有疏散风热、宣肺透疹、解毒利咽的功效。生品长于疏散风热，解毒散结。炒牛蒡子寒滑之性缓和，以免伤中，并易于捣碎和煎出有效成分，同时产生香气，宣散作用更强。

【药材性状】牛蒡子呈长倒卵形，略扁，微弯曲，表面灰褐色，带紫黑色斑点，有数条纵棱，果皮较硬，富油性，味苦后微辛而稍麻舌。

【成品性状】牛蒡子性状同药材。炒牛蒡子微鼓起，深灰褐色，微有光泽，略具香气，味苦后微辛而稍麻舌。

【工艺改进】取牛蒡子，净选，在微波炉铺叠成厚度 0.5cm，中火加热 6 分钟，即得。

决明子

（清热泻火药）

决明子为豆科植物钝叶决明或决明（小决明）的干燥成熟种子，全国大部分地区均有分布。处方用名有决明子、草决明、炒决明子、马蹄决明等。梁代有捣法，唐代有微炒法、醋炙法，宋代有酒炙法，明代有炒研法等。现今用炒黄法。

【炮制方法】

1. **决明子** 取原药材，除去非药用部位，洗净后干燥。用时捣碎。

2. **炒决明子** 取净决明子，置已预热的炒制器具中，用文火炒至微鼓起，微有爆裂声，并有香气逸出时取出，放凉。用时捣碎。

【炮制作用】决明子味苦、甘、咸，性微寒。归肝、大肠经。具有清热明目、润肠通便的功效。生品长于清肝热，润肠燥。炒决明子质地疏松，便于粉碎和煎出有效成分，能缓和其寒泻之性，有平肝养肾功效。

【药材性状】决明子略呈菱方形或短圆柱形，表面绿棕色或暗棕色，平滑有光泽，具有棕色线纹，质坚硬，气微，味微苦。

【成品性状】决明子性状同药材。炒决明子微鼓起，表面绿褐色或暗棕色，偶有焦斑，微有香气。

【工艺改进】决明子在微波炉铺叠成厚度 0.5cm，中火加热 6 分钟，即得。

知识链接

药食两用的决明子

决明子作为一种代表性药食两用中药，在发挥清热明目、润肠通便药用功效的同时，在食疗和减肥类保健产品的开发方面也具有广泛应用。可以泡茶、煮粥、做汤等，如决明子菊花茶、决明子粥等。用炒决明子效果是更佳的。但需注意的是，食用决明子应适量，尤其是脾胃虚寒、脾虚泄泻者，对于这类体质人群，更应选用炒制后的决明子，以缓和药物的寒凉之性。

瓜蒌子

（润肺化痰药）

瓜蒌子为葫芦科植物栝楼或双边栝楼的干燥成熟种子，主产于山东、河南、河北等地。秋季采摘成熟果实，剖开，取出种子，洗净，晒干。处方用名有瓜蒌子、栝楼子、瓜蒌仁等。明代有去壳膜微炒、乳汁炒香、制霜、蛤粉炒等法，清代有焙制、炒制、麸炒等炮制方法。现今用炒黄法。

【炮制方法】

1. **瓜蒌子** 取原药材，除去杂质及干瘪的种子，洗净后干燥。用时捣碎。

2. **炒瓜蒌子** 取净瓜蒌子，置已预热的炒制器具中，用文火炒至微鼓起，微带焦斑，并有香气逸出时取出，放凉。用时捣碎。

【炮制作用】瓜蒌子味甘，性寒。归肺、胃、大肠经。具有润肺化痰、滑肠通便的功效。生品寒滑之性明显，长于润肺化痰，滑肠通便，用于燥咳痰黏、肠燥便秘。炒瓜蒌子寒性减弱，长于理肺化痰，用于痰浊咳嗽。炒后便于粉碎和煎出有效成分，能缓和其寒泻之性。

【药材性状】瓜蒌子呈扁平椭圆形（双边瓜蒌子较大而扁），表面浅棕色至棕褐色，平滑，沿边缘有 1 圈沟纹，顶端较尖，有种脐绿，基部钝圆或较狭，种皮坚硬，种仁黄白色，富油性。

【成品性状】瓜蒌子性状同药材。炒瓜蒌子微鼓起，表面浅褐色至棕褐色，偶有焦斑，气焦香，味淡。

槐花

（凉血止血药）

槐花为豆科植物槐的干燥花及花蕾，前者习称“槐花”，后者习称“槐米”，全国大部分地区均有分布。处方用名有槐花、槐蕊、炒槐花、槐花炭等。唐代有炒焦法，宋代有微炒法、麸炒法、蒸法、地黄汁炙，明代有焙法，清代有酒浸微炒法等。现今用炒黄和炒炭法。

【炮制方法】

1. **槐花** 取原药材，除去杂质及枝梗，筛去灰屑。

2. **炒槐花** 取净槐花，置已预热的炒制器具中，用文火加热炒至表面深黄色，并透出固有香气时，取出，放凉。

3. **槐花炭** 取净槐花，置已预热的炒制器具中，用中火加热炒至表面焦褐色时，喷淋少许清水，熄灭火星，取出，晾干。

【炮制作用】槐花味苦，性微寒。归肝、大肠经。具有凉血止血、清肝泻火的功效。生品长于清肝泻火，清热凉血。炒槐花苦寒之性缓和，避免伤中，利于保存有效成分，清热凉血作用较生品为弱，止血作用较生品为强而逊于槐花炭。槐花炭清热凉血作用极弱，产生了涩性，偏于止血。

【药材性状】槐花皱缩而卷曲，花瓣多散落，完整者花萼呈钟状，黄绿色，花瓣黄色或黄白色，体轻，味微苦；槐米呈卵形或椭圆形，花萼下部有数条纵纹，萼的上方为黄白色未开放的花瓣，体轻，味微苦涩。

【成品性状】槐花性状同药材。炒槐花表面深黄色，具有香气。槐花炭表面焦褐色，体更轻，手捻粉末呈褐色。

知识链接

止血药槐花（米）

槐花（米）主要含芦丁、槲皮素、鞣质等。芦丁可降低血脂，抑制血小板聚集；鞣质有收敛止血的作用。槐花（米）炒黄后芦丁的含量变化不大，鞣质增加一倍；炒炭后芦丁大量损失，鞣质增加4倍。因此，槐花（米）炒炭后止血作用增强，与加工过程中化学成分变化密切相关。

苍耳子

（辛温解表药）

苍耳子为菊科植物苍耳的干燥成熟带总苞的果实，全国大部分地区均有分布。处方用名有苍耳子、苍耳、炒苍耳子、苍子、胡苍子等。唐代有烧灰法，宋代有微炒捣碎法、焙干法，明代有炒熟、酒蒸法等。现今用炒黄法。

【炮制方法】

1. **苍耳子** 取原药材，除去杂质，洗净，干燥。用时捣碎。

2. **炒苍耳子** 取净苍耳子，置已预热的炒制器具中，用中火加热炒至表面呈黄褐色、刺焦黄酥脆时，取出，放凉，碾去刺，筛净。用时捣碎。

【炮制作用】苍耳子味辛、苦，性温；有毒。归肺经。具有散风寒、通鼻窍、祛风湿的功效。生品以消风止痒力强，因有毒，不宜内服。炒苍耳子毒性降低，长于通鼻窍，祛湿止痛。去刺后有利于调剂。

【药材性状】苍耳子呈纺锤形或卵圆形，表面黄棕色或黄绿色，全体有钩刺，质硬而韧，内有双仁，具油性，气微，味微苦。

【成品性状】苍耳子性状同药材。炒苍耳子表面黄褐色，碾后呈碎粒状或饼状，有刺痕，微有香气。

企业视角

取苍耳子原药材，除去杂质，装入FN-9型铁辊碾米机（其他机型亦可）料斗内，调节挡板至适当位置，开机后苍耳子苞刺呈末状由碾米机出糠口流出，净苍耳子果实在其出米口接收。此法碾出的苍耳子果实不仅无刺，而且完整无破碎。

牵牛子

（峻下逐水药）

牵牛子为旋花科植物裂叶牵牛或圆叶牵牛的干燥成熟种子，全国大部分地区均有分布。处方用名牵牛子、黑丑、白丑、二丑、炒牵牛子、炒二丑等。唐代有炒法，宋代亦有“炒令香熟”、爆法、蒸法、酒浸焙干法，清代有酒蒸法等。现今用炒黄法。

【炮制方法】

1. 牵牛子 取原药材，去除杂质，洗净，干燥。用时捣碎。

2. 炒牵牛子 取净牵牛子，置已预热的炒制器具中，用文火加热，炒至稍鼓起有爆裂声，色泽加深，并透出固有香气时，取出，放凉。用时捣碎。

【炮制作用】牵牛子味苦，性寒；有毒。归肺、肾、大肠经。具有泻水通便、消痰涤饮、杀虫攻积的功效。生品长于逐水消肿，杀虫攻积。炒牵牛子毒性降低，缓和药性，免伤正气，以涤痰饮、消积滞见长，且质地酥脆，易于粉碎和煎出有效成分。

【药材性状】牵牛子似橘瓣状，表面灰黑色（黑丑）或淡黄白色（白丑），种皮坚韧，背面有 1 条浅纵沟，腹面棱线下端有一点状种脐，微凹，质硬，横切面可见淡黄色或黄绿色皱缩折叠的子叶，微显油性，气微，味辛、苦，有麻感。

【成品性状】牵牛子性状同药材。炒牵牛子色泽加深，表面黑褐色或黄棕色，稍鼓起或有裂隙，微具香气。

白果

（止咳平喘药）

白果为银杏科植物银杏的干燥成熟种子，药用部位为其种仁，全国大部分地区均有分布。处方用名有白果、白果仁、炒白果、炒白果仁。明代有糯米蒸法、煨法、炒法，清代有煮法和油制法。现今用炒黄法。

【炮制方法】

1. 白果仁 取白果，除去杂质及硬壳，用时捣碎。

2. 炒白果仁 取净白果仁，置已预热好的炒制器具中，用文火炒至表面深黄色，带斑点，并透出固有香气时，取出，放凉。用时捣碎。

【炮制作用】白果仁味甘、苦、涩，性平；有毒。归肺、肾经。具有敛肺定喘、止带缩尿功效。炒白果仁毒性降低，增强敛涩作用。

【药材性状】白果仁宽卵球形或椭圆形，一端淡棕色，另一端金黄色，横断面外层黄色，胶质样，内层淡黄色或淡绿色，粉性，中间有空隙。味甘、微苦。

【成品性状】白果仁性状同药材。炒白果仁表面深黄色，稍带焦斑，具香气。

知识链接

白果的经济价值

白果来自植物银杏，银杏是现存种子植物中最古老的孑遗植物。植物学家常把银杏与恐龙相提并论，并有“植物界的大熊猫”之称。银杏的经济价值很高，主要体现在食用和药用。古代就有白果中毒的记载，近年来亦屡有报告。白果中毒大多发生在入秋白果成熟季节，因炒食或煮食过量所致。

莱菔子

（消食药）

莱菔子为十字花科植物萝卜的干燥成熟种子，全国大部分地区均有分布。处方用名有莱菔子、萝卜子、炒莱菔子。宋代有炒法、焙法，明代有炒研法，清代有炒黄法、蒸法等。现今用炒黄法。

【炮制方法】

1. **莱菔子** 取原药材，除去杂质，洗净，干燥。用时捣碎。

2. **炒莱菔子** 取净莱菔子，置已预热好的炒制器具中，用文火加热，炒至种子微鼓起，色泽加深，有爆裂声，并透出固有气味时，取出，放凉。用时捣碎。

【炮制作用】莱菔子味甘、辛，性平。归肺、脾、胃经。具有消食除胀、降气化痰的功效。生品能升能散，长于涌吐风痰。炒莱菔子药性缓和，易于粉碎和煎出有效成分，产生香气，消除了患者服后恶心的副作用，并长于消食除胀，降气化痰。

【药材性状】莱菔子呈类卵圆形或椭圆形，稍扁，表面黄棕色、红棕色或灰棕色，种皮薄而脆，种仁黄白色，有油性，气微，味淡而微苦辛。

【成品性状】莱菔子性状同药材。炒莱菔子鼓起，色泽加深，质酥脆，气微香，味淡、微苦辛。

【工艺改进】取莱菔子原药材，净选，在微波炉铺叠成厚度 0.5cm，大火力加热 3 分钟，即得。

知识链接

莱菔子炒制要求

莱菔子生用容易导致患者服后恶心，必须炒后方可入药。对于无恶心呕吐的患者，也可以生用。炒莱菔子时，火候非常重要，炮制不达要求时，煎液浑浊。炮制太过，影响疗效。炒到种子鼓起，断面黄色，手指能捻成碎片而不成粉末。

使君子

（驱虫药）

使君子为使君子科植物使君子的干燥成熟果实，主产于四川、福建、广东等地。处方用名有使君子、使君子仁、使君子肉、炒使君子仁等。宋代有麸煨法、麸炮法、切焙法，明代有烧灰法、煮法等。现今有去壳取仁和炒黄法。

【炮制方法】

1. **使君子** 除去杂质。用时捣碎。

2. **使君子仁** 取净使君子，除去外壳，取仁。

3. **炒使君子仁** 取使君子仁，置已预热好的炒制器具中，用文火加热，炒至有香气。

【炮制作用】使君子味甘，性温。归脾、胃经。具有杀虫消积的功效。使君子仁与使君子功用相同，长于杀虫。炒使君子仁长于健脾消积，亦可杀虫。

【药材性状】使君子呈椭圆形或卵圆形，具 5 条纵棱，表面黑褐色至紫黑色，平滑，微具光泽。

【成品性状】使君子性状同药材。使君子仁呈长椭圆形或纺锤形，表面棕褐色或黑褐色，有多数纵皱纹，种皮易剥离，种仁黄白色，有油性，断面有裂隙，气微香，味微甜。炒使君子仁表面黄白色，微有焦斑，有香气。

【工艺改进】清炒法不易炒透，小生产可用砂烫法代替，砂温不超过 110℃为好；大生产可采用 100℃左右温度烘制，以烘至种仁变软、香气逸出为经验指标。

知识链接

使君子炮制的火力控制

使君子含驱虫有效成分使君子酸钾，但果壳中含量低，且壳在整个果实中占有较大比例，所以去除果壳入药是合理的。炮制时，随温度升高，使君子仁中水浸物及其中使君子酸钾含量有不同程度的降低。但低温缓慢加热，炮制适中，可使果实中使君子酸钾及脂肪油的溶出呈增高趋势，有利于提高疗效。因此，炮制过程中控制好火力，是保证质量的关键。

王不留行

（活血调经药）

王不留行为石竹科植物麦蓝菜的干燥成熟种子，全国大部分地区均有分布。处方用名有王不留行、王不留、留行子、炒王不留行、炒王不留。刘宋时期有蒸法，汉代有“烧灰法”，明代有炒法、焙法、酒蒸法等。现今用炒黄法。

【炮制方法】

1. 王不留行　取原药材，除去杂质，洗净，干燥。

2. 炒王不留行　取净王不留行，置已预热好的炒制器具中，用中火加热迅速翻炒至大多数爆成白花时，取出，放凉。

【炮制作用】王不留行味苦，性平。归肝、胃经。具有活血通经、下乳消肿、利尿通淋的功效；生品长于消痈肿。但因生品质地坚硬，辛散力强，有效成分难以煎出，临床上多捣烂外敷，有消肿止痛之效。王不留行炒爆后质松易碎，易于煎出有效成分，且药性偏温，长于活血通经，下乳，通淋。

【药材性状】王不留行呈球形，表面黑色，少数红棕色，略有光泽，有细密颗粒状突起，质硬，胚乳白色，胚弯曲成环，气微，味微涩、苦。

【成品性状】王不留行性状同药材。炒王不留行大多数爆裂成类球形白花，质松脆，有香气。

【工艺改进】将王不留行先用水湿润，再用中火炒制，爆花率可达 95% 以上。用正交试验优选爆炒王不留行的工艺，结果以 120~130℃，用文武火，投药 250~500g，炒 5~7 分钟为宜。其爆花率可达 95% 以上。

技能赛点

王不留行炒制异常情况分析

炒王不留行是清炒法炮制的代表性药物之一。在炒王不留行时，有时会出现只有爆裂，而没有爆成白花状的现象。出现这种情况是由于投药过早、投药量过大或者火力偏小等因素所造成；若出现投药后种子被烫焦，且爆花小，则是由于投药过晚或是火力过大所引起；而出现爆花正常但色泽变黄，其原因则是由于炒制时间太长。当上述条件因素把握得当，炒王不留行完全爆花种子比例达80%以上时，则能够达到较好的成品性状，实现更好地促进有效成分煎出之目的。

水红花子

（破血消癥药）

水红花子为蓼科植物红蓼的干燥成熟果实，主产于江苏、辽宁、四川等地，山东、吉林等地亦产。处方用名有水红花子、水红子、蓼实、炒水红花子等。唐代有熬法，宋代至明清用炒法。现今用炒黄法。

【炮制方法】

1. **水红花子** 取原药材，去除杂质，洗净，干燥。用时捣碎。

2. **炒水红花子** 取净水红花子置已预热的炒制器具中，用中火加热迅速翻炒至大多数爆成白花，并有香气逸出时取出，放凉。用时捣碎。

【炮制作用】水红花子味咸，性微寒。归肝、胃经。具有散血消癥、消积止痛、利水消肿的功效。生品药力较猛，长于消瘀破癥，化痰散结。炒水红花子药性缓和，长于消食止痛和健脾利湿。且质地疏松，易于粉碎和煎出有效成分。

【药材性状】水红花子呈扁圆形，表面棕黑色，有的红棕色，有光泽，两面微凹，中部略有纵向隆起，顶端有突起的柱基，基部有果柄痕，质硬，气微，味淡。

【成品性状】水红花子性状同药材。炒水红花子质松脆，大部分爆开白花，具香气。

【工艺改进】取水红花子，净选，置于可加热高压罐中，缓慢加热5分钟后，骤放压至爆花，爆花率可达到80%。

莲子

（清心安神药）

睡莲科植物莲的干燥成熟种子，主产于湖南、湖北、福建、江苏、浙江等地。秋季果实成熟时采割莲房，取出果实，除去果皮，干燥。唐代有蒸法，宋代有麸炒法，元代有炒法，明代有酒煮、焙制等方法。清代除沿用炒法、蒸法、葱盐炒外，还有酒浸法。现今主要有炒法。

【炮制方法】

1. **莲子肉** 取原药材，除去杂质，用温水略浸，捞出润软，剥开去心（心亦入药），干燥。

2. **炒莲子肉** 取净莲子肉，置炒制容器内，用文火加热，炒至表面颜色加深，内表面微黄色，有香气逸出，取出，晾凉。

【炮制作用】生品性平偏凉，长于养心安神，用于虚烦、惊悸、失眠，亦能补脾止泻，益肾涩精，但作用不如炒莲子肉强。炒后气味甘香，性平偏温，长于健脾止泻，补肾涩精，用于脾虚泄泻、肾虚遗精、妇女带下。

【药材性状】莲子肉呈半椭圆形，一端中心呈乳头状突起，一端钝圆，外表面红棕色，有细纵纹及较宽的脉纹，味甘、微涩。

【成品性状】莲子肉无心，其余性状同药材。炒莲子肉外表颜色加深，有的有焦斑，内表面微黄色。

酸枣仁

（养心安神药）

酸枣仁为鼠李科植物酸枣的干燥成熟种子，主产于河北、陕西、河南等地。处方用名有酸枣仁、炒酸枣仁。刘宋时期有蒸法，宋代有炒法、酒浸法等。现今用炒黄法。

【炮制方法】

1. 酸枣仁 取原药材，除去杂质及残留核壳。用时捣碎。

2. 炒酸枣仁 取净酸枣仁，置已预热好的炒制器具中，用文火加热炒至鼓起，有爆裂声，色微变深，并透出固有香气时，取出，放凉。用时捣碎。

注意：本品不宜久炒，否则会油枯失效。

【炮制作用】酸枣仁味甘、酸，性平。归肝、胆、心经。具有养心补肝、宁心安神、敛汗、生津的功效。生品性平，宜入清剂，具有养心安神、滋补肝肾功效。炒酸枣仁功效与生品基本相同，性偏温补，宜入温剂。且质脆易碎，易于煎出有效成分。

【药材性状】酸枣仁呈扁圆形或扁椭圆形，表面紫红色或紫褐色，平滑有光泽，有的有裂纹。有的两面均呈圆隆状突起。有的一面较平坦，中间或有 1 条隆起的纵线纹；另一面稍突起。一端凹陷，可见线形种脐；另一端有细小突起的合点。种皮较脆，胚乳白色，子叶浅黄色，富油性，气微，味淡。

【成品性状】酸枣仁性状同药材。炒酸枣仁表面微鼓起，微具焦斑，略有焦香气，味淡。

【工艺改进】将酸枣仁在微波炉中铺叠成厚度 1.0cm，置于输出功率为 490W 的微波炉中烘烤 2 分钟，取出冷却，即得。

知识链接

酸枣仁炮制质量要求

净制时将原药放入竹箩，沉入清水缸中，使仁浮在水面，壳沉水底，将仁捞出、晒干。现行版《中国药典》规定：核壳等杂质不得超过 5.0%。本品在炮制时要注意火候，只宜微炒，不能久炒，更不能炒焦，否则会降低疗效。

九香虫

（理气药）

九香虫为蝽科昆虫九香虫的干燥体，主产于云南、四川、贵州、广西等地。处方用名有九香虫、炒九香虫等。历代炮制方法很少见。现今用炒黄法。

【炮制方法】

1. 九香虫 取原药材，除去杂质，筛净灰屑。

2. 炒九香虫 取净九香虫，置已预热好的炒制器具中，用文火加热，炒至色泽加深、透出香气时，取出，晾凉。用时捣碎。

【炮制作用】九香虫味咸，性温。归肝、脾、肾经。具有理气止痛、温中助阳的功效。虽有“九香”之名，但因具有特异的腥臭气味，临床通常不用生品。九香虫炒后能矫其腥臭气味，便于服用，增强其行气温阳功效。

【药材性状】九香虫略呈六角状扁椭圆形，表面棕褐色或棕黑色，略有光泽，头部小，复眼突出，卵圆状，腹部棕红色至棕黑色，质脆，气特异，味微咸。

【成品性状】九香虫性状同药材。炒九香虫色泽加深，质脆，具香气。

技能赛点

手工炒黄适中品判断技巧

果实、种子类药材经炒后香气增加，但提前加工易招虫鼠，同时在入药时有部分药材需碾捣入药以进一步增强药效，所以本类药材更加适合手工临方炮制。手工炒制时为准确判断炮制程度，避免出现不及或太过，除了按照炮制标准对成品表面和断面色泽的特征与生品对比观察外，还可充分运用鼻闻、耳听来综合判断。当闻到较浓香气或药物逸散出固有气味，药物炒制的爆鸣声由弱变强再出现减弱时，一般即达到炒制程度。

二、炒焦

炒焦是将待炮制品置炒制器具内，用中火加热，炒至表面呈焦黄或焦褐色，并透出焦香气味的炮制方法。

（一）主要目的

1. 增强疗效 如山楂、神曲、麦芽、槟榔炒焦后，产生独特的焦香气味，有增强运化、增进食欲、消食健胃的作用。

2. 缓和药性 如栀子，炒焦后缓和苦寒之性。

3. 降低毒性 如川楝子，炒制后毒性降低。

（二）注意事项

1. 炒焦易燃的药物，如栀子、山楂等，若出现火星，及时喷洒少许清水，再进行炒制。

2. 炒焦的火力以中火为主，少数药物用武火，也有先用文火去除药物中的水分，再改用武火，使药物表面焦化，内部变至规定颜色，即使用文武火。

3. 出锅后，要摊晾散去余热后，再收贮。

山楂

（消食药）

山楂为蔷薇科植物山里红或山楂的干燥成熟果实，产于山东、河北、辽宁等地。处方用名有山楂、炒山楂、焦山楂、焦楂、山楂炭等。宋代有炒磨去子法，元代有炒法、蒸法，清代增加了炒炭、姜汁炒等方法。现今用炒黄法、炒焦法和炒炭法。

【炮制方法】

1. 山楂 取原药材，除去杂质及脱落的果核。

2. 炒山楂 取净山楂，置已预热好的炒制器具中，用中火加热，炒至色泽加深，呈黄褐色并有固有的香气逸出时，取出，放凉。

3. 焦山楂 取净山楂，置已预热好的炒制器具中，用中火加热，炒至表面焦褐色，内部黄褐色，并有焦香气味逸出时，取出，放凉。

4. 山楂炭 取净山楂，置已预热好的炒制器具中，用武火加热，炒至表面黑褐色、内部焦褐色，喷淋清水，灭尽火星，取出，放凉，晾干。

【炮制作用】山楂味酸、甘，性微温。归脾、胃、肝经。具有消食健胃、行气散瘀、化浊降脂的功效。生品长于活血化瘀。炒山楂酸味减弱，缓和对胃的刺激性，善于消食化积。焦山楂既减弱了酸味，又增加了苦味，增强其消食导滞的功能。山楂炭酸味大减，苦涩味增加，有收涩之性，具有止血、止泻功效。

【药材性状】果实较小，类球形，直径 0.8~1.4cm，有的压成饼状。表面棕色至棕红色，并有细密皱纹，顶端凹陷，有花萼残迹，基部有果梗或已脱落。

【成品性状】山楂为圆形片，皱缩不平，外皮红色，具皱纹，有灰白色小斑点，片面深黄色至浅棕色，中部有浅黄色果核，多脱落而中空，有的片上可见短而细的果梗或花萼残迹，气微清香，味酸、微甜。炒山楂表面黄褐色，偶见焦斑，气清香，味酸、微甜。焦山楂表面焦褐色，内部黄褐色，有焦香气，酸味减弱。山楂炭表面黑褐色，内部焦褐色，味涩。

【工艺改进】将粒度直径为 1cm 的生山楂小粒，平摊放在功率 80% 微波炉烤盘上，接通电源，加热时间 4 分钟即得焦山楂。

知识链接

山楂炮制质量要求

现行版《中国药典》规定，按干燥品计算，含有机酸以枸橼酸（$C_6H_8O_7$）计，山楂不得少于 5.0%，炒山楂、焦山楂不得少于 4.0%。山楂中的总黄酮和总有机酸都集在果肉，核中含量甚微，而核又占整个药材重量的 40% 左右，故山楂去核入药是合理的，但净制时去除的核是指脱落的果核。

焦山楂和山楂炭在外观上易混淆，在操作时，也会因山楂片切制的厚度不同，在同批炮制的炮制品中炒焦品和炒炭品同时出现。因此，除在饮片切制时把握好饮片的规格外，炮制温度、炮制时间和投药量也是规范山楂炮制工艺的重要因素，应准确把握。

栀子

（清热泻火药）

栀子为茜草科植物栀子的干燥成熟果实，主产于湖南、江西、福建等地。处方用名有栀子、山栀、炒栀子、焦栀子、栀子炭、黄栀子。唐代有酒炒、炒法，宋代有甘草水浸焙、去皮炒、姜汁炒焦黄、盐水炒黑，元代有蒲黄炒、童便炒、炒炭法，明代有酒浸、煮、姜汁炒黑、盐水炒，清代有微炒去皮。现今有炒黄、炒焦和炒炭三种方法。

【炮制方法】

1. 栀子　取原药材，除去杂质，碾碎或捣碎。

2. 炒栀子　取净栀子，置已预热好的炒制器具中，用文火加热，炒至黄褐色、透出香气时，取出，放凉。

3. 焦栀子　取净栀子，置已预热好的炒制器具中，用中火加热，炒至焦褐色或焦黑色，果皮内面和种子表面为黄棕色或棕褐色，取出，放凉。

4. 栀子炭　取净栀子，置已预热好的炒制器具中，用武火炒至黑褐色，喷淋少许清水，熄灭火星，取出，晾干。

【炮制作用】栀子味苦，性寒。归心、肺、三焦经。具有泻火除烦、清热利湿、凉血解毒的功效；外用消肿止痛。生栀子苦寒之性较强，善于泻火利湿，凉血解毒，但对胃有一定的刺激性，脾胃较弱者服用后易引起呕吐。炒栀子苦寒之性稍缓，长于清热除烦。焦栀子长于凉血止血。栀子炭凉血止血作用进一步增强。

【药材性状】栀子长卵形或椭圆形，果皮红黄色或棕红色，具6条翅状纵棱，略有光泽。种子多数，扁卵圆形，集结成团，深红色或红黄色。气微，味微酸而苦。

【成品性状】栀子呈碎片状，其余性状同药材。炒栀子表面黄褐色，有焦斑，具香气。焦栀子表面焦褐色或焦黑色。栀子炭表面黑褐色，味苦涩。

【工艺改进】将栀子碾碎，过1号筛，置温度为160℃的烘箱中，平铺厚度为2cm，烘烤时间10分钟，即得焦栀子。

知识链接

栀子炮制要求

栀子碾碎或捣碎后，因果皮质地较种子为轻，炒制时，常因种子沉于炒制器具的下方，果皮浮于上方，使得同批产品炮制程度相差较大，建议将果皮与种子分开炮制，以保证炮制品的质量。栀子碾碎或捣碎后炮制，器具预热的温度不可过高，掌握好投药的时间和炒制时的火力（温度）。

槟榔

（驱虫药）

槟榔为棕榈科植物槟榔的干燥成熟种子，主产于海南。处方用名有槟榔、大白、焦槟榔、槟榔炭等。唐代有烧灰法、煮法与蒸法，宋代有炒法、煨法、炮法、煅法，元明时期有湿纸煨、石灰制、麸炒法，清代有炙法。现今有炒黄和炒焦法。

【炮制方法】

1. **槟榔** 取原药材，浸泡，润透，切薄片，阴干或低温烘干。

2. **炒槟榔** 取净槟榔片，置于温度适宜的热锅内，用文火炒至表面微黄色时，取出，放凉。

3. **焦槟榔** 取净槟榔片，置于温度适宜的热锅内，用文火炒至表面焦黄色时，取出，放凉。

4. **槟榔炭** 取净槟榔片，置于温度适宜的热锅内，用中火炒至表面黑褐色时，喷淋清水少许，灭尽火星，取出，摊凉。

【炮制作用】槟榔味苦、辛，性温。归胃、大肠经。具有杀虫、消积、行气、利水、截疟的功效。槟榔生品作用较猛，以杀虫、降气、行水消肿、截疟力胜。炒槟榔药性缓和，避免克伐太过耗损正气，并能减少恶心、腹泻、腹痛的不良反应，长于消食导滞，用于积滞泻痢、里急后重，适用于身体素质较好的患者。焦槟榔药性更缓，作用同炒槟榔，用于身体素质较差的患者。槟榔炭增强消积、治血痢功效。

【药材性状】槟榔呈扁球形或圆锥形，表面淡黄棕色或淡红棕色。

【成品性状】槟榔片为类圆形薄片，切面可见棕色种皮与白色胚乳相间的大理石样花纹，气微，味涩、微苦。炒槟榔表面微黄色，气微，味涩、微苦。焦槟榔表面焦黄色，质脆，易碎，气微，味涩、微苦。槟榔炭表面黑褐色，味涩。

知识链接

槟榔驱虫为何用生品

槟榔饮片干燥时，应尽量在阴干条件下进行。因为槟榔中的生物碱（主要为槟榔碱）均与鞣质呈结合状态存在，饮片曝干后鞣质缩合反应生成鞣酐（即槟榔红），致使饮片发红。槟榔饮片随着炮制加热时间的延长，槟榔碱会逐渐挥发损失。因此，槟榔用于驱虫以生用为佳。

川楝子

（行气止痛药）

川楝子为楝科落叶乔木川楝的成熟果实，主产于四川、甘肃、云南等地。古代有酒浸、粟米炒、酥制、酒煮、盐茴香炒、巴豆麦麸制等方法。现今有炒焦法、盐炙法。

【炮制方法】

1. **川楝子** 取原药材，除去杂质。用时捣碎。

2. **炒川楝子** 取净川楝子，切厚片或砸成小块，置炒制容器内，用中火加热，炒至表面焦黄色，取出，放凉，筛去碎屑。

3. 盐川楝子 取净川楝子片或碎块，用盐水拌匀，闷润至盐水被吸尽，置炒制容器内，用文火加热，炒至深黄色，取出，放凉，筛去碎屑。

川楝子片或块每100kg用食盐2kg。

【炮制作用】川楝子味苦，性寒；有小毒。归肝、小肠、膀胱经。具有疏肝泄热、行气止痛、杀虫的功效。生川楝子有小毒，且能滑肠，长于杀虫、疗癣、止痛，用于虫积腹痛、头癣。炒川楝子苦寒之性缓和，毒性降低，滑肠之力减弱，长于疏肝理气止痛，用于胸胁胀痛、脘腹疼痛。盐川楝子能引药下行，长于疗疝止痛，用于疝气疼痛。

【药材性状】川楝子呈球形，表面金黄色至棕黄色，微有光泽，外果皮革质，与果肉常成空隙，果肉松软，淡黄色，遇水湿润显黏性。

【成品性状】川楝子性状同药材，轧碎后为不规则的碎块状。炒川楝子表面焦黄色，发泡，有焦香气，味苦涩。盐川楝子表面深黄色，微有咸味。

三、炒炭

炒炭是将待炮制品置已预热好的炒制器具中，用武火或中火加热，炒至"炭化存性"的炮制方法，是清炒法中受热程度最深、性状改变最大的一种方法。

（一）主要目的

1. 增强或产生止血作用 如大蓟、地榆等，炒炭后增强止血作用；如荆芥、干姜等，炒炭后产生止血作用。

2. 增强止泻、止痢作用 如地榆、山楂等，炒炭后用于脾虚泄泻、血痢的治疗。

3. 改变和缓和药性 如干姜，生品发散，经炒炭后，收涩性增强，长于止血温经。

（二）注意事项

1. 由于操作时火力强而急，容易产生火星，应及时喷洒清水灭去火星，预防燃烧。

2. 选择适宜火力。一般来讲，质地坚实的根、根茎类药物，宜用武火；质地疏松的花、叶、全草、花粉类药物，宜用中火。

3. 在炮制程度上要掌握"炒炭存性，勿令灰过"，即"炭化"而不是灰化。药物炒炭并非完全炭化，仅仅是外表颜色焦黑如炭，内部焦褐，仍保留部分原有气味，保留部分原有性能。因此，不同于纯粹意义的炭。

4. 炮制品及时摊开晾凉，散尽余热和湿气，经检查无复燃可能后才能收贮。

知识链接

炒炭止血理论

炒炭止血的现代药理基础：大致与可溶性钙离子、鞣质、止血成分及炭素等因素有关。多数动植物体内都含有钙元素，经制炭后产生的可溶性钙离子能促使血液凝固，缩短血凝时间，产生止血功效。鞣质本身具有收敛止血作用，能收缩微血管，易与蛋白质结合形成大分子物质在血管破损处形成硬块，阻止血液外流的同时达到止血目的。

干姜

（温里药）

干姜为姜科植物姜的干燥根茎，主产于四川、贵州等地。处方用名有干姜、炮姜、姜炭等。汉代有炮法，唐代有煨法、炒法，宋代有烧灰法、炙法，元代有煅法。现今用砂烫法和炒炭法。

【炮制方法】

1. 干姜 取原药材，除去杂质，洗净，润透，切厚片或块，干燥，筛去碎屑。

2. 炮姜 先将净河砂置炒制器具内，加热至灵活状态，然后加入干姜片或块，用武火加热，翻炒至鼓起，松泡，表面棕褐色，内部呈棕黄色时，取出，筛去砂，晾凉。

3. 姜炭 取干姜片或块，置已预热好的炒制器具中，用武火加热，炒至干姜鼓起，松泡，表面呈焦黑色，内部呈棕褐色，喷淋少许清水，灭尽火星，取出，晾干，筛去碎屑。

【炮制作用】干姜味辛，性热。归脾、胃、肾、心、肺经。具有温中散寒、回阳通脉、温肺化饮的功效。生品以温中散寒、回阳通脉、燥湿化痰为主，能守能走，对中焦寒邪偏胜而兼湿者以及寒饮伏肺的喘咳尤为适宜。又因力速而作用较强，用于回阳复脉效果甚佳。炮姜辛散之性减弱，其温里作用不及干姜迅猛，但作用缓和而持久，长于温经止血，温中止痛。姜炭辛味消失，守而不走，长于止血温经。其温经作用弱于炮姜，而固涩止血作用强于炮姜。

【药材性状】呈扁平块状，具指状分枝。表面灰黄色或浅灰棕色，粗糙，具纵皱纹和明显环节。质坚实，断面黄白色或灰白色。气香，味辛辣。

【成品性状】干姜为不规则的片块状，具指状分枝，周边灰棕色或淡黄棕色，片面黄白色或灰白色，质地疏松，有特异的香气，味辛辣。炮姜为不规则膨胀的块状，表面棕黑色或棕褐色，中心棕黄色。姜炭为不规则膨胀的块状，表面焦黑色，内部棕褐色。

【工艺改进】取干姜饮片，平铺在搪瓷盘上放入恒温箱内，升温至220℃。约10分钟，至鼓起，表面呈棕褐色或棕黑色，内部为棕黄色时取出，即得炮姜。

大蓟

（凉血止血药）

大蓟为菊科植物蓟的干燥地上部分，全国大部分地区均有分布。处方用名有大蓟、大蓟炭等。元代有烧法，明代有酒炙、童便炙等。现今用炒炭法。

【炮制方法】

1. 大蓟 除去杂质，抢水洗或润软后，切段，干燥。

2. 大蓟炭 取净大蓟段，置已预热好的炒制器具中，用中火加热炒至表面呈焦黑色。炒制过程中有火星出现时，及时喷淋清水，取出，摊凉。

【炮制作用】大蓟味甘、苦，性凉。归心、肝经。具有凉血止血、散瘀解毒消痈的功效。生品凉血止血，散瘀解毒消痈。大蓟炭凉血止血作用增强。

【药材性状】大蓟为茎、叶及花的混合小段。茎短圆柱形，表面绿褐色，有数条纵棱，被丝状毛，切面灰白色，髓部疏松或中空；叶皱缩，多破碎，边缘具不等长的针刺，两面均具灰白色丝状毛；头状花序多破碎，气微，味淡。

【成品性状】大蓟段状，其余性状同药材。大蓟炭表面黑褐色，质地疏脆，断面棕褐色，气焦香。

【工艺改进】将大蓟饮片，净选，置温度为220℃热锅内加热炒制10分钟，即得大蓟炭。

蒲黄

（化瘀止血药）

蒲黄为香蒲科植物水烛香蒲、东方香蒲或同属植物的干燥花粉，主产于江苏、河南、黑龙江等地。处方用名有蒲黄、生蒲黄、炒蒲黄、蒲黄炭等。古代炮制方法比较简单，唐代有炒法，宋元明清一直沿用。现今用炒炭法。

【炮制方法】

1. **蒲黄** 取原药材，揉碎结块，过筛，除去花丝及杂质。

2. **蒲黄炭** 取净蒲黄，置已预热好的炒制器具中，用中火加热，炒至棕褐色时，喷淋少许清水，灭尽火星，取出，迅速摊凉。

注意：操作时要均匀地喷洒细小水滴。水滴过大，黏结成团，炒时易燃烧。

【炮制作用】蒲黄味甘，性平。归肝、心包经。具有止血、化瘀、通淋的功效。蒲黄生品性滑，偏于活血化瘀，利尿通淋，止痛。蒲黄炭性涩，增强止血作用。

【药材性状】蒲黄为黄色细小粉末，质轻，手捻有滑腻感，易附着手指上。气微，味淡。

【成品性状】蒲黄性状同药材。蒲黄炭棕褐色或黑褐色，具焦香气，味微苦涩。

【工艺改进】预热中药烤制箱，待箱内温度达到140℃并恒定时，将铺有薄层蒲黄的烤盘放入烤箱，烤3~4分钟，取出，晾凉。蒲黄炭去杂质的方法是用100目筛振荡10分钟，过筛效果较好，时间短。

知识链接

蒲黄炒炭注意事项

本品细小，炒炭时易灰化，应控制好火力，注意翻动，火力太大或翻炒不及时，会产生火星，引起燃烧，难以控制"炒炭存性"。出锅要及时，且出锅后应摊开散热，防止复燃，凉后收贮。采用滚筒式炒药机炒制蒲黄炭，可以与少量净石头块共炒，防止粘锅。

鸡冠花

（凉血止血药）

鸡冠花为苋科植物鸡冠花的干燥花序，全国大部分地区均有分布，广布于温暖地区。处方用名有鸡冠花、鸡冠花炭等。宋代有微炒、炙、焙或焙令香，明代有烧灰、醋煮、酒炒法，清代有微炒、炒黑、烧炭或烧炭存性等方法。现今用炒炭法。

【炮制方法】

1. 鸡冠花 除去杂质及残茎，切段。

2. 鸡冠花炭 取净段，用中火炒至表面黑褐色、内部焦褐色，喷淋少许清水，灭尽火星，取出，晾干。

【炮制作用】鸡冠花味甘、涩，性凉。归肝、大肠经。具有收敛止血、止带、止痢的功效。生品性凉，收涩兼有清热作用。鸡冠花炭凉性减弱，收涩之性增强，故止血、涩肠、止带功效更佳。

【药材性状】鸡冠花为穗状花序，多扁平而肥厚，呈鸡冠状，上缘宽，具皱褶，密生线状鳞片，下端渐窄，常残留扁平的茎。表面红色、紫红色或黄白色。中部以下密生多数小花。气微，味淡。

【成品性状】鸡冠花为不规则的块段，扁平，有的呈鸡冠状。表面红色、紫红色或黄白色，可见黑色扁圆肾形种子，气微，味淡。鸡冠花炭表面黑褐色，内部焦褐色，具焦香气，味苦。

藕节

（收敛止血药）

藕节为睡莲科植物莲的干燥根茎节部，主产于湖南、湖北、福建、江苏、浙江、安徽等地。处方用名有藕节、藕节炭等。宋代有烧灰法，明清一直沿用。现今用炒炭法。

【炮制技术】

1. 藕节 取原药材，除去残留的藕梢，洗净，干燥，擦去残留的须根，筛去灰屑。

2. 藕节炭 取净藕节，置已预热好的炒制器具中，用武火加热，炒至表面黑褐色或焦黑色、内部黄褐色或棕褐色，喷淋清水少许，灭尽火星，取出，晾凉。

【炮制作用】藕节味甘、涩，性平。归肝、肺、胃经。具有收敛止血、化瘀的功效。藕节炭收涩之性增强，止血之功更佳。

【药材性状】藕节短圆柱形，中部稍膨大，有残存的须根及须根痕，断面有多数类圆形孔。表面灰黄色至灰棕色，质硬，味微甘、涩。

【成品性状】藕节性状同药材。藕节炭表面黑褐色或焦黑色，内部黄褐色或棕褐色。气微，味微甘、涩。

【工艺改进】取厚度 1~2cm 的净生藕节饮片，置锅底温度 390℃，炒制 29 分钟，即得藕节炭。

荆芥

（辛温解表药）

荆芥为唇形科植物荆芥的干燥地上部分，全国大部分地区均有分布。处方用名有荆芥、荆芥炭等。唐代有剉法，宋代有烧灰法，明代有炒黑法，清代有微炒法。现今用炒炭法。

【炮制方法】

1. 荆芥 取原药材，除去杂质，分档后喷淋清水，洗净，润透，切段，晾干或低温烘干。

2. 荆芥炭 取净荆芥段进行粗细分档，分别置已预热好的炒制器具中，用中火加热，炒至表面黑褐色、内部焦黄色，喷淋少许清水，灭尽火星，取出，晾凉。

【炮制作用】荆芥味辛，性微温。归肺、肝经。具有解表散风、透疹、消疮的功效。荆芥生品辛散之力较强，长于解表散风，透疹，消疮。荆芥炭辛散之性减弱，具有收敛止血功效。

【药材性状】荆芥茎呈方柱形，上部有分枝，长 50~80cm，直径 0.2~0.4cm。表面淡黄绿色或淡紫红色，被短柔毛。气芳香，味微涩而辛凉。

【成品性状】荆芥为不规则小段，茎叶混合。茎方形，表面淡黄绿色或淡紫红色，切面类白色。荆芥炭表面黑褐色，内部焦褐色，具焦香气，味苦而辛香。

【工艺改进】将荆芥饮片净选，置温度为 210℃热锅内加热炒制 10 分钟，即得荆芥炭。

地榆

（凉血止血药）

地榆为蔷薇科植物地榆或长叶地榆的干燥根，主产于东北、华北等地，长叶地榆主产于广东。处方用名有地榆、地榆炭等。唐代有炙法，宋代有炒法，明代有煨法等。现今用炒炭法。

【炮制方法】

1. 地榆 取原药材，除去残茎及杂质，洗净，润透，切厚片，干燥，筛去碎屑。

2. 地榆炭 取净地榆片，置已预热好的炒制器具中，用武火加热，炒到表面焦黑色、内部棕褐色，喷淋少许清水，灭尽火星，取出，晾干，筛去碎屑。

【炮制作用】地榆味苦、酸、涩，性微寒。归肝、大肠经。具有凉血止血、解毒敛疮的功效。生品以凉血解毒为主，地榆炭以收敛止血力胜。

【药材性状】根圆柱形，略扭曲状弯曲，长 18~22cm，直径 0.5~2cm。有时可见侧生支根或支根痕。表面棕褐色，具明显纵皱。顶端有圆柱状根茎或其残基。质坚，稍脆，折断面平整，略具粉质。横断面形成层环明显，皮部淡黄色，木部棕黄色或带粉红色，呈显著放射状排列。气微，味微苦涩。

【成品性状】地榆为不规则的类圆形片或斜切片，外表皮灰褐色至深褐色，切面较平坦，粉红色、淡黄色或黄棕色。地榆炭表面焦黑色，内部棕褐色，具焦香气，味微苦涩。

【工艺改进】取地榆饮片，平铺在搪瓷盘上放入恒温箱内，升温至 150℃，烘箱烘制 10 分钟，即得地榆炭。

茜草

（化瘀止血药）

茜草为茜草科植物茜草的干燥根及根茎，主产于安徽、河北、陕西、河南、山东等地。处方用名有茜草、茜草根、茜草炭等。南北朝有剉法，金元有烧灰法，清代有炒法、酒炒法、童便炒法。现今用炒炭法。

【炮制方法】

1. 茜草 取原药材，除去残茎及杂质，洗净，润透，切厚片或段，干燥后筛去碎屑。

2. 茜草炭　取净茜草片或段，置已预热好的炒制器具中，用武火加热，炒至表面焦黑色，喷淋少许清水，灭尽火星，取出，晾干。

【炮制作用】茜草味苦，性寒。归肝经。具有凉血、祛瘀、止血、通经的功效。生品以活血化瘀、清热凉血为主。茜草炭寒性减弱，增强止血功效。

【药材性状】根呈圆柱形，略弯曲，表面红棕色或暗棕色，具细纵皱纹及少数细根痕，皮部脱落处呈黄红色。

【成品性状】茜草为不规则厚片或段，片面紫红色或黄红色，质脆，易折断，断面平坦。茜草炭表面呈焦黑色，内部棕褐色，质轻松，味涩。

【工艺改进】取粒度为 2~5mm 的茜草饮片，置锅温为 220~260℃的热锅内，炒制 12~17 分钟，即得茜草炭。

侧柏叶

（凉血止血药）

侧柏叶为柏科植物侧柏的干燥枝梢及叶，全国大部分地区均有分布。处方用名有侧柏叶、侧柏、侧柏炭等。宋代有微炒法、炙法、烧灰法、蒸曝法、米泔水炙、矾水炙，明代有蒸煮法、酒蒸焙法，清代有酒浸焙法、炒黄法、炒黑法。现今用炒炭法。

【炮制方法】

1. 侧柏叶　取原药材，除去枝梗及杂质，阴干。

2. 侧柏叶炭　取原药材，置已预热好的炒制器具中，用中火加热，炒至表面黑褐色、内部焦黄色、表面有光泽，喷淋少许清水，灭尽火星，取出，晾干。

【炮制作用】侧柏叶味苦、涩，性微寒。归肺、肝、脾经。具有凉血止血、化痰止咳、生发乌发的功效。生品凉血止血，生发乌发。侧柏炭寒性缓和，长于收涩止血。

【药材性状】侧柏叶为带叶枝梢，表面深绿色或黄绿色。质脆，易折断。气清香，味苦涩、微辛。

【成品性状】侧柏叶性状同药材。侧柏炭表面黑褐色，质脆，易折断，断面焦黄色，气香，味微苦涩。

【工艺改进】取净侧柏叶置温度为 280℃的热锅内，炒制 5 分钟，即得侧柏叶炭。

白茅根

（凉血止血药）

白茅根为禾本科植物白茅的干燥根茎，全国大部分地区均有分布，以华北地区出产较多。处方用名有白茅根、茅根炭等。唐代有炒黄、炒黑、炒炭存性，元代有蜜炒，明代有枣煮后炒等。现今用炒炭法。

【炮制方法】

1. 白茅根　取原药材，除去杂质，洗净，微润，切段，干燥。

2. 茅根炭　取净白茅根段，置于温度适宜的热锅内，用中火炒至表面焦褐色时，喷淋清水少许，灭尽火星，取出，摊晾，筛去药屑。

【炮制作用】白茅根味甘，性寒。归肺、胃、膀胱经。具有凉血止血、清热利尿的功效。白茅根生品长于凉血，清热利尿，用于血热吐血、衄血、尿血、热病烦渴、湿热黄疸、水肿尿少、热淋涩痛。茅根炭寒性减弱，味涩，收敛止血作用增强，专用于各种出血证。

【药材性状】白茅根为长圆柱形，外表皮黄白色或淡黄色，微有光泽，具纵皱纹，有的可见稍隆起的节；切面皮部白色，多有裂隙，放射状排列，中柱淡黄色或中空，易与皮部剥离，气微，味微甜。

【成品性状】白茅根为圆柱形的段，其余性状同药材。茅根炭表面黑褐色至黑色，略具焦香气，味苦。

【工艺改进】正交优选法筛选茅根炭炮制的最佳工艺条件是270℃、加热4分钟。

点滴积累

1. 清炒法包括炒黄、炒焦和炒炭三种方法。
2. 炒黄一般用文火，个别药材如苍耳子、王不留行等用中火；炒焦一般用中火，个别药材如槟榔等用文火；炒炭用一般用武火或中火。

第二节　固体辅料炒制法

将待炮制品与固体辅料共同拌炒的方法称为固体辅料炒制法。其主要目的是降低毒性，缓和药性，增强疗效和矫臭矫味等。依据所加辅料的不同可分为麸炒、米炒、土炒、砂炒、蛤粉炒和滑石粉炒等。由于砂炒、蛤粉炒、滑石粉炒时，所用辅料多，温度较高且较恒定，辅料主要起中间传热体的作用，能使中药炮制品受热均匀，饮片色泽一致，这三种方法又分别称为砂烫、蛤粉烫和滑石粉烫。

一、麸炒

麸炒是将待炮制品用麸皮熏炒的方法，又称“麸皮炒”或“麦麸炒”。麸炒时所用麸皮为未制者称净麸炒或清麸炒，若用蜂蜜或红糖制过的麸皮熏炒待炮制品，则称为蜜麸炒或糖麸炒。

麸皮（麦麸）味甘，性平，具有和中作用。明代《本草蒙筌》载有“麦麸皮制抑酷性勿伤上膈”，故常用麸皮炒制补脾胃或作用强烈及有腥味的药材。

（一）主要目的

1. **增强疗效**　具有补脾作用的药材，如山药、白术等经麸炒后可增强疗效。
2. **缓和药性**　某些作用峻烈的药材，如枳实、苍术经麸炒后可缓和药性，不致耗气伤阴。

3. 矫臭矫味 某些气味腥臭的药材，如僵蚕经麸炒后可矫正其不良气味，便于服用。

（二）操作方法

先将炒锅烧热，再将麸皮均匀撒入热锅中，至起烟时投入净药材。快速均匀翻动并适当控制火力，炒至药材表面呈黄色或深黄色时，取出，筛去麸皮，放凉。每100kg净药材，用麸皮10kg。

（三）注意事项

1. 麸炒药材要求干燥，以免药材黏附焦化的麸皮。

2. 麸炒一般用中火，并要求火力均匀。火力过大则药材容易焦煳。火力过小则容易黏麸，且烟气不足，达不到熏炒要求。

3. 先将炒制器具预热至“麸下烟起”为度，方可均匀撒入麸皮，烟起即可投药。

4. 翻动时要迅速而有规律，否则赋色不匀。

5. 炒至所需程度后，要及时出锅筛出麸皮，以免成品发黑或焦斑过重。

苍术

（化湿药）

苍术为菊科植物茅苍术或北苍术的干燥根茎，茅苍术主产于江苏、湖北、河南等地，北苍术主产于河北、山西等地。处方用名有苍术、麸炒苍术、炒苍术、焦苍术、制苍术等。唐代载有米汁浸炒、醋煮法，宋代有炒黄、米泔水浸后麸炒、米泔水浸后醋炒等法，金元时期增加了盐炒、酒煮等，明代尚有蒸法、土米泔共制等，清代又增加了炒焦、烘制等。现今主要有炒焦、麸炒、米泔水制等炮制方法。

【炮制方法】

1. 苍术 取原药材，除去杂质，洗净，润透，切厚片，干燥，除净药屑。

2. 麸炒苍术 先将炒锅预热至一定程度，均匀撒入定量的麸皮，中火加热，即刻烟起，随即投入净苍术片，迅速拌炒至深黄色时，取出，筛去麸皮，放凉。

每100kg净苍术片，用麸皮10kg。

3. 焦苍术 取净苍术片，置已预热好的炒锅内，用中火加热，炒至苍术表面呈焦褐色时，喷淋少许清水，再用文火炒干，取出，放凉。筛去碎屑。

4. 制苍术 取净苍术片，用米泔水浸润，置已预热好的炒锅内，用文火炒干，取出，放凉。

每100kg净苍术片，用米泔水20kg。

【炮制作用】苍术味辛、苦，性温。归脾、胃、肝经。具有燥湿健脾、祛风散寒、明目的功效。生品辛温苦燥，长于祛湿发汗。麸炒苍术和制苍术辛燥之性缓和，健脾燥湿作用增强。炒焦后辛燥之性大减，以固肠止泻为主。

【药材性状】苍术呈不规则连珠状或结节状圆柱形，略弯曲，偶有分枝。表面灰棕色，有皱纹、横曲纹及残留须根，顶端具茎痕或残留茎基。

【成品性状】苍术为不规则类圆形或条形厚片，外表皮灰棕色至黄棕色，有皱纹，有时可见根痕。切面黄白色或灰白色，散有多数橙黄色或棕红色油室，有的可析出白色细针状结晶，气香特异，味微甘、辛、苦。麸炒苍术表面深黄色，有香气。焦苍术表面焦褐色，香气微弱。制苍术表面黄色或土黄色。

【工艺改进】苍术与麸皮拌匀，平铺在烤盘上。预热中药烤制箱，待箱内温度达到 130℃并恒定时，将铺好苍术的烤盘置烤箱内，烤制 30 分钟，取出。筛去麸皮，晾凉。

知识链接

苍术炮制的原理

对苍术不同炮制品（清炒、麸炒、米泔水制）进行挥发油含量测定，结果表明，苍术炮制后所含挥发油均明显减少，并以米泔水制和麸炒效果为佳。因此，炮制后能达到缓和燥性的目的。

枳实

（理气药）

枳实为芸香科植物酸橙及其栽培变种或甜橙的干燥幼果，主产于四川、江西、湖南等地。处方用名有枳实、炒枳实、麸炒枳实等。汉代有去瓤炒、炙等，唐代有炒黄等，宋代增加了麸炒、面炒等，明代又有米泔水浸后麸炒等，清代又增加了酒炒等。现今主要的炮制方法是麸炒。

【炮制方法】

1. 枳实　取原药材，除去杂质，洗净，润透，切薄片，干燥，除净药屑。

2. 麸炒枳实　先将炒锅预热至一定程度，均匀撒入定量的麸皮，中火加热，即刻烟起，随即投入净枳实片，迅速拌炒至色变深时，取出，筛去麸皮，放凉。

每 100kg 净枳实片，用麸皮 10kg。

【炮制作用】枳实味苦、辛、酸，性微寒。归脾、胃经。具有破气消积、化痰散痞的功效。生品以破气化痰为主，但破气作用猛烈。麸炒枳实可缓其峻烈之性，免于损伤正气，以散结消痞力胜。

【药材性状】枳实呈半球形，少数为球形。外果皮黑绿色或暗棕绿色，具颗粒状突起和皱纹，有明显的花柱残迹或果梗痕。

【成品性状】枳实为不规则弧状条形或圆形薄片。切面外果皮黑绿色至暗棕色，中果皮黄白色或黄棕色，近外缘有 1~2 列点状油室。气清香，味苦、微酸。麸炒枳实色泽加深，偶有焦斑，气焦香，味微苦、微酸。

【工艺改进】预热中药烤制箱，待箱内温度达到 130℃并恒定时，将枳实铺在事先铺有麸皮的烤盘内。放入烤箱内，烤制 25 分钟，筛去麸皮，晾凉。

知识链接

枳实炒制的作用

枳实挥发油可使肠蠕动频率增加，振幅降低，肠蠕动收缩张力加强，舒张不完全，平滑肌处于痉挛状态。枳实经麸炒后，挥发油约降低了 1/2，必然导致枳实对肠道平滑肌的刺激减弱。这符合古人“麸皮制去燥性而和胃”及“生用峻烈，麸炒略缓”的论述。

枳壳

（理气药）

枳壳为芸香科植物酸橙及其栽培变种的干燥未成熟果实，主产于四川、江苏、湖南等地。处方用名有枳壳、炒枳壳等。南北朝刘宋时期有麸炒，唐代增加了炒焦等，宋代又有米泔水浸后麸炒、制炭等，明代尚有米炒、米泔水浸等，清代又增加了酒炒、醋炒等。现今主要的炮制方法有麸炒等。

【炮制方法】

1. 枳壳 取原药材，除去杂质，洗净，润透，切薄片，干燥后筛去碎落的瓤核。

2. 麸炒枳壳 先将炒锅预热至一定程度，均匀撒入定量的麸皮，中火加热，即刻烟起，随即投入净枳壳片，迅速拌炒至色变深时，取出，筛去麸皮，放凉。

每100kg净枳壳片，用麸皮10kg。

【炮制作用】枳壳味苦、辛、酸，性微寒。归脾、胃经。具有理气宽中、行滞消胀的功效。生品药性辛燥，破气作用较强，可理气宽中除胀。麸炒后可缓其辛燥之性和破气作用，并增强健胃消食之功。

【药材性状】枳壳呈半球形，外果皮棕褐色至褐色，有颗粒状突起，突起的顶端有凹点状油室，有明显的花柱残迹或果梗痕。

【成品性状】枳壳为不规则弧状条形薄片，切面外果皮棕褐色至褐色，有颗粒状突起。质坚硬，不易折断。气清香，味苦、微酸。麸炒枳壳色泽加深，偶见焦斑，具焦麸香气。

僵蚕

（息风止痉药）

僵蚕为蚕蛾科昆虫家蚕4~5龄的幼虫感染（或人工接种）白僵菌而致死的干燥体，主产于江苏、浙江、四川等地。处方用名有僵蚕、白僵蚕、炒僵蚕、麸炒僵蚕等。南北朝刘宋时期有米泔水制，唐代有炒制等，宋代增加了姜汁炙、面炒、麸炒等，明代又增加了醋制，清代又有糯米炒等炮制法。现今主要炮制方法有麸炒等。

【炮制方法】

1. 僵蚕 取原药材，除去杂质及残丝，洗净，干燥。

2. 麸炒僵蚕 先将炒锅预热至一定程度，均匀撒入定量的麸皮，中火加热，即刻烟起，随即投入净僵蚕，迅速拌炒至表面黄色时，取出，筛去麸皮，放凉。

每100kg净僵蚕，用麸皮10kg。

【炮制作用】僵蚕味咸、辛，性平。归肝、肺、胃经。具有息风止痉、祛风止痛、化痰散结的功效。生品辛散之力较强，药力较猛，长于祛风定惊，但有腥臭气，不利于患者服用。麸炒后能矫其不良气味，利于服用。

【药材性状】僵蚕略呈圆柱形，多弯曲皱缩。表面灰黄色，被有白色粉霜。质硬而脆，易折断，断面平坦，外层白色。气微腥，味微咸。

【成品性状】僵蚕性状同药材。麸炒僵蚕表面黄棕色或黄白色，偶有焦黄斑，腥气减弱。

【工艺改进】锅预热，撒入蜜麸，冒烟时，投入净僵蚕，于锅温为 180℃时，炒制 6 分钟，取出，筛去麸皮，即得蜜麸僵蚕。蜜麸的制法：称取适量炼蜜溶于开水中，放凉，淋入麸皮中，不断搅拌至握之成团、推之即散时备用。

薏苡仁

（利水消肿药）

薏苡仁为禾本科植物薏米的干燥成熟种仁，主产于福建、湖南、安徽等地。处方用名有薏苡仁、苡仁、苡米、炒苡仁、炒苡米、麸苡仁、麸炒薏苡仁等。宋代有微炒黄，明代增加了盐炙，清代又有土炒、姜汁拌炒等。现今有清炒、麸炒等炮制方法。

【炮制方法】

1. **薏苡仁**　取原药材，除去杂质，筛去灰屑。

2. **麸炒薏苡仁**　先将炒锅烧热至一定程度，均匀撒入定量的麸皮，用中火加热，即刻烟起，随即投入净薏苡仁，迅速拌炒至微黄色、微鼓起时，取出，筛去麸皮，放凉。

每 100kg 净薏苡仁，用麸皮 10kg。

3. **炒薏苡仁**　取净薏苡仁，置已预热好的炒制器具内，用文火加热，炒至表面微黄色，微鼓起，取出，筛去碎屑。

【炮制作用】薏苡仁味甘、淡，性凉。归脾、胃、肺经。具有利水渗湿、健脾止泻、除痹、排脓、解毒散结的功效。生品性偏寒凉，长于利水渗湿，清热排脓，除痹。炒后长于健脾止泻，麸炒薏苡仁健脾作用略强，炒薏苡仁渗湿作用稍胜。

【药材性状】薏苡仁呈宽卵形或长椭圆形。表面乳白色，光滑，偶有残存的黄褐色种皮。一端钝圆，另一端较宽而微凹，背面圆凸，腹面有 1 条较宽而深的纵沟。质坚实，断面白色，粉性。味微甜。

【成品性状】薏苡仁性状同药材。炒薏苡仁微鼓起，表面微黄色，偶有焦斑，有香气。麸炒薏苡仁微鼓起，表面微黄色，具香气。

【工艺改进】预热中药烤制箱，待箱内温度达到 130℃并恒定时，将铺有薄层薏苡仁的烤盘放入烤箱，烤制 25 分钟，取出，晾凉。

二、米炒

将待炮制品与米共同拌炒的方法，称为米炒。

米炒所用的米，一般认为以糯米为佳，有些地区用陈仓米，现通常用大米。大米味甘，性平，具有健脾和中、除烦止渴作用，多用于炮制一些补益脾胃药和某些毒性的昆虫类药材。常用米炒的中药有党参、斑蝥、红娘子等。

（一）主要目的

1. 增强健脾止泻作用：如党参。

2. 降低毒性：如斑蝥、红娘子。

3. 矫正不良气味：如昆虫类药材有腥臭气味，米炒后能起到矫臭矫味的作用。

（二）操作方法

1. 米药混炒 先将炒锅烧热，再加入定量的米，用中火炒至冒烟时，投入净药材，拌炒至一定程度，取出，筛去米，放凉。

2. 米上炒 先将炒锅烧热，撒上浸湿的米，使其平贴于炒锅上，用中火加热炒至米冒烟时投入净药材，轻轻翻动米上的药材，至所需程度取出，筛去米，放凉。

每100kg药物，用米20kg。

（三）注意事项

1. 炮制昆虫类药物时，一般以米的色泽观察炮制火候，炒至米变焦黄或焦褐色为度。

2. 炮制植物类药物时，观察药材色泽变化，炒至黄色为度。

党参

（补气药）

党参为桔梗科植物党参、素花党参或川党参的干燥根，主产于甘肃、山西、辽宁、四川等地。处方用名有党参、炒党参、炙党参等。清代有蜜炙、米炒等方法。现今有米炒、蜜炙等炮制方法。

【炮制方法】

1. 党参 取原药材，除去杂质，洗净，润透，切厚片，干燥，除净药屑。

2. 米炒党参 将米置已预热好的炒锅内，用中火加热至米冒烟时，投入净党参片，拌炒至党参表面呈深黄色时，取出，筛去米，放凉。

每100kg净党参片，用米20kg。

3. 蜜党参 取炼蜜用适量沸水稀释，与净党参片拌匀，闷润至透，置热炒锅内，用文火加热，翻炒至党参呈黄棕色、不粘手时取出，晾凉，筛去药屑。

每100kg净党参片，用炼蜜20kg。

【炮制作用】党参味甘，性平。归脾、肺经。具有健脾益肺、养血生津的功效。生品以益气生津力胜。米炒后气变焦香，增强健脾止泻的作用。蜜炙后增强补中益气、润燥养阴的作用。

【药材性状】党参呈长圆柱形，稍弯曲。表面灰黄色、黄棕色至灰棕色，根头部有多数疣状突起的茎痕及芽，每个茎痕的顶端呈凹下的圆点状。根头下有致密的环状横纹，向下渐稀疏，有的达全长的一半。

【成品性状】党参为类圆形厚片，切面皮部淡黄色至淡棕色，木部淡黄色至黄色，有裂隙或放射状纹理，有特殊香气，味微甜。米炒党参表面呈深黄色，偶有焦斑，有特殊香气，味微甜。蜜党参黄棕色，显光泽，味甜。

斑蝥

（破血消癥药）

斑蝥为芫菁科昆虫南方大斑蝥或黄黑小斑蝥的干燥体，全国大部分地区均有分布。处方用名有斑蝥、炒斑蝥等。晋代有炙、炒等法，南北朝刘宋时期有糯米、小麻子同炒法，宋代又有醋煮、米炒焦，明代增加了牡蛎炒、麸炒醋煮等，清代又增加了米泔水制、土炒等炮制法。现今主要的炮制方法是米炒法。

【炮制方法】

1. 斑蝥 取原药材，除去杂质。

2. 米斑蝥 将米撒入温度适宜的热锅中，中火加热，待米冒烟时，投入净斑蝥，炒至米呈黄棕色，斑蝥微挂火色，显油亮光泽时，或将浸湿的米平贴于锅底，用中火加热，待米冒烟时，投入净斑蝥，在米上轻轻翻动，炒至米大部分呈黄棕色、少数焦褐或焦黑色时，取出，去米，放凉。

每 100kg 净斑蝥，用米 20kg。

斑蝥在炮制加工时要注意劳动保护，操作人员要戴手套、眼罩或防毒面具。炒后的炒制器械须及时清洗，先用碱性溶液清洗第一遍，再反复用清水冲洗干净。炒制后的米要及时妥善处理，避免人、畜误用，发生意外事故。

【炮制作用】生斑蝥性热；有大毒。归肝、胃、肾经。具有破血逐瘀、散结消癥、攻毒蚀疮的功效。生品有大毒，气味奇臭，多外用，以攻毒蚀疮为主。米炒后降低其毒性并矫正其气味，可内服，以通经、散结消癥为主。

【药材性状】呈长圆形，长 1.5~2.5cm，宽 0.5~1cm。头及口器向下垂，有较大的复眼及触角各 1 对，触角多已脱落。背部具革质鞘翅 1 对，黑色。

【成品性状】斑蝥为去除头、足、翅的干燥虫体，呈长圆形，胸腹部乌黑色，背部有 3 条黄色或棕黄色的横纹，有特殊的臭气，味辛。米斑蝥微挂火色，有油亮光泽，臭味轻微。

【工艺改进】预热中药烤制箱，待箱内温度达到 110℃并恒定时，将铺有事先拌好的斑蝥与米的烤盘放入烤箱，烤制 20 分钟，取出，筛去米，晾凉。

知识链接

斑蝥米炒的原理

由于斑蝥素的升华点为 110℃，米炒时锅温约 128℃，正适合斑蝥素的升华，又不至于温度太高致使斑蝥焦化。米炒时，一方面能使斑蝥受热均匀，使部分斑蝥素升华而含量降低，从而使其毒性减弱。另一方面，斑蝥呈乌黑色，单炒难以判断炒制火候，而米炒既能很好地控制温度，又能准确指示炮制程度。其次，米受热后产生的焦香气味，还能矫正斑蝥的不良气味。从斑蝥素理化特性来说，以米炒为宜。

红娘子

（破血消癥药）

红娘子为蝉科昆虫红娘子的干燥虫体，主产于湖南、河南、湖北、江苏、四川、安徽等地，以湖南、河南两地产量最大。处方用名有红娘子、红娘、炒红娘、米炒红娘子等。宋代有糯米炒，元代介绍了净制方法，明代又有粳米炒、面炒等炮制法。现今主要的炮制方法有米炒法。

【炮制方法】

1. 红娘子 取原药材，除去杂质。

2. 米炒红娘子　将米撒入温度适宜的热锅中，中火加热，待米冒烟时，投入净红娘子，炒至米呈黄棕色、红娘子微挂火色时，或将浸湿的米平贴于锅底，用中火加热，待米冒烟时，投入净红娘子，在米上轻轻翻动，炒至米大部分呈黄棕色、少数焦褐或焦黑色时，取出，去米，放凉。

每 100kg 净红娘子，用米 20kg。

【炮制作用】红娘子味苦、辛，性平；有毒。归肝经。具有祛瘀通经、攻毒破积的功效。生品有大毒，气味奇臭，多外用，以解毒蚀疮为主。米炒后毒性降低，并矫正其气味，以破瘀通经为主。

【药材性状】

1. 黑翅红娘子　虫体呈长圆形，尾部较狭，似蝉而形较小，长 1.5~2.8cm，宽 5~7mm。头黑，嘴红。复眼大而突出。颈部棕黑色，两肩红色。背部有 2 对黑棕色有膜质翅，内翅较薄而透明，均有明显的细纹。胸部棕黑色，有足 3 对，多已脱落。

2. 短翅红娘子　前胸中央有一凸形，中胸中央及两侧各有一斑纹，朱红色，前翅暗褐色，不透明，后翅稍淡，翅脉深褐色。

3. 褐翅红娘子　前翅灰褐色，后翅淡褐色。

【成品性状】红娘子为去除头、足、翅的干燥虫体，形似蝉状，头尖，背面红褐色或暗红色，质轻，有特殊臭气，味辛。米炒红娘子表面微挂火色，臭味轻微。

三、土炒

将待炮制品与灶心土共同拌炒的方法，称为土炒。土炒所用土也有用黄土、赤石脂等。

（一）主要目的

灶心土味辛，性温，能温中燥湿，止呕，止泻，故常用于炮制补脾止泻的中药，如山药、白术等经土炒后能增强补脾止泻的作用。

（二）操作方法

将灶心土研成细粉，置炒锅内，用中火加热，炒至土粉呈灵活状态时投入净药材。翻炒至药物表面均匀挂上一层土粉，并透出香气时，取出，筛去土粉，放凉。每 100kg 净药材，用土粉 25~30kg。

（三）注意事项

1. 土炒时一般用中火，防止烫焦。

2. 用土炒制同种药物时，土粉可连续使用，若土色变深时，应及时更换新土。

3. 用土炒制时，土温要适中，若土温过高，药物易焦煳；土温过低药物内部水分及汁液渗出较少，黏不住土粉。

山药

（补气药）

山药为薯蓣科植物薯蓣的干燥根茎，主产于河南、山西、河北等地。处方用名有山药、淮山药、土炒山药、麸炒山药等。南北朝刘宋时期有蒸法，唐代载有熟者和蜜，宋代增加了姜炙、炒黄等法，金元时期有白矾水浸焙、酒浸等法，明、清时期又增加了醋煮、土炒等炮制方法。现今有土炒、麸炒等炮制方法。

【炮制方法】

1. 山药 取原药材，除去杂质，大小分档，泡润至透，切厚片，干燥。除净药屑。

2. 土炒山药 先将土粉置炒锅内，用中火加热至灵活状态，投入净山药片，翻炒至色泽加深、表面均匀挂上土粉时，取出，筛去土粉，放凉。

每100kg山药片，用灶心土30kg。

3. 麸炒山药 先将炒锅预热至一定程度，均匀撒入定量的麸皮，中火加热，即刻烟起，随即投入净山药片，迅速拌炒至黄色时，取出，筛去麸皮，放凉。

每100kg净山药片，用麸皮10kg。

【炮制作用】山药味甘，性平。归脾、肺、肾经。具有补脾养胃、生津益肺、补肾涩精的功效。生品以补肾生精、益肺阴为主。土炒后以补脾止泻为主，麸炒后长于补脾健胃，固精止带。

【药材性状】山药略呈圆柱形，弯曲而稍扁，长15~30cm，直径1.5~6cm。表面黄白色或淡黄色，有纵沟、纵皱纹及须根痕，偶有浅棕色外皮残留。

【成品性状】山药为类圆形的厚片，表面类白色或淡黄白色，质脆，易折断，切面类白色，富粉性，气微，味淡、微酸，嚼之发黏。土炒山药表面土黄色，黏有土粉，具土香气。麸炒山药表面黄白色或微黄色，偶见焦斑，略有焦香气。

【工艺改进】将净山药片与麸皮拌匀，平铺于烤盘上。预热中药烤制箱，待箱内温度达到150℃并恒定时，将铺好山药的烤盘放入烤箱，烤制20分钟，筛去麸皮，晾凉。

知识链接

山药炒制的原理

通过对山药生品、清炒品、土炒品和麸炒品中薯蓣皂苷元含量测定，证明山药土炒、清炒和麸炒后，能促使薯蓣皂苷元的溶出（为生品的2~3倍），有利于药效作用的发挥和临床疗效的提高。

技能赛点

麸炒山药异常情况分析

麸炒山药时，可能会出现饮片一面颜色深、一面颜色浅的现象，也称为“阴阳片”。出现这种情况主要与炒制过程密切相关。为了避免出现此种情况，要做到“四速，三均匀”，即撒入麸皮快速且均匀，投药快速且均匀，翻炒快速且均匀，出锅迅速。这样炒制的山药色泽均匀一致，符合麸炒山药的质量标准。

白术

（补气药）

白术为菊科植物白术的干燥根茎，主产于浙江、湖南等地。处方用名有白术、土炒白术、炒白术、麸炒白术等。唐代有熬黄、土炒，宋代又有米泔水浸、焙、煨等法，元代增加了牡蛎炒白术、蜜炙白术、姜汁炒白术等。现今有土炒、麸炒等炮制方法。

【炮制方法】

1. 白术 取原药材，除去杂质，洗净，润透，切厚片，干燥，除净药屑。

2. 土炒白术 先将土粉置炒锅内，用中火加热至灵活状态，投入净白术片，翻炒至色泽加深、表面均匀挂上土粉时，取出，筛去土粉，放凉。

每100kg白术片，用灶心土30kg。

3. 麸炒白术 先将炒锅预热至一定程度，均匀撒入定量的蜜麸，中火加热，即刻烟起，随即投入净白术片，炒至黄棕色、逸出焦香气，取出，筛去蜜炙麸皮，放凉。

每100kg净白术片，用蜜麸10kg。

【炮制作用】白术味苦、甘，性温。归脾、胃经。具有健脾益气、燥湿利水、止汗、安胎的功效。生品以健脾燥湿、利水消肿力胜。土炒后可缓和燥性，增强补脾止泻作用。麸炒后可缓和燥性，增强健脾和胃作用。

【药材性状】白术为不规则的肥厚团块，长3~13cm，直径1.5~7cm。表面灰黄色或灰棕色，有瘤状突起及断续的纵皱和沟纹，并有须根痕，顶端有残留茎基和芽痕。质坚硬不易折断，断面不平坦，黄白色至淡棕色，有棕黄色的点状油室散在。

【成品性状】白术为不规则的厚片，外表皮灰黄色或灰棕色，切面黄白色至淡棕色，散生棕黄色的点状油室，木部具放射状纹理；烘干者切面角质样，色较深或有裂隙，气清香，味甘、微辛，嚼之略有黏性。土炒白术表面呈土黄色，黏有土粉，具土香气。麸炒白术表面黄棕色，偶见焦斑，略有焦香气。

【工艺改进】将净白术片与蜜麸拌匀，平铺于烤盘上。预热中药烤制箱，待箱内温度达到150℃并恒定时，将铺好山药的烤盘放入烤箱，烤制30分钟，取出，筛去蜜麸，晾凉。

案例分析

案例：患者，男，68岁，面色萎白，望之而知其气虚；语言轻微，则闻而知其气虚；四肢无力，饮食欠佳，大便稀溏，则问而知其气虚；脉象细弱，则切而知其气虚。望闻问切均说明属典型气虚症状，投四君子汤加味（党参20g、白术15g、茯苓15g、炙甘草7g、黄芪24g、鸡内金15g、山楂12g、神曲12g、麦芽15g），嘱服三剂再诊，再诊时症状稍缓而反生胀满。

分析：生白术虽能补脾益气，但其性壅滞。白术，古代炮制方法很多，历代医家对白术不同炮制品的用途都作了论述。如提出治泻用土炒，米泔水制和脾，入清燥药，用蜜水炒，入血润燥药，用人乳拌炒，入消胀药，用麸炒等。这些理论，对于不同用途的方剂在选用白术炮制品时有一定的意义。本案例中确信辨证无误，将原方中白术麸炒，山楂、神曲、麦芽亦炒黄入药（即焦三仙），嘱其再服三剂，腹胀满消除，饮食大增，气虚症状明显改善，所以古人提出消胀药用麸炒是有道理的，既合乎中医理论，也符合实际情况。这些理论都来源于医疗实践，如没有临床体会是很难正确运用这一套理论的。验证古人的用药经验，须进行临床观察获得第一手资料。

四、砂炒

将待炮制品与热砂共同拌炒的方法，称为砂炒，又称砂烫。

用砂炒制中药时，河砂作为中间传热体，因质地坚硬，传热较快，与中药接触面大，砂炒时火力强、温度高，能使中药受热均匀，故适用于炒制质地坚硬的中药。

（一）主要目的

1. 增强疗效，便于调剂和制剂 质地坚硬的中药经砂炒后，能使其质变酥脆，便于粉碎，易于煎出有效成分，达到增强疗效。如狗脊、穿山甲等。

2. 降低毒性 砂炒温度较高，能使某些中药的毒性成分结构改变或破坏，降低其毒性。如马钱子等。

3. 矫臭矫味 某些有腥臭气味的中药，经砂炒后可矫正其不良气味。如龟甲、鸡内金等。

4. 便于去毛 一些中药表面长有绒毛，经砂炒后，毛绒焦化，便于去除，可以提高洁净度。如骨碎补、狗脊等。

（二）制砂方法

1. 普通砂 一般选用颗粒均匀的洁净河砂，筛去粗砂粒及杂质，再置炒锅内用武火加热翻炒，以除净其中所夹杂的有机物及水分等。取出，晾干，备用。

2. 油砂 取筛去粗砂粒和细砂的中间河砂，用清水洗净泥土，干燥后置炒锅内加热，加入1%~2%的食用植物油拌炒至油尽烟散，砂的色泽均匀加深时取出，放凉后备用。

（三）操作方法

取制好的砂置炒锅内，用武火加热至灵活状态、容易翻动时，投入待炮制品。不断用砂掩埋、翻动，至炮制品质地酥脆或鼓起，外表呈黄色或较原色加深时，取出，筛去砂，放凉。或趁热投入醋中略浸，取出，干燥即得。砂的用量以能掩盖所加中药为度。

（四）注意事项

1. 砂炒前将中药大小分档，以保证成品质量。

2. 砂炒时砂温要适中。砂温过低易使药材僵硬不酥，可适当提高火力；砂温过高药材则易焦化，且受热不均，可添加适当冷砂或减小火力进行调节。

3. 砂炒时，砂量过大易产生积热致使砂温过高；砂量过少，中药受热不均匀，也会影响药材质量。

4. 砂炒时，一般选用武火加热，故翻动要勤，成品出锅要快，并立即将砂筛去。有需醋淬的药材，砂炒后应趁热浸淬。

5. 用过的河砂可反复使用，但需将残留在其中的杂质、药材碎渣除去。炒制过毒性中药的砂不可再炒制其他中药。

6. 反复使用油砂时，每次用前均需添加适量食用植物油拌炒后再用。

马钱子

（活血疗伤药）

马钱子为马钱科植物马钱的干燥成熟种子，国外主产于印度、越南、缅甸等地，国内主产于云南、广东、海南等地。处方用名有马钱子、制马钱子等。明代载有豆腐制、牛油炸、炒黑等法，清代增加了炒焦、香油炸、炮去毛等。现今有砂烫、童便浸炒、麻黄炒、绿豆水煮、姜水煮等炮制方法。

【炮制方法】

1. 生马钱子 取原药材，除去杂质和药屑。

2. 制马钱子

(1) 砂炒马钱子：将砂置炒锅内，用武火加热至灵活状态时，投入大小一致的净马钱子，不断翻埋烫炒至鼓起，外皮呈棕褐色或深棕色，内部红褐色，并起小泡时，取出，筛去砂子，放凉，及时收藏，捣碎或供制马钱子粉用。

(2) 油炸马钱子：取麻油适量，置锅内，加热至 230℃左右，投入净马钱子，炸至老黄色时，取出，沥尽油，放凉，用时捣碎。

3. 马钱子粉 取制马钱子（砂炒法），粉碎成细粉，照现行版《中国药典》马钱子含量测定项下的方法测定士的宁含量后，加适量淀粉，使含量符合规定，混匀，即得。

【炮制作用】生马钱子味苦，性温；有大毒。归肝、脾经。具有通络止痛、散结消肿的功效。因生马钱子有大毒，质地坚实，仅供外用。经砂炒或油炸后，降低毒性，质地酥脆，易于粉碎，可供内服，常制成丸散应用，马钱子粉的作用同制马钱子。

【药材性状】马钱子呈纽扣状圆板形，表面密被灰棕或灰绿色绢状绒毛，自中间向四周呈辐射状排列，有丝样光泽，边缘稍隆起，较厚，质坚硬，种仁淡黄白色，角质状，气微，味极苦。

【成品性状】马钱子性状同药材。砂炒马钱子两面均膨胀鼓起，边缘较厚，表面棕褐色或深棕色，砸开内面棕褐色或深棕色，有时有小泡，微有香气，味极苦。油炸马钱子中间略鼓，表面老黄色，质坚脆，有油香气，味苦。马钱子粉为黄褐色粉末，气微香，味极苦。

【工艺改进】打开 CY 型卧式炒药机电源，调整转速至中速，加热并将炒锅内温度控制在 300℃左右，放入马钱子，不断翻炒约 5 分钟，至其外表呈棕褐色或深褐色、内部鼓起小泡时，出锅，晾凉。

知识链接

马钱子炒制减毒的原理

马钱子炮制后，总生物碱、士的宁和马钱子碱的含量均有下降，同时异士的宁和异马钱子碱等开环化合物的含量明显增加。这是由于士的宁和马钱子碱在加热过程中醚键断裂开环，转变成它们的异型结构和氮氧化合物。被转化的这些生物碱毒性变小，且保留或增强了某些生物活性。

穿山甲

（破血消癥药）

穿山甲为穿山甲科动物穿山甲的鳞甲，主产于广西、云南、贵州等地。处方用名有穿山甲、山甲、炮山甲、炮甲珠、山甲珠、醋山甲、醋甲片等。唐代有烧灰法、炒黄法，宋代出现了炙焦、醋浸炒、蛤粉炒等法，元代又有石灰炒制、酥制、火炮等法，清代又增加了乳制等炮制法。现今主要用砂炒、砂炒醋淬等炮制方法。

【炮制方法】

1. 穿山甲 取原药材，除去杂质，洗净，干燥。

2. 炮山甲 将砂置炒锅内，用武火加热至灵活状态时，投入大小一致的净穿山甲，不断翻埋烫炒至鼓起发泡，边缘向内卷曲，表面呈金黄色或棕黄色时，取出，筛去砂，放凉，用时捣碎。

3. 醋山甲 按炮山甲的炮制方法，烫炒至鼓起发泡，边缘向内卷曲，呈金黄色或棕黄色时，取出，筛去砂，趁热投入醋液中稍浸，捞出，干燥，用时捣碎。

每 100kg 净穿山甲，用醋 30kg。

【炮制作用】穿山甲味咸，性微寒。归肝、胃经。具有活血消癥、通经下乳、消肿排脓、搜风通络的功效。生品质地坚硬，并有腥臭气，临床多用其制品。砂炒或砂炒醋淬后质变酥脆，易于粉碎及煎出有效成分，并矫正其不良气味。炮山甲长于消肿排脓，搜风通络。醋山甲通经下乳力强。

【药材性状】穿山甲呈扇面形、三角形、菱形或盾形的扁平片状或半折合状，大小不一，中间较厚，边缘较薄。外表面黑褐色或黄褐色，有光泽，宽端有数十条排列整齐的纵纹及数条横线纹，窄端光滑。内表面色较浅，中部有一条明显突起的弓形横向棱线。角质，半透明，坚韧而有弹性，不易折断。气微腥。

【成品性状】穿山甲性状同药材。炮山甲全体膨胀呈卷曲状，金黄色，质酥脆，易碎，气微腥，味咸。醋山甲全体膨胀呈卷曲状，黄色，质酥脆，易碎，略有醋味。

【工艺改进】预热中药烤制箱，将穿山甲片在烤盘内铺单层，小片者在 230~240℃下烤制 5 分钟，大片者在 250~270℃下烤制 4 分钟。取出，晾凉。

知识链接

穿山甲炒制现代研究

穿山甲各炮制品煎煮液中的蛋白质含量测定结果表明，穿山甲各炮制品的煎出液中的蛋白质含量均明显高于生品，说明穿山甲炮制后入药是合理的。穿山甲砂烫时，温度高低对其质量影响很大。有实验认为，穿山甲砂烫温度以 230~250℃为宜，在此温度范围内炮制的穿山甲外观性状较好，水煎出率及蛋白质含量均高于生品，但醋山甲中的蛋白质含量稍低于炮山甲。

龟甲

（补阴药）

龟甲为龟科动物乌龟的背甲及腹甲，主产于江苏、浙江、安徽等地。处方用名有龟甲、龟板、炙龟甲、制龟甲、酥龟甲、醋龟甲等。唐代有炙法，宋代增加了酥炙、醋炙、酒制等法，元明时期又有酒浸、猪脂炙等法，清代又增加了猪脂炙后烧灰、油炙等炮制法。现今主要用砂炒醋淬等炮制方法。

【炮制方法】

1. 龟甲 取原药材，置蒸制容器内，沸水蒸 45 分钟，取出，放入热水中，立即用硬刷除净皮肉，洗净，晒干。

2. 醋龟甲 将砂置炒锅内，用武火加热至灵活状态时，投入大小一致的净龟甲，不断翻埋烫炒至质酥、外表呈淡黄色时，取出，筛去砂，趁热投入醋液中稍浸，捞出，干燥，用时捣碎。

每 100kg 净龟甲，用醋 20kg。

【炮制作用】龟甲味咸、甘，性微寒。归肝、肾、心经。具有滋阴潜阳、益肾强骨、养血补心、固经止崩的功效。醋龟甲长于补肾健骨，滋阴止血，固经止崩，且质地酥脆，易于粉碎和煎出有效成分，并能矫其臭气，止血力胜。

【药材性状】背甲及腹甲由甲桥相连，背甲稍长于腹甲，与腹甲常分离。背甲呈长椭圆形拱状，长 7.5~22cm，宽 6~18cm，外表面棕褐色或黑褐色，脊棱 3 条。腹甲呈板片状，近长方椭圆形，长 6.4~21cm，宽 5.5~17cm，外表面淡黄棕色至棕黑色，盾片 12 块，每块常具紫褐色放射状纹理。

【成品性状】龟甲性状同药材。醋龟甲表面黄色，质松脆，气微腥，味微咸，略有醋气。

【工艺改进】预热中药烤制箱，待温度达到 250℃并恒定时，将铺好龟甲的烤盘放入烤箱内，烤制 30 分钟，取出，醋淬。再改用 120℃烤 20 分钟，取出，晾凉。

知识链接

龟背甲和龟腹甲可以替代使用吗？

龟背甲和龟腹甲的化学成分基本相同，仅在微量元素如锌和锰的含量上有些差异，龟腹甲明显高于龟背甲。砂炒醋淬后，龟腹甲的煎出量是龟背甲的 1.4 倍。因此有人认为龟腹甲质量优于龟背甲，两者不能等重量替代使用。

鳖甲

（补阴药）

鳖甲为鳖科动物鳖的背甲，主产于湖北、安徽、江苏等地。处方用名有鳖甲、炙鳖甲、酥鳖甲、醋鳖甲等。汉代有炙法，南北朝刘宋时期有醋制、童便制，唐代有制炭、烧灰捣筛为散的方法，宋代增加了蛤粉炒、醋硇砂炙等法，明代又有童便酒醋炙、酒洗醋炒等法，清代又增加了酥炙法。现今主要用砂炒醋淬等炮制方法。

【炮制方法】

1. 鳖甲 取原药材，置蒸制容器内，沸水蒸 45 分钟，取出，放入热水中，立即用硬刷除去皮肉，洗净，晒干。

2. 醋鳖甲 将砂置炒锅内，用武火加热至灵活状态时，投入大小一致的净鳖甲，不断翻埋烫炒至酥脆、外表呈淡黄色时，取出，筛去砂，趁热投入醋液中稍浸，捞出，干燥，用时捣碎。

每 100kg 净鳖甲，用醋 20kg。

【炮制作用】鳖甲味咸，性微寒。归肝、肾经。具有滋阴潜阳、退热除蒸、软坚散结的功效。生品质地坚硬，并有腥臭气，长于养阴清热，潜阳息风。砂烫醋淬后，质变酥脆，易于粉碎和煎出有效成分，并能矫臭矫味；醋淬还增强入肝消积、软坚散结的作用。

【药材性状】鳖甲呈椭圆形或卵圆形，背面隆起，长 10~15cm，宽 9~14cm。外表面黑褐色或墨绿色，具细网状皱纹及灰黄色或灰白色斑点，中间有 1 条纵棱，两侧各有左右对称的横凹纹 8 条，外皮脱落后，可见锯齿状嵌接缝。气微腥，味淡。

【成品性状】鳖甲性状同药材。醋鳖甲表面棕黄色或深黄色，质酥脆，易折断，略有醋气。

知识链接

鳖甲炮制的现代研究

鳖甲炮制前后蛋白质含量基本接近，但炮制后煎出率显著增高，煎煮 3 小时后，蛋白质的煎出量是生品的 11.6 倍，钙的煎出率较生品高 10 倍以上。另外，鳖甲炮制后锌、铁、硒含量也有明显增加。

鸡内金

（消食药）

鸡内金为雉科动物家鸡的干燥沙囊内壁，全国大部分地区均有分布。处方用名有鸡内金、内金、鸡肫皮、炒鸡内金、焦鸡内金、醋鸡内金等。宋代有焙、炙制、蜜炙等法，明代增加了酒制、炒制法，清代又增加了猪胆汁制等法。现今主要用清炒、砂炒、醋炒等炮制方法。

【炮制方法】

1. 鸡内金 取原药材，除去杂质，洗净，干燥。

2. 炒鸡内金 将净砂置于锅内，用中火加热，待砂呈轻松滑利状态时，投入大小一致的净鸡内金，翻炒至发泡卷曲、酥脆时，取出，筛去砂，放凉。或取净鸡内金，置于温度适宜的热锅内，用中火炒至鼓起、呈暗黄褐色至焦黄色时，取出，干燥。

3. 醋鸡内金 取净鸡内金，置于温度适宜的热锅内，用文火炒至发泡鼓起时，均匀喷淋醋液，取出，干燥。

每 100kg 净鸡内金，用醋 15kg。

【炮制作用】鸡内金味甘，性平。归脾、胃、小肠、膀胱经。具有健胃消食、涩精止遗、通淋化石的功效。生鸡内金长于攻积，通淋化石。炒鸡内金质地酥脆，便于粉碎，并能增强健脾消积的作用。

醋鸡内金质酥易碎，且矫正了不良气味，有疏肝助脾的作用。

【药材性状】鸡内金为不规则的卷片，表面黄色、黄绿色或黄褐色，薄而半透明，具明显的条状皱纹，质脆，易碎，断面角质样，有光泽。气微腥，味微苦。

【成品性状】鸡内金性状同药材。炒鸡内金发泡卷曲，质酥脆，暗黄褐色或焦黄色，具焦香气。醋鸡内金发泡卷曲，质酥脆，褐黄色，略具醋气。

【工艺改进】将洁净干燥的鸡内金铺于药盘内，厚约2cm，置温度已升至240℃的电热干燥箱内，烘制7分钟，取出，晾凉。

知识链接

鸡内金炮制的现代研究

清炒和醋制鸡内金中的微量元素含量升高，并能显著增加其溶出率，有害元素Pb含量降低，有利于机体的吸收。另有实验表明，用生品及不同炮制品的混悬剂给小鼠灌胃，60分钟后，小鼠胃中游离酸、总酸、胃蛋白酶显著增高，其中砂烫品、烘制品优于其他炮制品。

狗脊

（祛风湿强筋骨药）

狗脊为蚌壳蕨科植物金毛狗脊的干燥根茎，主产于福建、四川、湖北等地。处方用名有狗脊、金毛狗脊、炒狗脊、制狗脊、炙狗脊、烫狗脊等。南北朝刘宋时期有酒拌蒸法，宋代有火燎去毛、去毛醋炙、酥炙去毛等法，明、清时期增加了去净毛后醋煮、炒去毛净等炮制法。现今主要用砂炒法、蒸法、酒制等炮制方法。

【炮制方法】

1. 狗脊　取原药材，除去杂质。未切片者，洗净，润透，切厚片（或蒸软后切片），干燥。筛去碎屑。

2. 烫狗脊　将砂置炒锅内，用武火加热至灵活状态时，投入大小一致的净狗脊片，不断翻埋烫炒至鼓起、绒毛呈焦褐色时，取出。筛去砂，放凉，除去残存绒毛。

3. 蒸狗脊　取净狗脊片置蒸笼内，用武火加热，蒸4~6小时，停火。闷6~8小时，取出，干燥。

4. 酒狗脊　取净狗脊片，加黄酒拌匀，润透后置蒸制容器内，用武火加热，蒸4~6小时。停火，闷6~8小时，取出，干燥。

每100kg净狗脊片，用黄酒15kg。

【炮制作用】狗脊味苦、甘，性温。归肝、肾经。具有祛风湿、补肝肾、强腰膝的功效。生品以祛风湿、利关节为主。砂炒后可使质地酥脆，便于除去绒毛，易于粉碎和煎出有效成分，以补肝肾、强筋骨为主。蒸制或酒蒸后能增强补肝肾、强腰膝的作用。

【药材性状】狗脊呈不规则的长块状，长10~30cm，直径2~10cm。表面深棕色，残留金黄色绒毛；上面有数个红棕色的木质叶柄，下面残存黑色细根。质坚硬，不易折断。无臭，味淡、微涩。

【成品性状】狗脊为不规则的椭圆或圆形厚片，切面浅棕色（熟狗脊片黑棕色），较平滑，近边缘有1条棕黄色隆起的木质部环纹或条纹。周边不整齐，偶有金黄色绒毛残留。质脆，易折断，有粉性。烫狗脊稍鼓起，质松脆，表面棕褐色，无绒毛。蒸狗脊褐色，质坚硬，角质，微有香气。酒狗脊暗褐色，质坚硬，角质，微有酒气。

【工艺改进】预热中药烤制箱，待温度达到250℃并恒定时，将铺薄层狗脊的烤盘放入烤箱内，烤制8分钟，取出，晾凉。

骨碎补

（活血疗伤药）

骨碎补为水龙骨科植物槲蕨的干燥根茎，主产于湖北、浙江等地。处方用名有骨碎补、烫骨碎补。古代有炮、焙、火炒、制炭、炒熟研末猪腰夹煨、酒制、盐制、姜制、蜜蒸、蜜水焙、蒸等方法。近代有砂烫、炒、酒炒等方法。现行主要用砂烫法。

【炮制方法】

1. **骨碎补** 取原药材，除去杂质，洗净，润透，切厚片，干燥。

2. **烫骨碎补** 将净砂置于锅内，用武火加热，待砂呈轻松滑利状态时，投入净骨碎补或片，翻炒至鼓起，取出，筛去砂，放凉，撞去毛。

【炮制作用】骨碎补味苦，性温。归肾、肝经。具有疗伤止痛、补肾强骨的功效；外用消风祛斑。生骨碎补密被绒毛，不易除净，且质地坚硬而韧，不利于粉碎和煎煮，临床多用炮制品。砂烫后易于除净绒毛，且质酥易碎，易于粉碎和煎出有效成分，以补肾强骨、续伤止痛为主。

【药材性状】呈扁平长条状，多弯曲，有分枝。表面密被深棕色至暗棕色的小鳞片，柔软如毛，经火燎者呈棕褐色或暗褐色，两侧及上表面均具突起或凹下的圆形叶痕，少数有叶柄残基及须根残留。

【成品性状】骨碎补为不规则的厚片，表面深棕色至黑褐色，常残留细小棕色的鳞片，有的可见圆形的叶痕。切面红棕色，淡黄色的维管束点状排列成环，体较轻，质坚脆。气微，味淡、微涩。烫骨碎补体膨大鼓起，表面棕褐色或焦黄色，切面棕褐色，质轻、酥松，气微，味淡、微涩。

【工艺改进】将骨碎补置180℃烘箱烘烤10分钟至全部鼓起，撞去毛或经砂烫后骨碎补放入糖衣锅或滚筒式炒药机中转动，以摩擦撞断绒毛，再取出筛净。新法均可提高饮片质量及工作效率。

知识链接

骨碎补炮制的现代研究

骨碎补的砂烫品及焙制品中的柚皮苷含量均高于生品（高47.45%），清炒品也比生品略高（高34%）。说明经炮制后，确能有利于有效成分的煎出。

五、蛤粉炒

将净制或切制后的待炮制品与热蛤粉共同拌炒的方法，称为蛤粉炒或蛤粉烫。

蛤粉味咸、性寒，具有清热化痰、软坚散结的作用。其颗粒细小，炒时一般用中火，传热作用较砂为慢，故能使中药炮制品缓慢受热，适用于炒制胶类中药。

（一）主要目的

蛤粉炒后能使中药质地酥脆，便于制剂、调剂，增强其疗效，降低胶类中药的滋腻之性，并能矫正其不良气味。

（二）操作方法

将研细过筛后的蛤粉置炒锅内，中火加热至滑利易翻动时，投入已处理好的药材，不断翻炒至待炮制品膨胀鼓起、内部疏松时，取出，筛去蛤粉，放凉。

每 100kg 净药材，用蛤粉 30~50kg。

（三）注意事项

1. 炒制前最好先采取投药试温的方法，以便掌握火力。
2. 炒制时火力应适当，以防药材粘结、焦煳或“烫僵”，温度过高时可酌加冷蛤粉调节温度。
3. 蛤粉炒制同种药材时可反复使用，如颜色加深，应及时更换。

阿胶

（补血药）

阿胶为马科动物驴的干燥皮或鲜皮经煎煮、浓缩制成的固体胶，主产于山东、浙江等地。处方用名有阿胶、阿胶珠、炒阿胶等。汉代有炙令尽沸，南北朝刘宋时期有猪脂浸炙，宋代增加了蛤粉炒、炒黄、米炒等法，明、清代又增加了草灰炒、蒲黄炒、酒蒸等炮制法。现今主要用蛤粉炒、蒲黄炒等炮制方法。

【炮制方法】

1. 阿胶丁 取阿胶块，置文火上烘软，切成小丁块。

2. 阿胶珠 取蛤粉适量置炒锅内，中火加热炒至灵活状态时，投入阿胶丁，不断翻炒至鼓起呈圆球形、内无溏心时，取出，筛去蛤粉，放凉。

每 100kg 阿胶丁，用蛤粉 30~50kg。

3. 蒲黄炒阿胶 取蒲黄适量置炒锅内，用中火加热，炒至稍微变色，投入阿胶丁，不断翻炒至鼓起呈圆球形、内无溏心时，取出，筛去蒲黄，放凉。

【炮制作用】阿胶味甘，性平。归肺、肝、肾经。具有补血滋阴、润燥、止血的功效。生阿胶长于滋阴补血。蛤粉炒制后降低其滋腻之性，质变酥脆，利于调剂和制剂，同时也矫正了不良气味，善于清肺化痰，滋阴降火。蒲黄炒阿胶以止血安络力强。

【药材性状】阿胶为立方块或不规则碎块，黑褐色。质硬而脆，断面光亮。气微腥，味微甘。

【成品性状】阿胶性状同药材。阿胶珠（蛤粉烫阿胶）呈类球形，有的具棱角，表面棕黄色或灰白色，附有白色粉末，体轻，质酥，易碎，断面中空或多孔状，淡黄色至棕色，气微，味微甜。蒲黄炒阿胶呈圆球形，外表棕褐色，质松泡。

【工艺改进】将蛤粉在烤盘内铺平（约 0.5cm 厚），放入烤箱，待温度预热至 150℃并恒定时，将阿胶丁散布粉盘中(每丁间隔2cm)。当烤箱温度再次升至150℃时,保温10分钟,取出,晾凉。

知识链接

阿胶炮制的现代研究

用氨基酸自动分析仪比较阿胶丁与阿胶珠中的氨基酸,结果发现,两者均含相同种类的氨基酸,但阿胶丁氨基酸总量为63.55%,阿胶珠氨基酸总量为73.13%,阿胶珠氨基酸含量高于阿胶丁。

鹿角胶

(补阳药)

鹿角胶为鹿科动物马鹿或梅花鹿已骨化的角或锯茸后翌年春季脱落的角基,经水煎煮、浓缩制成的固体胶,主产于吉林、辽宁、黑龙江、山东、北京、上海等地。处方用名有鹿角胶、鹿角胶珠。梁代有作白胶法,南北朝刘宋时期有无灰酒煮成胶法,唐代有炙、熬令色黄等法,宋代又有蛤粉炒、螺粉炒等法,明代增加了鹿角霜炒如珠等炮制法。现今主要用蛤粉炒等炮制方法。

【炮制方法】

1. 鹿角胶 取原药材,除去杂质,捣成碎块,或烘软,切成小方块(丁)。

2. 鹿角胶珠 取蛤粉适量置炒锅内,中火加热炒至灵活状态时,投入鹿角胶丁,不断翻炒至鼓起呈圆球形、内无溏心时,取出,筛去蛤粉,放凉。

每100kg鹿角胶丁,用蛤粉30~50kg。

【炮制作用】鹿角胶味甘、咸,性温。归肾、肝经。具有温补肝肾、益精养血的功效。生品长于补肾阳,益精血。蛤粉炒后,降低其滋腻性,质变酥脆,并矫正其不良气味,便于粉碎和服用,可入丸、散剂。

【药材性状】鹿角胶为立方块或不规则碎块,黄棕色或红棕色,半透明。质脆,易碎,断面光亮,味微甜。

【成品性状】鹿角胶性状同药材。鹿角胶珠类圆形,表面黄白色至淡黄色,光滑,附有少量蛤粉,质松泡,易碎,味微甜。

六、滑石粉炒

将待炮制品与热滑石粉共同拌炒的方法,称为滑石粉炒或滑石粉烫。

滑石粉味甘,性寒,具有清热利尿的作用。由于其滑利细腻,与药材接触面积大,传热较缓慢,使炮制品受热均匀。适用于炒制韧性较大的动物类药材。

(一) 主要目的

药材经滑石粉炒后能降低毒性,使其质地酥脆,便于调剂、制剂,并能矫正其不良气味。

(二) 操作方法

将滑石粉置炒锅内,中火加热至灵活状态时,投入已处理好的药材,不断翻炒至药材质酥,或膨胀鼓起，颜色加深时，取出，筛去滑石粉，放凉。

每 100kg 净药材，用滑石粉 40~50kg。

（三）注意事项

1. 炒前将药材大小分档，防止生熟不均或焦化。

2. 炒制时温度过高，易使药材焦化，可酌加适量冷滑石粉或减小火力。若温度过低，药材难于鼓起，可通过适当加大火力调节。

3. 滑石粉炒制同种药材时可反复使用，如颜色加深，应及时更换。

刺猬皮

（固精缩尿药）

刺猬皮为刺猬科动物刺猬或短刺猬的干燥外皮，主产于辽宁、河北、内蒙古等地。处方用名有刺猬皮、猬皮、炒刺猬皮等。汉代有酒煮法，晋代有烧灰法，唐代增加了炙、炙令焦等法，宋代出现了酒浸炙、煅黑存性等法，明代又有麸炒、酥炙、蛤粉炒等法，清代又有土炒、酒醋童便浸炙等炮制法。现今主要用滑石粉炒、砂炒、砂炒醋淬等炮制方法。

【炮制方法】

1. 刺猬皮 取原药材，用碱水浸泡，将污垢洗刷干净，再用清水洗净，润透，剁成小方块，干燥。

2. 滑石粉炒刺猬皮 取滑石粉适量置炒锅内，中火加热炒至灵活状态时，投入净刺猬皮块。翻炒至棘刺鼓起、焦黄、质地发泡时，取出，筛去滑石粉，放凉。

每 100kg 净刺猬皮，用滑石粉 40kg。

3. 砂炒刺猬皮 取砂适量，置炒制器具内，用武火加热，炒至滑利、灵活状态时，投入净刺猬皮块。翻炒至刺尖卷曲焦黄、质地发泡时，取出，筛去砂，放凉。或用砂炒法炒至上述规格时，趁热投入醋液中稍浸，捞出，干燥。

每 100kg 净刺猬皮，用米醋 10kg。

【炮制作用】刺猬皮味苦，性平。归胃、大肠经。具有止血行瘀、止痛、固精缩尿的功效。因生品质坚韧，有较浓的腥臭味，很少生用。滑石粉炒或砂炒后质地酥脆松泡，便于煎煮和粉碎，并可矫正不良气味。醋制后增强行瘀止痛作用。

【药材性状】刺猬皮为带针状棘刺的皮块，表面灰褐色或黑褐色，内面灰白色，边缘有毛，质坚韧，有特殊腥臭气。

【成品性状】刺猬皮性状同药材。烫刺猬皮（滑石粉炒刺猬皮和砂炒刺猬皮）棘刺鼓起，边缘皮毛脱掉，呈黄色或焦黄色，微有腥气。醋淬后略有醋气。

知识链接

刺猬皮炒制的原理

刺猬皮含蛋白质、钙盐等成分，炒制后由于高温的作用，能使钙盐生成氧化钙，收涩之性大增。内服后，在胃酸作用下，形成可溶性钙盐，易于机体吸收，从而增强人体内钙的含量，促进血凝，增强收敛止血的作用。

水蛭

（破血消癥药）

水蛭为水蛭科动物蚂蟥、水蛭或柳叶蚂蟥的干燥全体，全国各地均有分布。处方用名有水蛭、制水蛭、炒水蛭等。汉代有熬、暖水洗去腥，宋代有炒令微黄、煨令微黄、炒焦等法，元代增加了盐炒，明代出现了炙法，清代又增加了香油炒焦的炮制法。现今主要有滑石粉炒法。

【炮制方法】

1. **水蛭** 取原药材，洗净，切段，干燥。

2. **烫水蛭** 取滑石粉适量置炒锅内，中火加热炒至灵活状态时，投入净水蛭段。不断翻炒至微鼓起、呈黄棕色时，取出。筛去滑石粉，放凉。

每 100kg 净水蛭，用滑石粉 40kg。

【炮制作用】水蛭味咸、苦，性平；有小毒。归肝经。具有破血通经、逐瘀消癥的功效。生品有小毒，质地坚韧，多入煎剂，以破血逐瘀为主。滑石粉炒后能降低毒性，质地酥脆，利于粉碎，多入丸、散剂。并矫正不良气味和杀死虫卵，便于服用和贮藏。

【药材性状】水蛭为扁长圆形，体长 2~5cm，宽 0.2~0.3cm。腹面稍高，体多弯曲扭转。商品通常用线穿起，多数密集成团。全体黑棕色亦由多数环节构成。折断面不平坦，无光泽。

【成品性状】水蛭为不规则小段，扁平，有环节。背部黑褐色或黑棕色，稍隆起，腹面棕黄色，平坦。质脆，气微腥。烫水蛭断面松泡，灰白色至焦黄色，表面附有少量滑石粉。微鼓起，质酥脆，易碎，气微腥。

【工艺改进】预热中药烤制箱，待箱内温度达到 230℃并恒定时，将铺薄层水蛭的烤盘置烤箱内，烤制 8 分钟，取出，晾凉。

知识链接

水蛭炮制的现代研究

对水蛭及其炮制品中氨基酸的分析结果表明，清炒品与砂炒品氨基酸总量、人体必需氨基酸总量均较生品大为降低，而滑石粉炒后氨基酸总量、人体必需氨基酸总量有所提高。水蛭中所含的水蛭素是抗凝血的有效成分，遇热和稀盐酸容易被破坏。

黄狗肾

（补阳药）

黄狗肾为犬科动物黄狗的阴茎和睾丸，主产于广东、广西等地。处方用名有狗肾、制狗肾等。宋代有炙黄、酒煮焙干等法，明代又有酒煮烂、醋拌炒等法，清代增加了醋炙。现今主要的炮制方法有滑石粉炒。

【炮制方法】

1. **黄狗肾** 取原药材，用碱水洗净，再用清水洗涤，润软，切成小段或片，干燥。

2. 滑石粉炒黄狗肾　取滑石粉适量置炒锅内，中火加热炒至灵活状态时，投入净黄狗肾段或片，不断翻炒至松泡、呈黄褐色时，取出，筛去滑石粉，放凉。

【炮制作用】黄狗肾味咸，性温。归肾经。具有温肾壮阳、补益精髓的功效。因质坚实，气腥臭，一般不生用。经滑石粉炒后，质地松泡酥脆，便于粉碎和煎煮，同时矫正其不良气味。

【药材性状】黄狗肾呈棒状，长约12cm，直径约2cm，先端稍尖，表面较光滑，具1条不规则的纵沟，另一端有细长的输精管连接睾丸。

【成品性状】黄狗肾为圆柱状小段或近圆形片，黄棕色，有少许毛黏附，质地坚韧，有腥臭味。滑石粉炒后黄褐色，表面附有少量滑石粉，质地松泡。腥臭味减弱。

点滴积累

1. 加辅料炒法包括麸炒、米炒、土炒、砂炒、蛤粉炒、滑石粉炒等。所用的火力：麸炒、米炒、土炒、蛤粉炒、滑石粉炒多用中火，而砂炒多用武火。
2. 药物麸炒时的锅温，最好用麸皮来判断。方法是往中火加热的锅底及其周围各对称点上撒撮麸皮，若稍停即焦化冒烟，又无火星出现，即可判定锅温适中。
3. 米炒法的程度，可用炒时米的色泽来判断，即观察贴在锅底上的米已大部分呈现黄棕色，少数为焦褐色或焦黑色时；或拌炒中的米呈黄棕色至黄褐色时，即为程度适中。

“凡药制造，贵在适中，不及则功效难求，太过则气味反失。”即使是在智能制造日新月异的今天，准确判断炒制火候、保证药效仍是中药炮制工一项必备的传统技能。而练就这一技能需要多年工作岗位经验积累和一颗精益求精的匠心。

目标检测

ER 8-2 习题

1. 炒黄法的主要作用是什么？操作方法和注意事项有哪些？
2. 请对比炒黄、炒焦、炒炭法火力与炮制程度的差异。
3. 山楂的炮制品规格有哪些？
4. 砂炒马钱子毒性降低的原因是什么？
5. 如何判断米炒药材的成品规格？

（王玉霞　迟　栋）

第九章 炙制技术

ER 9-1
课件

学习目标

1. 掌握 各类炙法的含义、炮制目的、操作方法和注意事项；常用炙制品的炮制方法、成品性状和炮制作用。
2. 熟悉 各类炙法的特点，常用液体辅料的特点、制备和用量。
3. 了解 常用炙制品的现代研究概况。

导学情景

情景描述：

65岁的张某近日经常感觉腰膝酸痛，筋骨无力。就医开方后，张某到中药房取药，他发现里面的杜仲颜色有点暗，折断后未见银白色的胶丝，他觉得杜仲质量有问题，遂找医生询问缘由。医生耐心地解释道：这是盐杜仲，不是生杜仲，生杜仲一般用来泡药酒，汤剂处方中几乎不用。

学前导语：

杜仲具有补肝肾、强筋骨、安胎的功效，是临床治疗肝肾不足、腰膝酸痛、筋骨无力、头晕目眩、妊娠漏血、胎动不安的常用中药。然而临床少用生品，多用盐炙品，杜仲盐炙后能使其引药入肾，直达下焦，温而不燥，增强补肝肾、强筋骨、安胎作用。那么，为什么生杜仲在临床中少用呢？盐杜仲又是如何炮制得到的呢？

本章将学习用液体辅料炮制药物的一种方法——炙法，探究不同类型辅料对药物药性和功效的影响。

将待炮制品加入一定量的液体辅料拌炒，使液体辅料逐渐渗入药材组织内部的操作，称为炙制。炙制根据所用液体辅料的不同，分为酒炙、醋炙、盐炙、姜炙、蜜炙、油炙等。

> **课堂互动**
>
> 想一想：炙制技术操作方法上与加辅料炒制技术有什么区别？

第一节 酒炙法

将待炮制品加入定量酒拌炒的技术，称为酒炙。

酒有黄酒、白酒之分，炙药多用黄酒，浸药多用白酒。黄酒为米、麦、黍等用曲酿制而成，含乙醇

15%~20%，一般为棕黄色透明液体，气味醇香特异。白酒为米、麦、黍、薯类、高粱等用曲酿制并经蒸馏而成，含乙醇 50%~60%，一般为无色澄明液体，气味醇香特异，且有较强的刺激性。酒性大热，味甘、辛，能活血通络，祛风散寒，宣行药势，矫臭矫味。

（一）酒炙的目的

1. 增强活血通络作用 中药经酒制后，有助于有效成分的溶出，增加疗效。当归、川芎等活血散瘀、祛风通络的药物，经酒炙后，酒与药物起协同作用而增强疗效。

2. 引药上行，缓和药性 如大黄、黄连等性味苦寒药，性本沉降下行，酒炙后既可缓其苦寒之性，免伤脾胃阳气，又能借酒的升提作用引药上行。

3. 矫味矫臭 如乌梢蛇、蕲蛇等具有不良气味的动物药，酒炙后可矫臭去腥，利于患者服用。

故酒炙多适用于炮制活血散瘀、祛风通络及性味苦寒的中药。

（二）操作方法

酒炙有先拌酒后炒药物和先炒药后加酒两种操作方法。

1. 先拌酒后炒药 先取净药物与一定量的黄酒拌匀，闷润。待酒被药物吸尽后，置炒制容器内，用文火炒至规定程度时，取出，晾凉。此法适用于大多数需酒炙的药物，如黄连、大黄、川芎、当归等。

2. 先炒药后加酒 取净药物，置炒制容器内，用文火炒至一定程度时，均匀喷洒一定量的黄酒，再用文火炒至规定程度，取出，（摊晾）晾凉。此法适用于少数质地疏松需酒炙的药物，如五灵脂等。

酒的用量：一般为每 100kg 净药物，用黄酒 10~20kg。

（三）注意事项

1. 加入一定量酒拌匀闷润过程中，容器上面应加盖，以免酒迅速挥发。

2. 若酒的用量较少，不易与药物拌匀时，可先将酒加适量水稀释后，再与药物拌润，但加水量应严格控制。

3. 药物在加热炒制时，火力不宜过大，一般用文火，勤加翻动，炒至近干，颜色加深时，即可取出，晾凉。

黄连

（清热燥湿药）

黄连为毛茛科植物黄连、三角叶黄连或云连的干燥根茎。黄连主产于重庆、湖北、四川，商品称“味连”或“鸡爪连”；三角叶黄连主产于四川洪雅、峨眉、雅安，商品称“雅连”；云连主产于云南，商品称“云连”。处方用名有黄连、川连、酒黄连、姜黄连、吴茱连、萸黄连。古代有熬制、蜜炙、酒煮、姜制、吴茱萸制、米泔水制、酒蒸、土炒、盐水炒、猪胆汁炒、人乳蒸等方法。现今有酒洗、酒拌、姜汁拌、吴茱萸拌、酒炙、醋炙、吴茱萸汁炙等方法。

【炮制方法】

1. 黄连 取原药材除去杂质，润透后切薄片，晾干，或用时捣碎。

2. 酒黄连 取净黄连片，用定量的黄酒拌匀，闷润。待酒被吸尽后，置炒制容器内，用文火炒干，取出，晾凉。

每 100kg 黄连，用黄酒 12.5kg。

3. 姜黄连 取净黄连片，用定量的姜汁拌匀，闷润。待姜汁被吸尽后，置炒制容器内，用文火炒干，取出，晾凉。

每 100kg 黄连，用生姜 12.5kg。

4. 萸黄连 取净吴茱萸，加水适量，煎煮半小时，去渣取汁拌入黄连片中，闷润。待吴茱萸汁被吸尽后，置炒制容器内，用文火炒干，取出，晾凉。

每 100kg 黄连，用吴茱萸 10kg。

【炮制作用】黄连味苦，性寒。归心、脾、胃、肝、胆、大肠经。具有清热燥湿、泻火解毒的功效。生品长于清心火，清热解毒。酒黄连借酒力引药上行，缓其寒性，善清上焦火热。姜黄连可缓其苦寒之性，并能增强止呕作用，善于清胃和胃止呕。萸黄连可缓其苦寒之性，使黄连寒而不滞，善于舒肝和胃止呕。

【药材性状】

1. 味连多集聚成簇，常弯曲，形如鸡爪，单枝根茎长 3~6cm，直径 0.3~0.8cm。表面灰黄色或黄褐色，粗糙，有不规则结节状隆起、须根及须根残基，有的节间表面平滑如茎秆，习称"过桥"。上部多残留褐色鳞叶，顶端常留有残余的茎或叶柄。质硬，断面不整齐，皮部橙红色或暗棕色，木部鲜黄色或橙黄色，呈放射状排列，髓部有的中空。气微，味极苦。

2. 雅连多为单枝，略呈圆柱形，微弯曲，长 4~8cm，直径 0.5~1cm。"过桥"较长。顶端有少许残茎。

3. 云连弯曲呈钩状，多为单枝，较细小。

【成品性状】黄连为不规则的薄片；外表皮灰黄色或黄褐色，粗糙，有细小的须根；切面或碎断面鲜黄色或红黄色，具放射状纹理；气微，味极苦。酒黄连形如黄连片，色泽加深，略有酒香气。姜黄连形如黄连片，表面棕黄色，有姜的辛辣味。萸黄连形如黄连片，表面棕黄色，有吴茱萸的辛辣香气。

【工艺改进】预热中药烤制箱，待箱内温度达到 60℃并恒定，将与酒拌匀的黄连在烤箱内铺好，放入烤箱，烤至干透，停止加热 10 分钟后取出，晾凉。

大黄

（攻下药）

大黄为蓼科植物掌叶大黄、唐古特大黄或药用大黄的干燥根和根茎。秋末茎叶枯萎或次春发芽前采挖，除去细根，刮去外皮，切瓣或段，绳穿成串干燥或直接干燥。掌叶大黄、唐古特大黄主产于甘肃、青海、西藏等地；药用大黄主产于四川。处方用名有大黄、川军、酒大黄、熟大黄、大黄炭、醋大黄。古代有去皮、酒洗、酒浸、酒蒸、酒炒、七蒸七晒（《鲁府禁方》载有"用酒拌，九蒸九晒"）、米泔水制、蜜炙、姜制、炒炭、酥炙等方法。现今有酒浸、酒炙、醋炙、盐炙、炒焦、炒炭、清蒸、酒蒸等方法。

【炮制方法】

1. 大黄 取原药材，除去杂质，大小分开，洗净，捞出，润透后切厚片或小方块，晾干，或低温干燥。

2. 酒大黄 取净大黄片，用定量的黄酒喷淋拌匀，闷润。待酒被吸尽后，置炒制容器内，用文火炒干，色泽加深时，取出，晾凉。

每 100kg 大黄，用黄酒 10kg。

3. 熟大黄

(1)清蒸：取净大黄块，置木甑或笼屉内，水蒸气蒸至大黄内外均呈黑色时，取出，干燥。

(2)酒炖、酒蒸：取净大黄块与定量的黄酒拌匀，闷润 1~2 小时。待酒被药材吸尽后，装入蒸罐内或适宜容器内，密闭，隔水炖 24~32 小时。也可置笼屉或适宜容器内，蒸制。炖或蒸至大黄内外均呈黑色时，取出，干燥。

每 100kg 大黄，用黄酒 30kg。

4. 大黄炭 取净大黄片，置炒制容器内，用武火炒至表面焦黑色、内部焦褐色时，取出，晾凉。

5. 醋大黄 取净大黄片，用定量的米醋拌匀，闷润。待醋被吸尽后，置炒制容器内，用文火炒干，色泽加深时，取出，晾凉。

每 100kg 大黄片，用米醋 15kg。

【炮制作用】大黄味苦，性寒。归脾、胃、大肠、肝、心包经。具有泻下攻积、清热泻火、凉血解毒、逐瘀通经、利湿退黄的功效。生品苦寒沉降，气味重浊，走而不守，直达下焦，泻下作用峻烈，长于泻下攻积，清热泻火，凉血解毒，能荡涤肠中之积滞，消除炽盛之热毒。酒大黄泻下作用稍缓，并借酒力引药上行，长于清上焦实热及血分热毒。熟大黄泻下作用缓和，减轻腹痛之副作用，并增强活血化瘀的作用。大黄炭泻下作用极弱，并有凉血化瘀止血作用。醋大黄泻下作用稍缓，长于消积化瘀。

【药材性状】大黄药材呈类圆柱形、圆锥形、卵圆形或不规则块状，长 3~17cm，直径 3~10cm。除尽外皮者表面黄棕色至红棕色，有的可见类白色网状纹理及星点(异型维管束)散在，残留的外皮棕褐色，多具绳孔及粗皱纹。质坚实，有的中心稍松软，断面淡红棕色或黄棕色，显颗粒性；根茎髓部宽广，有星点环列或散在；根木部发达，具放射状纹理，形成层环明显，无星点。气清香，味苦而微涩，嚼之粘牙，有沙粒感。

【成品性状】大黄呈不规则类圆形厚片或块，大小不等，外表皮黄棕色或棕褐色，有纵皱纹及疙瘩状隆起；切面黄棕色至淡红棕色，较平坦，有明显散在或排列成环的星点，有空隙。酒大黄形如大黄片，表面深棕黄色，有的可见焦斑，微有酒香气。熟大黄呈不规则的块片，表面黑色，断面中间隐约可见放射状纹理，质坚硬，气微香。大黄炭形如大黄片，表面焦黑色，内部深棕色或焦褐色，具焦香气。醋大黄形如大黄片，表面深棕色或棕褐色，断面浅棕色，略有醋香气。

知识链接

大黄不同炮制品之泻下作用比较

大黄主要含有蒽醌苷类、游离蒽醌类和蒽酮类(番泻苷 A、番泻苷 B 等)、鞣质等成分，其中蒽醌苷类和番泻苷类成分是大黄产生泻下作用的主要成分。

大黄炮制后番泻苷和结合型蒽醌成分的含量均有不同程度的降低，故泻下作用缓和。研究表明，经酒炙或醋炙后，二者含量略有降低，泻下作用稍弱于生大黄；经蒸、炖后，结合型蒽醌显著减少，番泻苷仅余微量，泻下作用缓和；大黄炒炭后，结合型蒽醌被大量破坏，番泻苷已不存在，故泻下作用极弱。

白芍

（补血药）

白芍为毛茛科植物芍药的干燥根，主产于安徽、浙江、四川等地。处方用名有白芍、酒白芍、醋白芍、炒白芍、土炒白芍。古代有蜜水拌蒸、熬令黄、微炒、炒焦、炒炭、焙、煮制、酒炒、酒浸、酒蒸、米水浸炒、米炒、土炒、煨制、煅炭、醋炒、煨等方法。现今有酒浸、酒炙、醋炙、炒黄、麸炒等方法。

【炮制方法】

1. **白芍** 取原药材，洗净，润透，切薄片，干燥。

2. **酒白芍** 取净白芍片，用定量的黄酒拌匀，闷润。待酒被吸尽后，置炒制容器内，用文火炒至微黄色，取出，晾凉。

每 100kg 白芍，用黄酒 10kg。

3. **醋白芍** 取净白芍片，用定量的米醋拌匀，闷润。待醋被吸尽后，置炒制容器内，用文火炒干，色泽加深时，取出，晾凉。

每 100kg 白芍片，用米醋 15kg。

4. **炒白芍** 取净白芍片，置炒制容器内，用文火炒至表面微黄色，取出，晾凉。

5. **土炒白芍** 取定量灶心土细粉，置锅内，用中火加热，炒至土呈灵活状态时，投入净白芍片，不断翻炒至表面挂土色时，取出，筛去土粉，摊晾。

每 100kg 白芍，用灶心土 20kg。

【炮制作用】白芍味苦、酸，性微寒。归肝、脾经。具有养血调经、敛阴止汗、柔肝止痛、平抑肝阳的功效。生品长于养血敛阴，平抑肝阳。酒白芍酸寒之性降低，长于和中缓急，止痛。醋白芍引药入肝，增强敛血、止血、疏肝解郁作用。炒白芍寒性缓和，长于养血敛阴。土炒白芍借土气入脾，增强柔肝和脾、止泻作用。

【药材性状】白芍药材呈圆柱形，平直或稍弯曲，两端平截，长 5~18cm，直径 1~2.5cm。表面类白色或淡棕红色，光洁或有纵皱纹及细根痕，偶有残存的棕褐色外皮。质坚实，不易折断，断面较平坦，类白色或微带棕红色，形成层环明显，射线放射状。气微，味微苦、酸。

【成品性状】白芍为类圆形的薄片，表面淡棕红色或类白色；切面类白色或微带棕红色，形成层环明显，可见稍隆起的筋脉纹呈放射状排列；气微，味微苦、酸。酒白芍形如白芍片，表面微黄或淡棕黄色，有的可见焦斑，微有酒香气。醋白芍形如白芍片，表面微黄色，略有醋香气。炒白芍形如白芍片，表面微黄色或淡棕黄色，有的可见焦斑，气微香。土炒白芍呈土黄色，略有焦土气。

【工艺改进】预热中药烤制箱，待箱内温度达到 90℃并恒定，将与酒拌匀的白芍片在烤箱内铺好，烤制 10 分钟，停止加热 10 分钟后取出，晾凉。

乌梢蛇

（祛风湿药）

乌梢蛇为游蛇科动物乌梢蛇的干燥体，主产于浙江、江苏、安徽、江西等地。处方用名有乌梢蛇、乌蛇、乌梢蛇肉、酒乌梢蛇。古代有炙去头尾、取肉炙过、酒炙、醋制、酒焙制、酒煨制、酒煮制、酒蒸制、酥制、药汁制、烧制等方法。现今有酒浸、酒炙、酒蒸、酒煮等方法。

【炮制方法】

1. 乌梢蛇 取原药材，除去头及鳞片，切寸段。

2. 乌梢蛇肉 取净乌梢蛇，去头及鳞片后，用黄酒闷透，取出，除去皮骨，干燥。

每100kg乌梢蛇，用黄酒20kg。

3. 酒乌梢蛇 取净乌梢蛇段，用定量的黄酒拌匀，稍闷，待酒被吸尽后，用文火炒干，取出，晾凉。

每100kg乌梢蛇，用黄酒20kg。

【炮制作用】乌梢蛇味甘，性平。归肝经。具有祛风、通络、止痉的功效。生品长于祛风止痒，解痉，但有腥气。酒乌梢蛇祛风通络增强，并能矫臭、防腐，利于服用和贮藏。

【药材性状】乌梢蛇药材呈圆盘状，盘径约16cm。表面黑褐色或绿黑色，密被菱形鳞片；背鳞行数成双，背中央2~4行鳞片强烈起棱，形成2条纵贯全体的黑线。头盘在中间，扁圆形，眼大而下凹陷，有光泽。上唇鳞8枚，第4、5枚入眶，颊鳞1枚，眼前下鳞1枚，较小，眼后鳞2枚。脊部高耸成屋脊状。腹部剖开边缘向内卷曲，脊肌肉厚，黄白色或淡棕色，可见排列整齐的肋骨。尾部渐细而长，尾下鳞双行。剥皮者仅留头尾之皮鳞，中段较光滑。气腥，味淡。

【成品性状】乌梢蛇呈半圆筒状或圆槽状的段，长2~4cm，背部黑褐色或绿褐色，腹部黄白色或淡棕色，脊部隆起呈屋脊状，脊部两侧各有2~3条黑线，肋骨排列整齐，肉淡黄色或棕色；有的可见尾部；质坚硬，气腥，味淡。乌梢蛇肉为不规则的片或段，长2~4cm，淡黄色至黄褐色；质脆；气腥，略有酒气。酒乌梢蛇形如乌梢蛇段；表面棕褐色至黑色，蛇肉浅棕黄色至黄褐色，质坚硬；略有酒气。

【工艺改进】预热中药烤制箱，待箱内温度达到30℃并恒定，将与酒拌匀的乌梢蛇烘闷30分钟取出充分凉透，再放于敞开烤箱60℃低温干燥15分钟，取出，置通风干燥处放凉。

蕲蛇

（祛风湿药）

蕲蛇为蝰科动物尖吻蝮的干燥体，主产于浙江温州、丽水等地，江西、福建、湖南、广东等地亦产。处方用名有蕲蛇、大白花蛇、蕲蛇肉、酒蕲蛇。古代有醋浸、焙干、酥炙、酥拌微炒、酒浸取肉焙干、酒醋炙、去头尾、酒煮等方法。现今有酒浸、酒炙、酒蒸、酒煮等方法。

【炮制方法】

1. 蕲蛇 取原药材，除去头及鳞片，切成寸段。

2. 蕲蛇肉 取蕲蛇，去头，用黄酒闷透后，取出，除去鳞、骨，干燥。

每100kg蕲蛇，用黄酒20kg。

3. 酒蕲蛇 取净蕲蛇段，用定量的黄酒拌匀，稍闷。待酒被吸尽后，用文火炒干，取出，晾凉。

每100kg蕲蛇，用黄酒20kg。

【炮制作用】蕲蛇味甘、咸，性温；有毒。归肝经。具有祛风、通络、止痉的功效。生品头有毒，除去头能消除毒性，且气腥，不利于服用，临床较少使用。酒蕲蛇能增强祛风除湿、通络止痛作用，并减少腥气。

【药材性状】蕲蛇药材卷呈圆盘状，盘径17~34cm，体长可达2m。头在中间稍向上，呈三角形而扁平，吻端向上，习称"翘鼻头"。上腭有管状毒牙，中空尖锐。背部两侧各有黑褐色与浅棕色组成的"V"形斑纹17~25个，其"V"形的两上端在背中线上相接，习称"方胜纹"，有的左右不相接，呈交错排列。腹部撑开或不撑开，灰白色，鳞片较大，有黑色类圆形的斑点，习称"连珠斑"；腹内壁黄白色，脊椎骨的棘突较高，呈刀片状上突，前后椎体下突基本同形，多为弯刀状，向后倾斜，尖端明显超过椎体后隆面。尾部骤细，末端有三角形深灰色的角质鳞片1枚。气腥，味微咸。

【成品性状】蕲蛇呈段状，长2~4cm，背部呈黑褐色，表皮光滑，有明显的鳞斑，可见不完整的方胜纹；腹部可见白色的肋骨，呈黄白色、淡黄色或黄色；断面中间可见白色菱形的脊椎骨，脊椎骨的棘突较高，棘突两侧可见淡黄色的肉块，棘突呈现刀片状上突，前后锥体下突基本同形，多为弯刀状；肉质松散，轻捏易碎；气腥，味微咸。蕲蛇肉呈条状或块状，长2~5cm，可见深黄色的肉条及黑褐色的皮；肉条质地较硬，皮块质地较脆；有酒香气，味微咸。酒蕲蛇形如蕲蛇段，表面棕褐色或黑色，略有酒气；气腥，味微咸。

丹参

（活血化瘀药）

丹参为唇形科植物丹参的干燥根和根茎，主产于安徽、江苏、山东、四川等地。处方用名有丹参、酒丹参。古代有炒制、炙制、焙制、酒洗、酒浸、酒炒、酒蒸、猪心拌炒等方法。现今有酒浸、酒炙等方法。

【炮制方法】

1. 丹参 取原药材，除去杂质和残茎，洗净，润透，切厚片，干燥。

2. 酒丹参 取净丹参片，用定量的黄酒拌匀，闷润。待酒被吸尽后，置炒制容器内，用文火炒干，取出，晾凉。

每100kg丹参，用黄酒10kg。

【炮制作用】丹参味苦，性微寒。归心、肝经。具有活血祛瘀、通经止痛、清心除烦、凉血消痈的功效。生品性偏寒凉，长于祛瘀止痛，清心除烦。酒丹参可缓和寒凉之性，增强活血化瘀、调经作用。

【药材性状】丹参药材根茎短粗，顶端有时残留茎基。根数条，长圆柱形，略弯曲，有的分枝并具须状细根，长10~20cm，直径0.3~1cm。表面棕红色或暗棕红色，粗糙，具纵皱纹。老根外皮疏松，多显紫棕色，常呈鳞片状剥落。质硬而脆，断面疏松，有裂隙或略平整而致密，皮部棕红色，木部灰黄色或紫褐色，导管束黄白色，呈放射状排列。气微，味微苦涩。栽培品较粗壮，直径 0.5~1.5cm。表面红棕色，具纵皱纹，外皮紧贴不易剥落。质坚实，断面较平整，略呈角质样。

【成品性状】丹参为类圆形或椭圆形的厚片；外表皮棕红色或暗棕红色，粗糙，具纵皱纹；切面有裂隙或略平整而致密，有的呈角质样，皮部棕红色，木部灰黄色或紫褐色，有黄白色放射状纹理；气微，味微苦涩。酒丹参形如丹参片，表面红褐色，略具酒香气。

【工艺改进】预热中药烤制箱，待箱内温度达到 30℃并恒定，将与酒拌匀，闷润至透的丹参置于烤箱中 40~50℃烘干，取出，放凉。

地龙

（祛风湿药）

地龙为钜蚓科动物参环毛蚓、通俗环毛蚓、威廉环毛蚓或栉盲环毛蚓的干燥体，前一种习称“广地龙”，后三种习称“沪地龙”。广地龙主产于广东、广西、福建；沪地龙主产于上海、浙江、江苏。处方用名有地龙、酒地龙。古代有炙干为末、熬制、煅炭、微炒、蛤粉炒、炒炭、醋炙、焙制、酒浸、油炙、酒炒、盐制等方法。现今有酒浸、酒炙、醋炙等方法。

【炮制方法】

1. 地龙 取原药材，除去杂质，洗净，切段，干燥。

2. 酒地龙 取净地龙段，用定量的黄酒拌匀，闷润。待酒被吸尽后，置炒制容器内，用文火炒至棕色，取出，晾凉。

每 100kg 地龙，用黄酒 12.5kg。

【炮制作用】地龙味咸，性寒。归肝、脾、膀胱经。具有清热定惊、通络、平喘、利尿的功效。生品以清热定惊、平喘为主。酒地龙质地酥脆，利于粉碎和煎出有效成分，矫味，便于服用，并增强通经活络、祛瘀止痛的作用。

【药材性状】

1. 广地龙呈长条状薄片，弯曲，边缘略卷，长 15~20cm，宽 1~2cm。全体具环节，背部棕褐色至紫灰色，腹部浅黄棕色；第 14~16 环节为生殖带，习称“白颈”，较光亮。体前端稍尖，尾端钝圆，刚毛圈粗糙而硬，色稍浅。雄生殖孔在第 18 环节腹侧刚毛圈一小孔突上，外缘有数环绕的浅皮褶，内侧刚毛圈隆起，前面两边有横排（一排或二排）小乳突，每边 10~20 个不等。受精囊孔 2 对，位于 7/8 至 8/9 环节间一椭圆形突起上，约占节周 5/11。体轻，略呈革质，不易折断。气腥，味微咸。

2. 沪地龙长 8~15cm，宽 0.5~1.5cm。全体具环节，背部棕褐色至黄褐色，腹部浅黄棕色；第 14~16 环节为生殖带，较光亮。第 18 环节有一对雄生殖孔。通俗环毛蚓的雄交配腔能全部翻出，呈花菜状或阴茎状；威廉环毛蚓的雄交配腔孔呈纵向裂缝状；栉盲环毛蚓的雄生殖孔内侧有 1 或多个小乳突。受精囊孔 3 对，在 6/7 至 8/9 环节间。

【成品性状】广地龙为薄片状小段，边缘略卷，具环节；背部棕褐色至紫灰色，腹部浅黄棕色；体前端稍尖，尾端钝圆，刚毛圈粗糙而硬，色较浅；体轻，略呈革质，不易折断；气腥，味微咸。沪地龙为不规则碎段，表面棕褐色或灰棕色，多皱缩不平，生殖环带多不明显；体轻脆，易折断，肉薄。酒地龙形如广地龙或沪地龙小段，表面色泽加深，具焦斑，略具酒气。

【工艺改进】有报道采用酒润麸炒法，即地龙用绍酒（100∶15）拌匀，闷润1小时。按麸炒法炒至地龙表面棕黄色时取出，筛去麦麸，放凉。另有取生地龙加醋（100∶20）拌匀，闷润1小时，置电烘箱中100℃，烘2小时，至地龙表面棕色时取出。

当归

（补血药）

当归为伞形科植物当归的干燥根，主产于甘肃、云南。处方用名有当归、秦归、酒当归、土炒当归、当归炭。古代有炒法、锉、微炒、细切醋炒、切焙、酒制、酒洗、姜汁渍、姜汁炒、土炒、粳米炒、芍药汁炒等方法。现今有酒炙、酒蒸、土炒、炒黄、炒焦、炒炭等方法。

【炮制方法】

1. **当归** 取原药材，除去杂质，洗净，润透，切薄片，晒干或低温干燥。

2. **酒当归** 取净当归片，用定量的黄酒拌匀，闷润。待酒被吸尽后，置炒制容器内，用文火炒干，取出，晾凉。

每100kg当归，用黄酒10kg。

3. **土炒当归** 取定量灶心土细粉，置炒制容器内，用中火加热，炒至土呈灵活状态时，投入净当归片，翻炒至片面挂满细土粉时，取出，筛去土粉，晾凉。

每100kg当归，用灶心土30kg。

4. **当归炭** 取净当归片，置炒制容器内，用中火炒至外表呈微黑色时，喷淋清水少许，灭尽火星，炒干，取出，晾凉。

【炮制作用】当归味甘、辛，性温。归肝、心、脾经。具有补血活血、调经止痛、润肠通便的功效。生品质润，长于补血，调经，润肠通便。酒当归长于活血通经。土当归既能补血，又不会导致滑肠。当归炭以止血和血为主。

【药材性状】当归药材略呈圆柱形，下部有支根3~5条或更多，长15~25cm。表面黄棕色至棕褐色，具纵皱纹和横长皮孔样突起。根头（归头）直径1.5~4cm，具环纹，上端圆钝，或具数个明显突出的根茎痕，有紫色或黄绿色的茎和叶鞘的残基；主根（归身）表面凹凸不平；支根（归尾）直径0.3~1cm，上粗下细，多扭曲，有少数须根痕。质柔韧，断面黄白色或淡黄棕色，皮部厚，有裂隙和多数棕色点状分泌腔，木部色较淡，形成层环黄棕色。有浓郁的香气，味甘、辛、微苦。柴性大、干枯无油或断面呈绿褐色者不可供药用。

【成品性状】当归为类圆形、椭圆形或不规则薄片；外表皮浅棕色至棕褐色；切面黄白色或淡棕黄色，平坦，有裂隙，中层有浅棕色的形成层环，并有多数棕色的油点；香气浓郁，味甘、辛、微苦。酒当归形如当归片；切面深黄色或浅棕黄色，略有焦斑；香气浓郁，并略有酒香气。土炒当归形如当归片；表面挂土粉，呈土黄色，具土香气。当归炭形如当归片；表面黑褐色，断面灰棕色，质枯脆，气味减弱，并带涩味。

知识链接

当归分部位入药

《珍珠囊药性赋》中记载，当归"头，止血而上行；身，养血而中守；梢，破血而下流；全，活血而不走"。认为当归的头、身、尾具有不同的功用。

现代研究表明，当归头、身、尾中的挥发油总含量、比重、折光率、含糖量、旋光度均无明显差别；在微量元素方面，归头中钙、铜、锌含量高，归身中铜含量高，而归尾中钾、铁含量高；挥发油中的藁本内酯含量以归尾最低；具有抗血栓作用的阿魏酸含量以归尾最高，归身次之，归头最低，这与传统经验认为归尾破血的观点似相吻合。

川芎

（活血化瘀药）

川芎为伞形科植物川芎的干燥根茎，主产于四川都江堰、崇州。处方用名有川芎、酒川芎。古代有熬制法、微炒、醋炒、米泔水浸、焙制、煅制、酒炒、童便浸、清蒸、盐水煮、盐酒炙等方法。现今有酒炙、酒蒸、麸炒、炒黄等方法。

【炮制方法】

1. 川芎　取原药材，除去杂质，分开大小，洗净，润透，切厚片，干燥。

2. 酒川芎　取净川芎片，用定量的黄酒拌匀，闷润。待酒被吸尽后，置炒制容器内。用文火炒至近干、呈棕黄色时，取出，晾凉。

每100kg川芎，用黄酒10kg。

【炮制作用】川芎味辛，性温。归肝、胆、心包经。具有活血行气、祛风止痛的功效。生品气厚味薄，辛香走窜力强，长于活血行气，祛风止痛。酒川芎借酒力引药上行，增强活血、行气、止痛作用。

【药材性状】川芎药材为不规则结节状拳形团块，直径2~7cm。表面灰褐色或褐色，粗糙皱缩，有多数平行隆起的轮节，顶端有凹陷的类圆形茎痕，下侧及轮节上有多数小瘤状根痕。质坚实，不易折断，断面黄白色或灰黄色，散有黄棕色的油室，形成层环呈波状。气浓香，味苦、辛，稍有麻舌感，微回甜。

【成品性状】川芎为不规则的厚片，外表皮黄褐色或褐色，有皱缩纹；切面黄白色或灰黄色，具有明显波状环纹或多角形纹理，散生黄棕色油点；质坚实；气浓香，味苦、辛、微甜。酒川芎形如川芎片，色泽加深，偶有焦斑，质坚脆，略有酒气。

川牛膝

（逐瘀通经药）

川牛膝为苋科植物川牛膝的干燥根，主产于四川、云南、西藏等地。处方用名有川牛膝、酒川牛膝、盐川牛膝。古代有酒蒸、酒炒、盐水炒、黑豆何首乌拌蒸等方法。现今有酒炙、盐炙等方法。

【炮制方法】

1. 川牛膝 取原药材，除去杂质及芦头，洗净，润透，切薄片，干燥。

2. 酒川牛膝 取净川牛膝片，用定量的黄酒拌匀，闷润。待酒被吸尽后，置炒制容器内。用文火炒干，取出，晾凉。

每100kg川牛膝，用黄酒10kg。

3. 盐川牛膝 取净川牛膝片，用定量的食盐水拌匀，闷润。待食盐水被吸尽后，置炒制容器内。用文火炒干，取出，晾凉。

每100kg川牛膝，用食盐2kg。

【炮制作用】川牛膝味甘、微苦，性平。归肝、肾经。具有逐瘀通经、通利关节、利尿通淋的功效。生品长于逐瘀通经，用于经闭癥瘕、胞衣不下、跌扑损伤。酒川牛膝活血通络、散寒止痛作用增强，用于关节痹痛、肾虚腰痛。盐川牛膝利尿通淋作用增强，用于尿血、血淋、小便不利。

【药材性状】川牛膝药材近圆柱形，微扭曲，向下略细或有少数分枝，长30~60cm，直径0.5~3cm。表面黄棕色或灰褐色，具纵皱纹、支根痕和多数横向突起的皮孔。质韧，不易折断，断面浅黄色或棕黄色，维管束点状，排列成数轮同心环。气微，味甜。

【成品性状】川牛膝为圆形或椭圆形薄片，外表皮黄棕色或灰褐色；切面浅黄色至棕黄色，可见多数排列成数轮同心环的黄色点状维管束；气微，味甜。酒川牛膝形如川牛膝片，表面棕黑色；微有酒香气，味甜。盐川牛膝形如川牛膝片，表面暗褐色，味微咸。

续断

（补阳药）

续断为川续断科植物川续断的干燥根，主产于湖北、四川、湖南等地。处方用名有续断、川断、酒续断、盐续断。古代有酒浸、米泔水制、酒浸炒、焙制、面制、面水炒、酒洗等方法。现今有酒炙、盐炙、炒黄、蜜麸炒等方法。

【炮制方法】

1. 续断 取原药材，除去芦头等杂质，洗净，润透，切厚片，干燥。

2. 酒续断 取净续断片，用定量的黄酒拌匀，闷润。待酒被吸尽后，置炒制容器内，用文火炒至微带黑色时，取出，晾凉。

每100kg续断，用黄酒10kg。

3. 盐续断 取净续断片，用定量的食盐水拌匀，闷润。待食盐水被吸尽后，置炒制容器内，用文火炒干，取出，晾凉。

每100kg续断，用食盐2kg。

【炮制作用】续断味苦、辛，性微温。归肝、肾经。具有补肝肾、强筋骨、续折伤、止崩漏的功效。生品补肝肾，通血脉，强筋骨。酒续断通血脉、强筋骨作用增强，用于风湿痹痛、跌扑损伤、筋伤骨折。盐续断能引药下行，增强补肝肾、强腰膝的作用，用于腰膝酸软。

【药材性状】续断药材呈圆柱形，略扁，有的微弯曲，长5~15cm，直径0.5~2cm。表面灰褐色或黄褐色，有稍扭曲或明显扭曲的纵皱及沟纹，可见横列的皮孔样斑痕和少数须根痕。质软，久置后变硬，易折断，断面不平坦，皮部墨绿色或棕色，外缘褐色或淡褐色，木部黄褐色，导管束呈放射状排列。气微香，味苦、微甜而后涩。

【成品性状】续断为类圆形或椭圆形的厚片；外表皮灰褐色至黄褐色，有纵皱；切面皮部墨绿色或棕褐色，木部灰黄色或黄褐色，可见放射状排列的导管束纹，形成层部位多有深色环；气微，味苦、微甜而涩。酒续断形如续断片，表面浅黑色或灰褐色，略有酒香气。盐续断形如续断片，表面黑褐色，味微咸。

仙茅

（补阳药）

仙茅为石蒜科植物仙茅的干燥根茎，主产于四川、云南、贵州等地。处方用名有仙茅、酒仙茅。古代有乌豆水浸后加酒拌蒸、酒浸、米泔水浸、米泔水浸后用酒拌蒸、蒸制、酒浸焙干等方法。现今有酒炙法。

【炮制方法】

1. 仙茅 取原药材，除去杂质，洗净，切段，干燥。

2. 酒仙茅 取净仙茅段，用定量的黄酒拌匀，闷润。待酒被吸尽后，置炒制容器内，用文火炒干，取出，晾凉。

每 100kg 仙茅，用黄酒 10kg。

【炮制作用】仙茅味辛，性热；有毒。归肾、肝、脾经。具有补肾阳、强筋骨、祛寒湿的功效。生品有毒，性燥烈，长于散寒祛湿，消痈肿。酒仙茅毒性降低，增强补肾阳、强筋骨、祛寒湿作用。

【药材性状】仙茅药材呈圆柱形，略弯曲，长 3~10cm，直径 0.4~1.2cm。表面棕色至褐色，粗糙，有细孔状的须根痕和横皱纹。质硬而脆，易折断，断面不平坦，灰白色至棕褐色，近中心处色较深。气微香，味微苦、辛。

【成品性状】仙茅呈类圆形或不规则形的厚片或段，外表皮棕色至褐色，粗糙，有的可见纵横皱纹和细孔状的须根痕；切面灰白色至棕褐色，有多数棕色小点，中间有深色环纹；气微香，味微苦、辛。酒仙茅形如仙茅，表面色泽加深，略有酒香气。

点滴积累

1. 酒炙技术可分为先拌酒后炒药和先炒药后加酒两种操作方法。
2. 酒炙适用于活血散瘀、祛风通络及性味苦寒的药物。
3. 酒炙多用黄酒，一般每 100kg 净药物，用黄酒 10~20kg。
4. 常用酒炙的药物有黄连、大黄、白芍、乌梢蛇、蕲蛇、地龙、当归、川芎、川牛膝、续断等。

第二节　醋炙法

将待炮制品加入定量的醋拌炒的技术，称为醋炙。

醋，古称酢、醯、苦酒，习称米醋。醋有米醋、麦醋、曲醋、化学醋等多种，炮制用醋为食用醋（米醋或其他发酵醋），化学合成品（醋精）不应使用。醋长时间存放者，称为“陈醋”，陈醋用于药材炮制更佳。

醋是以米、麦、高粱以及酒糟等酿制而成。主要成分为乙酸，占 4%~6%。醋具酸性，能使药材中所含有的游离生物碱等成分结合成盐，增强溶解度而易煎出有效成分，提高疗效，如醋制延胡索等。醋性味酸、苦、温，主入肝经血分，具有收敛、解毒、散瘀止痛、矫味的作用。

（一）醋炙的目的

1. 引药入肝，增强疗效　如柴胡、香附、青皮、延胡索等疏肝止痛的药物，醋炙后能增强疏肝止痛作用。乳香、没药、三棱、莪术等活血祛瘀的药物，醋炙后能增强活血散瘀作用。

2. 降低毒性，缓和药性　如甘遂、京大戟、芫花、商陆等峻下逐水的药物，生品有毒，泻下逐水作用峻猛，醋炙后能降低毒性，并可缓和峻下作用。

3. 矫味矫臭　如五灵脂、乳香、没药等具有腥臭味或刺激性气味的药物，醋炙后能矫其不良气味，利于患者服用。

故醋炙多用于炮制疏肝解郁、散瘀止痛、攻下逐水的中药。

（二）操作方法

有先拌醋后炒药物和先炒药物后加醋两种。

1. 先拌醋后炒药物　先取净药物与一定量的米醋拌匀，闷润。待醋被药物吸尽后，置炒制容器内。用文火炒至规定程度时，取出，晾凉。此法适用于大多数需醋炒的药物。如延胡索、甘遂等。

米醋的用量：一般每 100kg 净药物，用米醋 20kg。

2. 先炒药物后加醋　取净药物，置炒制容器内，用文火炒至表面熔化发亮（树脂类），或表面颜色改变、有腥气逸出（动物粪便类）时，均匀喷洒一定量的米醋。再用文火炒至规定程度，取出，晾凉。此法适用于树脂类、动物粪便类药物。如乳香、没药、五灵脂等。

米醋的用量：每 100kg 净药物，用米醋 5kg。

（三）注意事项

1. 药物加醋润制过程中，容器上面应加盖，以免醋迅速挥发。

2. 若醋的用量较少，不易与药物拌匀时，可先将醋加适量水稀释后，再与药物拌润，但应严格控制加水量。

3. 炒制药物时，一般用文火，勤加翻动。

4. 树脂类药材如乳香、没药，先加醋易粘连，动物粪便类药物如五灵脂，先加醋易成松散碎块状，均应采用先炒药后加醋的方法炮制。

> **课 堂 活 动**
>
> 想一想：先炒药物后加醋适用于哪些药物？为什么？

5. 先炒药后加醋时，宜边喷醋边翻药，使之均匀。

延胡索

（活血化瘀药）

延胡索（元胡）为罂粟科植物延胡索的干燥块茎，主产于浙江东阳、磐安等地，湖北、湖南、江苏亦产。处方用名有延胡索、元胡、醋元胡、醋延胡索、酒延胡索。古代有炒赤色、米炒、醋煮、盐炒、酒蒸、酒炒等方法。现今有醋炙、醋煮、醋蒸、酒炙等方法。

【炮制方法】

1. 延胡索 取原药材，除去杂质，洗净，润透，切厚片，干燥；或用时捣碎。

2. 醋延胡索

（1）醋炙：取净延胡索或延胡索片，用定量的米醋拌匀，闷润。待醋被吸尽后，置炒制容器内，用文火炒干，取出，晾凉。

（2）醋煮：取净延胡索，置煮制容器内，加入定量米醋和适量清水（以平药面为宜），用文火煮至透心，醋液被吸尽后，取出，晾至六成干，切厚片，晒干，或用时捣碎。

每 100kg 净延胡索，用米醋 20kg。

3. 酒延胡索 取净延胡索片，用定量的黄酒拌匀，闷润。待酒被吸尽后，置炒制容器内，用文火炒干，取出，晾凉。

每 100kg 净延胡索，用黄酒 15kg。

【炮制作用】延胡索味辛、苦，性温。归肝、脾经。具有活血、利气、止痛的功效。生品有效成分不易煎出，临床多用醋炙品。醋延胡索行气止痛作用增强，广泛用于身体各部位的多种疼痛证候。酒延胡索的活血止痛作用增强。

【药材性状】延胡索药材呈不规则的扁球形，直径 0.5~1.5cm。表面黄色或黄褐色，有不规则网状皱纹。顶端有略凹陷的茎痕，底部常有疙瘩状突起。质硬而脆，断面黄色，角质样，有蜡样光泽。气微，味苦。

【成品性状】延胡索为不规则圆形厚片或扁球形；外表皮黄色或黄褐色，有不规则细皱纹；切面或断面黄色，角质样，具蜡样光泽；气微，味苦。醋延胡索形如延胡索或呈片状，表面和切面黄褐色，质较硬；微具醋香气。酒延胡索颜色同醋延胡索，略有酒气。

【工艺改进】预热中药烤制箱，待箱内温度达到 120℃并恒定，将与醋拌匀、闷润 4.5 小时的延胡索在烤箱内铺好，于烤箱内烤干。

问题探讨

生延胡索与醋延胡索的现代应用

生物碱类被认为是延胡索的主要活性成分，其中叔胺型和季铵型生物碱占比最高。延胡索中的季铵碱（如去氢延胡索甲素等）是治疗冠心病的有效成分，加热醋炒使季铵碱含量下降，作用减弱，所以治疗冠心病时，以用延胡索生品为佳。

延胡索甲素、乙素、丑素是其止痛有效成分，但游离生物碱难溶解于水，醋炙后，游离生物碱与乙酸结合生成乙酸盐，易溶于水，提高有效成分的煎出率，从而增强了止痛作用。这与传统的醋炙增强止痛作用的观点相吻合。

乳香

（活血化瘀药）

乳香为橄榄科植物乳香树及同属植物的树皮渗出的树脂，主产于索马里、埃塞俄比亚及阿拉伯半岛南部，我国广西有栽种。处方用名有乳香、炒乳香、炙乳香、醋乳香。古代有研法、炒制、米制、姜制、醋制、酒制、竹叶制、去油制、煮制、煅制、焙制、乳制、黄连制、灯心制等方法。现今有醋炙、炒黄、炒熔、炒去油等方法。

【炮制方法】

1. 乳香 取原药材，除去杂质，捣碎。

2. 醋乳香 取净乳香，置炒制容器内，用文火炒至冒烟、表面微熔时，喷淋定量的米醋，再炒至表面呈油亮光泽时，迅即取出，晾凉。

每 100kg 乳香，用米醋 5kg。

3. 炒乳香 取净乳香，置炒制容器内，用文火炒至表面熔化、显油亮光泽时，立即取出，晾凉。

【炮制作用】乳香味辛、苦，性温。归心、肝、脾经。具有活血定痛、消肿生肌的功效。生品长于活血消肿止痛，但气味辛烈，对胃有刺激性，易引起呕吐，多外用。醋乳香引药入肝，增强活血止痛、收敛生肌作用，并能矫臭矫味，减少刺激性，利于粉碎。炒乳香可缓和刺激性，利于粉碎，作用与醋乳香基本相同。

【药材性状】乳香药材为不规则长卵形滴乳状、类圆形颗粒或黏合成大小不等的不规则块状物。大者长达 2cm（乳香珠）或 5cm（原乳香）。表面黄白色，半透明，被有黄白色粉末，久存则颜色加深。质脆，遇热软化。破碎面有玻璃样或蜡样光泽。具特异香气，味微苦。

【成品性状】乳香性状同药材。醋乳香表面深黄色，显油亮光泽，略透明，微有醋气。炒乳香表面油黄色，略透明，质坚脆，有特异香气。

【工艺改进】预热中药烤制箱，待箱内温度达到 120℃并恒定，将乳香在烤箱内铺好，烤至表面熔化、显光亮时取出，放凉。

没药

（活血化瘀药）

没药为橄榄科植物地丁树或哈地丁树的干燥树脂，分为天然没药和胶质没药，主产于索马里、埃塞俄比亚、阿拉伯半岛南部及印度等地。处方用名有没药、炒没药、炙没药、醋没药。古代有研法、童便制、蒸制、酒制、去油制、炒制、灯心炒等方法。现今有醋炙、炒黄、炒去油等方法。

【炮制方法】

1. 没药 取原药材，除去杂质，捣碎。

2. 醋没药 取净没药，置炒制容器内，用文火炒至冒烟、表面微熔时，喷淋定量的米醋，再炒至表面光亮时，迅速取出，晾凉。

每 100kg 没药，用米醋 5kg。

3. 炒没药 取净没药，置炒制容器内，用文火炒至表面熔化、显光亮时，立即取出，晾凉。

【炮制作用】没药味辛，苦，性平。归心、肝、脾经。具有散瘀定痛、消肿生肌的功效。生品气味辛烈，对胃有刺激性，易引起呕吐，多外用。醋没药活血止痛、收敛生肌作用增强，并能矫臭矫味，缓和对胃的刺激性，利于粉碎。炒没药可缓和刺激性，利于粉碎。

【药材性状】

1. 天然没药呈不规则颗粒性团块，大小不等，大者直径长达 6cm 以上。表面黄棕色或红棕色，近半透明，部分呈棕黑色，被有黄色粉尘。质坚脆，破碎面不整齐，无光泽。有特异香气，味苦而微辛。

2. 胶质没药呈不规则块状或颗粒，多黏结成大小不等的团块，大者直径长达 6cm 以上，表面棕黄色至棕褐色，不透明，质坚实或疏松，有特异香气，味苦而有黏性。

【成品性状】没药性状同药材。醋没药为不规则小块状或类圆形颗粒状，表面黑褐色或棕褐色，有光泽；具特异香气，略有醋香气，味苦而微辛。炒没药形同没药，表面黑褐色或棕褐色，显油亮光泽，气微香。

甘遂

（泻下药）

甘遂为大戟科植物甘遂的干燥块根，主产于山西、河南、陕西等地。处方用名有甘遂、炙甘遂、醋甘遂。古代有熬制、炒制、醋制、酥制、湿纸裹煨、水煮制、面煮制、焙制等方法。现今有醋炙、米炒、土炒、醋煮、豆腐煮、面煨等方法。

【炮制方法】

1. 甘遂 取原药材，除去杂质，洗净，干燥。

2. 醋甘遂 取净甘遂，用定量的米醋拌匀，闷润。待醋被吸尽后，置炒制容器内，用文火炒干，取出，晾凉。

每 100kg 甘遂，用米醋 30kg。

【炮制作用】甘遂味苦，性寒；有毒。归肺、肾、大肠经。具有泻下逐水、消肿散结的功效。生品有毒，作用峻烈，外用适量。醋甘遂毒性降低，缓和峻泻作用，多入丸、散剂。

【药材性状】甘遂药材呈椭圆形、长圆柱形或连珠形，长 1~5cm，直径 0.5~2.5cm。表面类白色或黄白色，凹陷处有棕色外皮残留。质脆，易折断，断面粉性，白色，木部微显放射状纹理，长圆柱状者纤维性较强。气微，味微甘而辣。

【成品性状】甘遂性状同药材。醋甘遂形如甘遂，表面黄色至棕黄色，有的可见焦斑；微有醋香气，味微酸而辣。

商陆

（泻下药）

商陆为商陆科植物商陆或垂序商陆的干燥根。商陆主产于河南、湖北、安徽等地；垂序商陆主产于山东、浙江、江西。处方用名有商陆、醋商陆。古代有熬法、豆叶蒸、清蒸、绿豆制、豆汤制、黑豆拌蒸、酒制、醋制等方法。现今有醋炙、醋煮等方法。

【炮制方法】

1. 商陆 取原药材，除去杂质，洗净，润透，切厚片或块，干燥。

2. 醋商陆 取净商陆片（块），用定量的米醋拌匀，闷润。待醋被吸尽后，置炒制容器内，用文火炒干，取出，晾凉。

每100kg商陆，用米醋30kg。

【炮制作用】商陆味苦，性寒；有毒。归肺、脾、肾、大肠经。具有逐水消肿、通利二便的功效；外用解毒散结。生品有毒，长于消肿解毒。醋商陆毒性降低，缓和峻泻作用，长于逐水消肿。

【药材性状】商陆药材为横切或纵切的不规则块片，厚薄不等。外皮灰黄色或灰棕色。横切片弯曲不平，边缘皱缩，直径2~8cm；切面浅黄棕色或黄白色，木部隆起，形成数个突起的同心性环轮。纵切片弯曲或卷曲，长5~8cm，宽1~2cm，木部呈平行条状突起。质硬，气微，味稍甜，久嚼麻舌。

【成品性状】商陆性状同药材。醋商陆形如商陆片（块），表面黄棕色，微有醋香气，味稍甜，久嚼麻舌。

知识链接

商陆炮制工艺研究

商陆主要含有三萜皂苷类、多糖类、黄酮类、酚酸类等化合物，其中三萜皂苷被认为是商陆的特征性化学成分。研究表明，其含量最高的皂苷类成分为商陆皂苷甲（EsA），具有抗炎、抗肿瘤等药理作用，现行版《中国药典》规定，生商陆和醋商陆中的EsA含量分别不得少于0.15%、0.20%；其毒性成分主要为商陆皂苷乙（EsB）、商陆皂苷丙（EsC）、商陆皂苷辛（EsH）。

有研究以EsA含量、小鼠胃肠道刺激性为评价指标，对醋炙工艺的炒制温度、炒制时间和加醋量三个因素进行了考察，优选出最佳工艺条件：加30%醋拌匀，闷润至醋被吸尽，于120℃炒制30分钟。不同醋量醋煮对商陆毒性及药效的影响研究发现：LD_{50}（急性毒性实验）从大到小：30%醋煮 > 50%醋煮 > 100%醋煮 > 生品。祛痰效果（酚红排泌法）依次：30%醋煮 > 生品 > 50%醋煮 > 100%醋煮。利尿实验（滤纸法）：与生品相比，醋煮品均有利尿作用，与醋量关系不大，确定以30%醋煮制为佳。

芫花

（泻下逐水药）

芫花为瑞香科植物芫花的干燥花蕾，主产于河南、山东、江苏、安徽、四川等地。处方用名有芫花、炙芫花、醋芫花。古代有熬法、醋炒、醋煮、醋煨、醋泡焙、酒炒、制炭等方法。现今有醋炙、醋煮等方法。

【炮制方法】

1. 芫花 取原药材，除去杂质。

2. 醋芫花 取净芫花，用定量的米醋拌匀，闷润。待醋被吸尽后，置炒制容器内，用文火炒至醋被吸尽，取出，晾凉。

每100kg芫花，用米醋30kg。

【炮制作用】芫花味苦、辛，性温；有毒。归肺、脾、肾经。具有泻水逐饮的功效；外用杀虫疗疮。生品有毒，峻泻逐水力较猛，少有内服，多外敷治疗疥癣、秃疮、冻疮。醋芫花能使毒性降低，缓和峻泻作用和腹痛症状。

【药材性状】芫花药材常3~7朵簇生于短花轴上，基部有苞片1~2片，多脱落为单朵。单朵呈棒槌形，多弯曲，长1~1.7cm，直径约1.5mm；花被筒表面淡紫色或灰绿色，密被短柔毛，先端4裂，裂片淡紫色或黄棕色。质软。气微，味甘、微辛。

【成品性状】芫花性状同药材。醋芫花形如芫花，表面微黄色；微有醋香气。

【工艺改进】醋液加2倍量的水稀释后与芫花拌匀，闷1小时，置滚筒式炒药机中，文火炒至近干，挂火色后取出。

狼毒

（泻下药）

狼毒为大戟科植物月腺大戟或狼毒大戟的干燥根，主产于东北及江苏、安徽、浙江等地。处方用名为生狼毒、炙狼毒、醋狼毒。古代有炙、姜制、醋炒、醋煮、醋浸、油麻制、醋熬、火炮制、猪血制、炒制、酒制等方法。现今有醋炒、醋煮等方法。

【炮制方法】

1. 狼毒 取原药材，除去杂质，洗净，润透，切片，晒干。

2. 醋狼毒 取净狼毒片，用定量的米醋拌匀，闷润。待醋被吸尽后，置炒制容器内，用文火炒干，取出，晾凉。

每100kg狼毒片，用米醋30~50kg。

【炮制作用】狼毒味辛，性平；有毒。归肝、脾经。具有散结、杀虫的功效。生品毒性剧烈，少有内服，多外用杀虫。醋狼毒毒性降低，可供内服。

【药材性状】

1. 月腺大戟 为类圆形或长圆形块片，直径1.5~8cm，厚0.3~4cm。外皮薄，黄棕色或灰棕色，易剥落而露出黄色皮部。切面黄白色，有黄色不规则大理石样纹理或环纹。体轻，质脆，易折断，断面有粉性。气微，味微辛。

2. 狼毒大戟 外皮棕黄色，切面纹理或环纹显黑褐色。水浸后有黏性，撕开可见黏丝。

【成品性状】狼毒性状同药材。醋狼毒形如生狼毒；颜色略暗，闻之微有醋香气。

柴胡

（解表药）

柴胡为伞形科植物柴胡、狭叶柴胡的干燥根，分别习称“北柴胡”和“南柴胡”。北柴胡主产于东北、河南、河北及陕西；南柴胡主产于东北、陕西、内蒙古、河北、江苏、安徽等地。处方用名有柴胡、醋柴胡、鳖血柴胡、酒柴胡。古代有熬法、焙制、酒拌制、酒炒制、醋炒制、蜜制、鳖血制等方法。现今有醋炙、酒炙、鳖血炙、鳖血黄酒炙等方法。

【炮制方法】

1. 柴胡 取原药材，除去杂质及残茎，洗净，润透，切厚片，干燥。

2. 醋柴胡 取净柴胡片，用定量的米醋拌匀，闷润。待醋被吸尽后，置炒制容器内，用文火炒干，取出，晾凉。

每100kg柴胡，用米醋20kg。

3. 酒柴胡 取净柴胡片，用定量的黄酒拌匀，闷润。待酒被吸尽后，置炒制容器内，用文火炒干，取出，晾凉。

每100kg柴胡，用黄酒10kg。

4. 鳖血柴胡 取净柴胡片，用定量洁净的新鲜鳖血及适量清水拌匀，闷润。待鳖血被吸尽后，置炒制容器内，用文火炒干，取出，晾凉。

每100kg柴胡，用鳖血12.5kg。

【炮制作用】柴胡味辛、苦，性微寒。归肝、胆、肺经。具有疏散退热、疏肝解郁、升举阳气的功效。生品升散作用强，长于解表退热。醋柴胡缓和升散之性，疏肝解郁止痛作用增强。酒柴胡活血、升举阳气作用增强。鳖血柴胡能抑制升浮之性，清退肝热作用增强。

【药材性状】

1. 北柴胡 呈圆柱形或长圆锥形，长6~15cm，直径0.3~0.8cm。根头膨大，顶端残留3~15个茎基或短纤维状叶基，下部分枝。表面黑褐色或浅棕色，具纵皱纹、支根痕及皮孔。质硬而韧，不易折断，断面纤维性，皮部浅棕色，木部黄白色。气微香，味微苦。

2. 南柴胡 根较细，圆锥形，顶端有多数细毛状枯叶纤维，下部多不分枝或稍分枝。表面红棕色或黑棕色，靠近根头处多具细密环纹。质稍软，易折断，断面略平坦，不显纤维性。具败油气。

【成品性状】北柴胡为不规则厚片；外表皮黑褐色或浅棕色，具纵皱纹和支根痕；切面淡黄白色，纤维性；质硬；气微香，味微苦。南柴胡呈类圆形或不规则片；外表皮红棕色或黑褐色，有时可见根头处具细密环纹或有细毛状枯叶纤维；切面黄白色，平坦；具败油气。醋北柴胡形如北柴胡片，表面淡棕黄色，微有醋香气，味微苦。醋南柴胡形如南柴胡片，微有醋香气。酒柴胡色泽加深，有酒香气。鳖血柴胡色泽加深，有血腥气。

知识链接

生柴胡与醋柴胡的现代应用

柴胡主要含柴胡皂苷、甾醇、挥发油等成分。其中柴胡皂苷、挥发油中的柴胡醇、α-菠菜甾醇具有保肝作用。挥发油中的其他成分有解热作用。

成分研究表明，生柴胡中挥发油含量相对较高，皂苷含量相对较低。醋炙后，柴胡皂苷含量、水溶性浸出物含量、醇溶性浸出物含量均较生品高，而挥发油含量相对较低。说明中医临床用柴胡生品解热，炮制品疏肝止痛是有科学道理的。

香附

（行气药）

香附为莎草科植物莎草的干燥根茎，主产于山东、浙江、湖南、河南等地。处方用名有香附、醋香附、酒香附。古代有炒制、蒸制、煮制、酒制、米泔水浸后蒜仁制、石灰制、胆汁制、制炭、醋煮制、童便制、麸炒制等方法。现今有醋炙、醋煮、醋蒸及酒炙、炒炭等方法。

【炮制方法】

1. 香附 取原药材，除去毛须及杂质，切厚片或碾碎。

2. 醋香附

(1) 醋炙：取净香附片(粒)，用定量的米醋拌匀，闷润。待醋被吸尽后，置炒制容器内，用文火炒干，取出，晾凉。

(2) 醋煮蒸：取净香附，置煮制容器内，加入定量的米醋和适量清水(以平药面为宜)。用文火煮至醋液被吸尽后，再蒸5小时，闷片刻，取出。稍晾，切薄片，干燥。或干燥后捣成绿豆大颗粒。

每100kg香附，用米醋20kg。

3. 酒香附 取净香附颗粒或片，用定量的黄酒拌匀，闷润。待酒被吸尽后，置炒制容器内，用文火炒干，取出，晾凉。

每100kg香附，用黄酒20kg。

【炮制作用】香附味辛、微苦、微甘，性平。归肝、脾、三焦经。具有疏肝解郁、理气宽中、调经止痛的功效。生品长于理气解郁。醋香附专入肝经，增强疏肝止痛作用，并能消积化滞。酒香附通经脉，散结滞。

【药材性状】香附药材多呈纺锤形，有的略弯曲，长2~3.5cm，直径0.5~1cm。表面棕褐色或黑褐色，有纵皱纹，并有6~10个略隆起的环节，节上有未除净的棕色毛须和须根断痕；去净毛须者较光滑，环节不明显。质硬，经蒸煮者断面黄棕色或红棕色，角质样；生晒者断面色白而显粉性，内皮层环纹明显，中柱色较深，点状维管束散在。气香，味微苦。

【成品性状】香附为不规则厚片或颗粒状；外表皮棕褐色或黑褐色，有时可见环节；切面色白或黄棕色，质硬，内皮层环纹明显；气香，味微苦。醋香附形如香附片(粒)，表面黑褐色；微有醋香气，味微苦。酒香附表面红紫色，略有酒香气。

郁金

（活血化瘀药）

郁金为姜科植物温郁金、姜黄、广西莪术或蓬莪术的干燥块根。前两者分别习称“温郁金”和“黄丝郁金”，其余按性状不同习称“桂郁金”或“绿丝郁金”。温郁金主产于浙江；黄丝郁金主产于四川；桂郁金主产于广西；绿丝郁金主产于四川。处方用名有郁金、醋郁金。古代有火炮制、煮制、皂荚制、焙、醋煮、制炭、煨、醋炒、酒炒、甘草制等方法。现今有醋炙、醋煮等方法。

【炮制方法】

1. 郁金 取原药材，除去杂质，洗净，润透，切薄片，干燥。

2. 醋郁金 取净郁金片或颗粒，用定量的米醋拌匀，闷润。待醋被吸尽后，置炒制容器内，用文火炒干，取出，晾凉。

每 100kg 香附，用米醋 10kg。

【炮制作用】郁金味辛、苦，性寒。归肝、心、肺经。具有活血止痛、行气解郁、清心凉血、利胆退黄的功效。生品长于疏肝行气以解郁，活血化瘀以止痛。醋郁金引药入血分，增强疏肝止痛作用。

【药材性状】

1. 温郁金 呈长圆形或卵圆形，稍扁，有的微弯曲，两端渐尖，长 2.5~8.5cm，直径 1~2.5cm。表面灰褐色或灰棕色，具不规则的纵皱纹，纵纹隆起处色较浅。质坚实，断面灰棕色至灰褐色，角质样；内皮层环明显。气微香，味微苦。

2. 黄丝郁金 呈纺锤形，有的稍扁，有的一端细长，长 2~5.5cm，直径 0.5~1.5cm。表面棕灰色或灰黄色，具细皱纹。断面橙黄色，外周棕黄色至棕红色。气芳香，味辛辣。

3. 桂郁金 呈长圆锥形或长圆形，长 2~6.5cm，直径 1~2cm。表面淡棕色至棕色或红棕色，具疏浅纵纹或较粗糙网状皱纹。断面淡棕色至棕色或呈棕褐色，角质样或半角质样。气微，味微辛、苦。

4. 绿丝郁金 呈长椭圆形，有的稍扁，较粗壮，长 1.5~4cm，直径 1~1.5cm。表面灰色或灰黑色，具皱纹。断面棕色至棕褐色或显灰黑色，角质样或半角质样。气微，味淡。

【成品性状】温郁金、桂郁金、绿丝郁金呈椭圆形或长条形薄片；表皮棕色至棕褐色或灰褐色至灰棕色，具皱纹；切面棕黄色至棕褐色或灰褐色至灰棕色，或呈灰黑色；角质样或半角质样。黄丝郁金呈类圆形或长条形薄片；表皮灰黄色，具细皱纹；切面橙黄色或黄褐色，角质样。醋郁金形如郁金，色泽加深，略有醋气。

青皮

（行气药）

青皮为芸香科植物橘及其栽培变种的干燥幼果或未成熟果实的果皮。5—6 月收集自落的幼果，晒干，习称“个青皮”；7—8 月采收未成熟的果实，在果皮上纵剖成四瓣至基部，除尽瓤瓣，晒干，习称“四花青皮”。四花青皮主产于福建、四川、广东、广西、江西、湖南、浙江等地；个青皮全国各地均有分布。处方用名有青皮、醋青皮、麸炒青皮。古代有麸炒制、水蛭炒制、制炭、斑蝥炒制、醋炒、焙、巴豆制、醋熬制、盐制等方法。现今有醋炙、炒焦、炒炭、麸炒等方法。

【炮制方法】

1. 青皮 取原药材，除去杂质，洗净，闷润，切厚片或丝，晒干。

2. 醋青皮 取净青皮片或丝，用定量米醋拌匀，闷润。待醋被吸尽后，置炒制容器内，用文火炒至微黄色时，取出，晾凉。

每100kg青皮，用米醋15kg。

3. 麸炒青皮 定量麦麸撒于温度适宜的炒制容器内，用中火加热，待起烟时，投入净青皮丝或片，不断翻炒，炒至黄色时，取出。筛去麦麸，晾凉。

每100kg青皮，用麦麸10kg。

【炮制作用】青皮味苦、辛，性温。归肝、胆、胃经。具有疏肝破气、消积化滞的功效。生品性烈，辛散破气力强，长于破气消积。醋青皮可缓和辛烈之性，消除发汗作用，以免克伐正气，并引药入肝，增强疏肝止痛、消积化滞作用。麸炒青皮缓和辛散燥烈之性，有化积和中作用。

【药材性状】

1. 四花青皮 果皮剖成4裂片，裂片长椭圆形，长4~6cm，厚0.1~0.2cm。外表面灰绿色或黑绿色，密生多数油室；内表面类白色或黄白色，粗糙，附黄白色或黄棕色小筋络。质稍硬，易折断，断面外缘有油室1~2列。气香，味苦、辛。

2. 个青皮 呈类球形，直径0.5~2cm。表面灰绿色或黑绿色，微粗糙，有细密凹下的油室，顶端有稍突起的柱基，基部有圆形果梗痕。质硬，断面果皮黄白色或淡黄棕色，厚0.1~0.2cm，外缘有油室1~2列。瓤囊8~10瓣，淡棕色。气清香，味酸、苦、辛。

【成品性状】青皮为类圆形厚片或不规则丝状；表面灰绿色或黑绿色，密生多数油室，切面黄白色或淡黄棕色，有时可见瓤囊8~10瓣，淡棕色；气香，味苦、辛。醋青皮形如青皮片或丝，色泽加深，略有醋香气，味苦、辛。麸炒青皮形如青皮片或丝，色泽加深，切面黄色，有焦香气。

艾叶

（止血药）

艾叶为菊科植物艾的干燥叶，主产于湖北、山东、安徽、河北等地。处方用名有艾叶、醋艾叶、艾叶炭、醋艾叶炭。古代有制炭、醋炒、醋煮、醋焙、醋蒸、炒黄、炒焦、米炒、盐炒、酒醋炒、酒炒、米泔水制等方法。现今有醋炙、醋蒸、酒炙、炒焦、炒炭等方法。

【炮制方法】

1. 艾叶 取原药材，除去杂质及梗，筛去灰屑。

2. 醋艾叶 取净艾叶，用定量米醋拌匀，闷润。待醋被吸尽后，置炒制容器内，用文火炒干，取出，晾凉。

每100kg净艾叶，用米醋15kg。

3. 艾叶炭 取净艾叶，置炒制容器内，用中火炒至表面呈焦黑色，喷淋清水少许，灭尽火星，炒至微干，取出，晾凉。

4. 醋艾炭 取净艾叶，置炒制容器内，用中火炒至外表呈焦黑色，喷淋定量米醋，灭尽火星，炒干，取出，晾凉。

每 100kg 净艾叶，用米醋 15kg。

【炮制作用】艾叶味辛、苦，性温；有小毒。归肝、脾、肾经。具有温经止血、散寒止痛的功效；外用祛湿止痒。生品芳香性燥，对胃有刺激性，长于理气血，祛寒燥湿。捣绒做成艾叶卷或艾柱，用以烧灸，具有温煦气血、通达经络的作用。醋艾叶温而不燥，可缓和对胃的刺激性，增强逐寒止痛作用。艾叶炭和醋艾炭辛散之性大减，增强温经止血作用。

【药材性状】艾叶药材多皱缩、破碎，有短柄。完整叶片展平后呈卵状椭圆形，羽状深裂、半裂或浅裂，裂片卵形、卵状披针形或披针形，边缘有不规则的粗锯齿；上表面灰绿色或深黄绿色，有稀疏的柔毛和腺点；下表面密生灰白色绒毛。质柔软，气清香，味苦。

【成品性状】艾叶性状同药材。醋艾叶形如艾叶，微黑色，清香气淡，略有醋气。艾叶炭为焦黑色，多卷曲，破碎。醋艾炭呈不规则的碎片，表面黑褐色，有细条状叶柄；具醋香气。

【工艺改进】预热中药烤制箱，待箱内温度达到 180℃并恒定，将艾叶放入烤箱。烤制 20 分钟或 200℃，烤 10 分钟，停止加热，10 分钟后取出，晾凉。

三棱

（破血行气药）

三棱为黑三棱科植物黑三棱的干燥块茎，分布于东北、黄河流域、长江中下游及西藏。处方用名有三棱、醋三棱。古代有煨制、火炮、醋制、蒸制、煮制、酒制、制炭及药汁制等。现今唯用醋制法，包括醋煮、醋蒸、醋炙等工艺。

【炮制方法】

1. 三棱 取原药材，除去杂质，大小分开，浸泡至六七成透时，捞出，润透，切薄片，干燥。

2. 醋三棱 取净三棱片，用定量米醋拌匀，闷润。待醋被吸尽后，置炒制容器内，用文火加热，炒至色变深，取出，晾凉。

每 100kg 三棱片，用米醋 15kg。

【炮制作用】三棱味辛、苦，性平。归肝、脾经。具有破血行气、消积止痛的功效。生品为血中气药，破血行气消积之力较强，用于血滞经闭、产后瘀滞腹痛、癥瘕结聚、食积痰滞、脘腹胀痛、慢性肝炎或迁延性肝炎等。醋炙后主入血分，增强破瘀散结、止痛的作用，用于瘀滞经闭腹痛、癥瘕结聚、心腹疼痛、胁下胀痛等。

【药材性状】三棱药材呈圆锥形，略扁，长 2~6cm，直径 2~4cm。表面黄白色或灰黄色，有刀削痕，须根痕小点状，略呈横向环状排列。体重，质坚实。气微，味淡，嚼之微有麻辣感。

【成品性状】三棱为类圆形薄片；外表皮灰棕色；切面灰白色或黄白色，粗糙，有多数明显的细筋脉点；气微，味淡，嚼之微有麻辣感。醋三棱形如三棱片，切面黄色至黄棕色，偶见焦黄斑，微有醋香气。

点滴积累

1. 醋炙技术可分为先拌醋后炒药和先炒药后加醋两种操作方法。
2. 醋炙适用于疏肝解郁、散瘀止痛、攻下逐水的药物。
3. 醋炙用米醋量：先拌醋后炒药的药物，一般每 100kg 净药物，用米醋 20kg；先炒药后加醋的药物，一般每 100kg 净药物，用米醋 5kg。
4. 先拌醋后炒药的药物有甘遂、商陆、芫花、狼毒、柴胡、香附、青皮、郁金、艾叶等。
5. 先炒药后加醋的药物有乳香、没药、五灵脂。

第三节　盐炙法

将待炮制品加入定量的食盐水拌炒的技术，称为盐炙。

食盐水系食盐的结晶体加适量水溶化、过滤而得到的澄明液体。主含氯化钠，尚含少量的氯化镁、硫酸镁、硫酸钙等物质。食盐性味咸寒，能强筋骨，软坚散结，清热凉血，解毒，防腐，并能矫味。

（一）盐炙的目的

1. 引药归肾经，增强疗效　如杜仲、巴戟天盐炙增强补肝肾作用；小茴香、橘核、荔枝核盐炙增强理气疗疝作用；益智盐炙增强缩小便和固精的作用。

2. 增强滋阴降相火作用　如知母、黄柏盐炙可增强滋阴降火作用。

3. 缓和药物辛燥之性　有些药物本身性燥，易伤阴，盐炙后不但缓和药物辛燥之性，还能增强补肾固精的功效，如补骨脂、益智。

故盐炙多用于炮制补肾固精、疗疝、利尿和泻相火的中药。

（二）操作方法

有先拌盐水后炒药物和先炒药物后加盐水两种方法。

1. 先拌盐水后炒药　先取一定量的食盐，加适量清水溶解，与净药物拌匀，闷润。待盐水被药物吸尽后，置炒制容器内，用文火炒至规定程度时，取出，晾凉。此法适用于大多数盐水炒的药物，如黄柏、砂仁等。

2. 先炒药后加盐水　取净药物，置炒制容器内，用文火炒至一定程度，均匀喷洒适量的盐水，文火炒至规定程度，取出，晾凉。此法适用于含黏液质较多的药物，如知母、车前子等。

食盐的用量，一般为每 100kg 净药物，用食盐 2kg。

（三）注意事项

1. 加水溶解食盐时，一定要控制水量。水的用量应视药物的吸水情况而定，一般以食盐的 4~5 倍量为宜。若加水过多，则盐水不能被药吸尽，或者过湿不易炒干。水量过少，又不易与药物拌匀。

2. 含黏液质多的药物，不宜先与盐水拌润。车前子、知母等黏液质多的药物遇水容易发黏，盐水不易渗入，炒时又容易粘锅。所以，需先将药材炒至质地疏松，再喷洒盐水，以利于盐水渗入。

3. **火力控制** 盐炙法火力宜小，采用先炒药后加盐水的操作方法时，更应控制火力。若火力过大，加入盐水后，水分迅速蒸发，食盐黏附在锅上，达不到盐炙目的。

> **课堂活动**
> 想一想：先炒药物后加盐水适用于哪些药物？为什么？

黄柏

（清热药）

黄柏为芸香科植物黄皮树的干燥树皮，习称“川黄柏”，剥取树皮后，除去粗皮，晒干。主产于四川、贵州等地。处方用名有黄柏、川黄柏、盐黄柏、酒黄柏、黄柏炭。古代有醋炙、盐水炒、蜜炙、炒、乳汁制、童便制、米泔水制、附子汁制、煅炭等方法。现今有盐炙、酒炙、炒炭等方法。

【炮制方法】

1. **黄柏** 取原药材，除去杂质，喷淋清水，润透，切丝，干燥。

2. **盐黄柏** 取净黄柏丝，用定量盐水拌匀，闷润。待盐水被吸尽后，置炒制容器内，用文火炒干，取出，晾凉。

每 100kg 黄柏，用食盐 2kg。

3. **酒黄柏** 取净黄柏丝，用定量黄酒拌匀，闷润。待酒被吸尽后，置炒制容器内，用文火炒干，取出，晾凉。

每 100kg 黄柏，用黄酒 10kg。

4. **黄柏炭** 取净黄柏丝，置炒制容器内，用武火炒至表面焦黑色、内部深褐色或棕黑色时，喷淋清水少许，灭尽火星，取出，及时摊晾，凉透。

【炮制作用】黄柏味苦，性寒。归肾、膀胱经。具有清热燥湿、泻火除蒸、解毒疗疮的功效。生品苦燥，性寒而沉，长于清热燥湿，解毒疗疮。盐黄柏可缓和苦燥之性，不伤脾胃，并引药入肾，长于滋阴降火。酒黄柏可缓和苦寒之性，免伤脾胃，并能借酒的升腾之力，引药上行，清上焦之热。黄柏炭清湿热中兼有涩性，长于止血。

【药材性状】黄柏药材呈板片状或浅槽状，长宽不一，厚 1~6mm。外表面黄褐色或黄棕色，平坦或具纵沟纹，有的可见皮孔痕及残存的灰褐色粗皮；内表面暗黄色或淡棕色，具细密的纵棱纹。体轻，质硬，断面纤维性，呈裂片状分层，深黄色。气微，味极苦，嚼之有黏性。

【成品性状】黄柏呈丝条状，或卷曲；外表面黄褐色或黄棕色；内表面暗黄色或淡棕色，具纵棱纹；切面纤维性，呈裂片状分层，深黄色；气微，味极苦，嚼之有黏性。盐黄柏形如黄柏丝，表面深黄色，偶有焦斑，味极苦，微咸。酒黄柏表面深黄色，略有酒气。黄柏炭形如黄柏丝，表面焦黑色，内部深褐色或棕黑色；体轻，质脆，易折断；味苦涩。

知识链接

生黄柏与黄柏炭的现代应用

生黄柏苦燥，临床常用于治疗湿热痢疾；而黄柏炭兼具涩性，多用于治疗便血、尿血、崩漏下血而兼有热象者。

黄柏主要含有生物碱、挥发油和黄酮类化合物等，其中生物碱具有显著的抗炎作用。黄柏不同炮制品中所含的生物碱类成分小檗碱和黄柏碱含量存在明显差异：小檗碱含量，盐黄柏 > 黄柏 > 黄柏炭；黄柏碱含量，黄柏≈盐黄柏 > 黄柏炭，黄柏炒炭后小檗碱几乎损失殆尽，因此，中医用黄柏炭治疗崩漏等出血症，而不用于治痢疾。

关黄柏

（清热药）

关黄柏为芸香科植物黄檗的干燥树皮，剥取树皮，除去树皮，晒干。主产于辽宁、吉林等地，内蒙古、河北、黑龙江等地亦产。处方用名有关黄柏、盐关黄柏、酒关黄柏、关黄柏炭。古代有醋炙、盐水炒、蜜炙、炒、乳汁制、童便制、米泔水制、附子汁制、煅炭等方法。现今有盐炙、酒炙、炒炭等方法。

【炮制方法】

1. 关黄柏 取原药材，除去杂质，喷淋清水，润透，切丝，干燥。

2. 盐关黄柏 取净关黄柏丝，用定量盐水拌匀，闷润。待盐水被吸尽后，置炒制容器内，用文火炒干，取出，晾凉。

每 100kg 关黄柏，用食盐 2kg。

3. 酒关黄柏 取净关黄柏丝，用定量黄酒拌匀，闷润。待酒被吸尽后，置炒制容器内，用文火炒干，取出，晾凉。

每 100kg 关黄柏，用黄酒 10kg。

4. 关黄柏炭 取净关黄柏丝，置炒制容器内，用武火炒至表面焦黑色、内部焦褐色时，喷淋清水少许，灭尽火星。取出，及时摊晾，凉透。

【炮制作用】关黄柏味苦，性寒。归肾、膀胱经。具有清热燥湿、泻火除蒸、解毒疗疮的功效。生品苦燥，性寒而沉，长于清热燥湿，解毒疗疮。盐关黄柏可缓和苦燥之性，不伤脾胃，并引药入肾，长于滋阴降火。酒关黄柏可缓和苦寒之性，免伤脾胃，并能借酒的升腾之力，引药上行，清上焦之热。关黄柏炭清湿热中兼有涩性，长于止血。

【药材性状】关黄柏药材呈板片状或浅槽状，长宽不一，厚 2~4mm。外表面黄绿色或淡棕黄色，较平坦，有不规则的纵裂纹，皮孔痕小而少见，偶有灰白色的粗皮残留；内表面黄色或黄棕色。体轻，质较硬，断面纤维性，有的呈裂片状分层，鲜黄色或黄绿色。气微，味极苦，嚼之有黏性。

【成品性状】关黄柏呈丝状；外表面黄绿色或淡棕黄色，较平坦；内表面黄色或黄棕色；切面鲜黄色或黄绿色，有的呈片状分层；气微，味极苦。盐关黄柏形如关黄柏丝，深黄色，偶有焦斑；略具咸味。酒关黄柏形如关黄柏丝，表面深黄色；略有酒气。关黄柏炭形如关黄柏丝，表面焦黑色，断面焦褐色；质轻而脆；味微苦、涩。

知母

（清热药）

知母为百合科植物知母的干燥根茎，春秋二季采挖，除去须根和泥沙，晒干，习称“毛知母”；或除去外皮，晒干，习称“知母肉”。主产于河北、陕西、山西、内蒙古等地。处方用名有知母、知母肉、炒知母、盐知母。古代有煨令微黄、酒炒、盐水炒、蜜水拌炒、童便浸、姜汤浸等方法。现今有盐炙、酒炙、麸炒等方法。

【炮制方法】

1. 知母 取原药材，除去杂质，洗净，润透，切厚片，干燥，去毛屑。

2. 盐知母 取净知母片，置炒制容器内，用文火炒至变色时，喷淋适量食盐水，炒干，取出，晾凉。

每 100kg 知母，用食盐 2kg。

【炮制作用】知母味苦、甘，性寒。归肺、胃、肾经。具有清热泻火、滋阴润燥的功效。生品苦寒滑利，长于清热泻火，生津润燥，尤其是泻肺、胃之火。盐知母能引药下行，专入肾经，增强滋阴降火作用，并善清虚热。

【药材性状】

1. 毛知母 呈长条状，微弯曲，略扁，偶有分枝，长 3~15cm，直径 0.8~1.5cm，一端有浅黄色的茎叶残痕。表面黄棕色至棕色，上面有一凹沟，具紧密排列的环状节，节上密生黄棕色的残存叶基，由两侧向根茎上方生长；下面隆起而略皱缩，并有凹陷或突起的点状根痕。质硬，易折断，断面黄白色。气微，味微甜、略苦，嚼之带黏性。

2. 知母肉 表面黄白色至黄棕色，有扭曲的沟纹，断面黄白色至黄色。

【成品性状】毛知母呈不规则类圆形、长条形或类方形的厚片；外表皮黄棕色或棕色，可见少量残存的黄棕色叶基纤维和凹陷或突起的点状根痕；切面黄白色至黄色；气微，味微甜、略苦，嚼之带黏性。知母肉表面黄白色至黄棕色。盐知母形如知母片，色黄或微带焦斑；味微咸。

车前子

（利水渗湿药）

车前子为车前科植物车前或平车前的干燥成熟种子，全国各地均有分布。处方用名有车前子、盐车前子、炒车前子。古代有酒浸、微炒、焙、酒蒸、米泔水浸蒸、盐水炒等方法。现今有盐炙、炒黄等方法。

【炮制方法】

1. 车前子 取原药材，除去杂质。

2. 炒车前子 取净车前子，置炒制容器内，用文火炒至略有爆鸣声，并有香气逸出时，取出，晾凉。

3. 盐车前子 取净车前子，置炒制容器内，用文火炒至起爆裂声时，喷淋盐水，炒干，取出，晾凉。

每100kg车前子，用食盐2kg。

【炮制作用】车前子味甘，性寒。归肝、肾、肺、小肠经。具有清热利尿通淋、渗湿止泻、明目、祛痰的功效。生品长于利尿通淋，清肺化痰，清肝明目。炒车前子寒性稍减，并能提高煎出效果，作用与生品相似，长于渗湿止泻。盐车前子能引药下行，长于泻热利尿而不伤阴，又能益肝明目。

【药材性状】车前子药材呈椭圆形、不规则长圆形或三角状长圆形，略扁，长约2mm，宽约1mm。表面黄棕色至黑褐色，有细皱纹，一面有灰白色凹点状种脐。质硬。气微，味淡。

【成品性状】车前子性状同药材。炒车前子形如车前子，略鼓起，有焦香气，色泽加深。盐车前子形如车前子，表面棕褐色至黑褐色，部分鼓起，气微香，味微咸。

泽泻

（利水渗湿药）

泽泻为泽泻科植物东方泽泻或泽泻的干燥块茎，主产于四川、江西、福建等地。处方用名有泽泻、盐泽泻。古代有酒浸后炙、酒浸后蒸、清蒸、蒸焙、煨制、酒拌烘等方法。现今有盐炙、麸炒法。

【炮制方法】

1. 泽泻 取原药材，除去杂质，大小个分开，稍浸，洗净，润透，切厚片，干燥，筛去碎屑。

2. 盐泽泻 取净泽泻片，用定量盐水拌匀，闷润。待盐水被吸尽后，置炒制容器内，用文火加热，炒干，取出，晾凉。

每100kg泽泻片，用食盐2kg。

3. 麸炒泽泻 将麸皮撒入温度适宜的炒制容器内，用中火加热，待冒浓烟时，投入泽泻片，不断翻动，炒至药物呈黄色时，取出，筛去麸皮，晾凉。

每100kg泽泻片，用麦麸10kg。

【炮制作用】泽泻味甘、淡，性寒。归肾、膀胱经。具有利水渗湿、泄热、化浊降脂的功效。泽泻生品以利水渗湿为主，用于小便不利、水肿、泄泻、淋浊、湿热黄疸、湿热带下、痰饮等。盐炙后能引药下行，增强滋阴、泄热、利尿的作用，并利尿而不伤阴，用于小便淋涩、遗精淋漓、腰部重痛等。麸炒后寒性缓和，以渗湿和脾、降浊以升清为主，用于脾湿泄泻、痰湿眩晕、脾虚泄泻、久泻等。

【药材性状】泽泻药材呈类球形、椭圆形或卵圆形，长2~7cm，直径2~6cm。表面淡黄色至淡黄棕色，有不规则的横向环状浅沟纹和多数细小突起的须根痕，底部有的有瘤状芽痕。质坚实，断面黄白色，粉性，有多数细孔。气微，味微苦。

【成品性状】泽泻呈圆形或椭圆形厚片；外表皮淡黄色至淡黄棕色，可见细小突起的须根痕；切面黄白色至淡黄色，粉性，有多数细孔；气微，味微苦。盐泽泻形如泽泻片，表面淡黄棕色或黄褐色，偶见焦斑；味微咸。麸炒泽泻表面黄色，偶见焦斑；微有焦香气，味微苦。

益智

（补阳药）

益智为姜科植物益智的干燥成熟果实，主产于海南山区，广东雷州半岛、广西等地亦产。处方用名有益智、益智仁、炒益智仁、盐益智仁。古代有去壳炒、取仁盐炒、米泔水制、姜汁炒、青盐酒煮、蜜炙、煨等方法。现今有清炒、蜜炙、盐炙、盐水蒸等方法。

【炮制方法】

1. 益智 取原药材，除去杂质及外壳。用时捣碎。

2. 盐益智 取净益智，用定量盐水拌匀，闷润。待盐水被吸尽后，置炒制容器内，用文火炒干，取出，晾凉，用时捣碎。

每100kg益智，用食盐2kg。

【炮制作用】益智味辛，性温。归脾、肾经。具有暖肾固精缩尿、温脾止泻摄唾的功效。生品辛温而燥，长于温脾止泻，收摄唾。盐益智辛燥之性缓和，专行下焦，长于固精、缩尿。

【药材性状】益智药材呈椭圆形，两端略尖，长1.2~2cm，直径1~1.3cm。表面棕色或灰棕色，有纵向凹凸不平的突起棱线13~20条，顶端有花被残基，基部常残存果梗。果皮薄而稍韧，与种子紧贴，种子集结成团，中有隔膜将种子团分为3瓣，每瓣有种子6~11粒。种子呈不规则的扁圆形，略有钝棱，直径约3mm，表面灰褐色或灰黄色，外被淡棕色膜质的假种皮；质硬，胚乳白色。有特异香气，味辛、微苦。

【成品性状】益智为不规则扁圆形的种子或种子团残瓣；种子略有钝棱，直径约3mm；表面灰黄色至灰褐色，具细皱纹。外被淡棕色膜质的假种皮；质硬，胚乳白色；有特异香气，味辛、微苦。盐益智形如益智，表面棕褐色至黑褐色，质硬，胚乳白色；有特异香气，味辛、微咸、苦。

杜仲

（补阳药）

杜仲为杜仲科植物杜仲的干燥树皮，主产于湖北、四川、贵州、云南、陕西等地。处方用名有杜仲、川杜仲、炒杜仲、盐杜仲。古代有蜜炙、涂酥炙、姜汁炙、姜酒制、盐水炒、油制、醋炙、童便制等方法。现今有盐炙法。

【炮制方法】

1. 杜仲 取原药材，除去杂质，刮去残留粗皮，洗净，切块或丝，干燥。

2. 盐杜仲 取净杜仲块或丝，用定量盐水拌匀，闷润。待盐水被吸尽后，置炒制容器内，用中火炒至断丝、表面焦黑色时，取出，晾凉。

每100kg杜仲，用食盐2kg。

知识链接

盐杜仲炮制为什么采用中火

炙制技术一般用文火进行操作，但杜仲盐炙需采用中火。这是由于杜仲含有大量杜仲胶。杜仲胶是无效成分，会影响有效成分溶出。杜仲胶经高温易被破坏，而杜仲的有效成分耐热，故可以采用高温加热方法进行炮制，破坏杜仲胶，使胶丝断裂，以利于有效成分溶出。经炮制工艺实验研究发现，武火条件下须成炭才能达到断丝要求，损耗率大；而中火断丝损耗率小，所以杜仲炮制时采用中火进行操作。

【炮制作用】杜仲味甘，性温。归肝、肾经。具有补肝肾、强筋骨、安胎的功效。生品性温偏燥，补肝肾，强筋骨。生品应用很少，仅用于浸酒，临床多用其制品。盐杜仲能引药入肾，直达下焦，温而不燥，增强补肝肾、强筋骨、安胎作用。

【药材性状】杜仲药材呈板片状或两边稍向内卷，大小不一，厚 3~7mm。外表面淡棕色或灰褐色，有明显的皱纹或纵裂槽纹，有的树皮较薄，未去粗皮，可见明显的皮孔。内表面暗紫色，光滑。质脆，易折断，断面有细密、银白色、富弹性的橡胶丝相连。气微，味稍苦。

【成品性状】杜仲为小方块或丝状；外表面淡棕色或灰褐色，有明显的皱纹；内表面暗紫色，光滑；断面有细密、银白色、富弹性的橡胶丝相连；气微，味稍苦。盐杜仲形如杜仲块或丝，表面黑褐色，内表面褐色，折断时橡胶丝弹性较差。味微咸。

补骨脂

（补阳药）

补骨脂为豆科植物补骨脂的干燥成熟果实，除东北、西北地区外，全国各地均有分布。处方用名有补骨脂、破故纸、盐骨脂、盐补骨脂。古代有酒炒、盐炒、麸炒等方法。现今有盐水炙、羊脂炙等方法。

【炮制方法】

1. **补骨脂** 取原药材，除去杂质。

2. **盐补骨脂** 取净补骨脂，用定量盐水拌匀，闷润。待盐水被吸尽后，置炒制容器内，用文火炒至微鼓起，表面黑色或黑褐色，有香气逸出时，取出，晾凉。

每 100kg 补骨脂，用食盐 2kg。

【炮制作用】补骨脂味辛、苦，性温，归肾、脾经。具有温肾助阳、纳气平喘、温脾止泻的功效；外用消风祛斑。生品辛热而燥，温肾作用强，长于温补脾肾，止泻痢。盐补骨脂可缓和辛燥之性，避免伤阴，引药入肾，增强补肾纳气作用。

【药材性状】补骨脂药材呈肾形，略扁，长 3~5mm，宽 2~4mm，厚约 1.5mm。表面黑色、黑褐色或灰褐色，具细微网状皱纹。顶端圆钝，有一小突起。凹侧有果柄痕。质硬，果皮薄，与种子不易分离；种子 1 枚，子叶 2，黄白色，有油性。气香，味辛、微苦。

【成品性状】补骨脂性状同药材。盐补骨脂形如补骨脂，表面黑色或黑褐色，微鼓起；气微香，味微咸。

砂仁

(芳香化湿药)

砂仁为姜科植物阳春砂、绿壳砂、海南砂的干燥成熟果实。阳春砂主产于广东;绿壳砂主产于云南;海南砂主产于海南。处方用名有砂仁、阳春砂、盐砂仁。古代有炒法、煨、酒炒、姜汁拌、盐水浸生炒、萝卜汁浸透后焙等方法。现今有盐炙、姜汁炙等方法。

【炮制方法】

1. 砂仁 取原药材,除去杂质,用时捣碎。

2. 盐砂仁 取净砂仁,用定量盐水拌匀,闷润。待盐水被吸尽后,置炒制容器内,用文火炒干。取出,晾凉,用时捣碎。

每 100kg 砂仁,用食盐 2kg。

【炮制作用】砂仁味辛,性温。归脾、胃、肾经。具有化湿开胃、温脾止泻、理气安胎的功效。生品辛香,长于化湿行气,醒脾和胃,温脾止泻。盐砂仁可缓和辛燥之性,温而不燥,并能引药下行,增强温中暖肾、理气安胎、温肾缩尿作用。

【药材性状】

1. 阳春砂和绿壳砂 呈椭圆形或卵圆形,有不明显的三棱,长 1.5~2cm,直径 1~1.5cm;表面棕褐色,密生刺状突起,顶端有花被残基,基部常有果梗。果皮薄而软,种子集结成团,具三钝棱,中有白色隔膜,将种子团分成 3 瓣,每瓣有种子 5~26 粒。种子为不规则多面体,直径 2~3mm,表面棕红色或暗褐色,有细皱纹。气芳香而浓烈,味辛凉、微苦。

2. 海南砂 呈长椭圆形或卵圆形,有明显的三棱,长 1.5~2cm,直径 0.8~1.2cm。表面被片状、分枝的软刺,基部具果梗痕。果皮厚而硬。种子团较小,每瓣有种子 3~24 粒;种子直径 1.5~2mm。气味稍淡。

【成品性状】砂仁性状同药材。盐砂仁形如砂仁,色泽加深;辛香气略减,味微咸。

小茴香

(散寒止痛药)

小茴香为伞形科植物茴香的干燥成熟果实,主产于内蒙古、山西、黑龙江等地。处方用名有小茴香、小茴、茴香、盐茴香、盐小茴香。古代有炒黄、盐炒、斑蝥制、酒浸炒、麸炒等法。现今有盐炙法。

【炮制方法】

1. 小茴香 取原药材,除去杂质及残梗,筛去灰屑。

2. 盐小茴香 取净小茴香,用定量盐水拌匀,略闷。待盐水被吸尽后,置炒制容器内,用文火炒至微黄色时,取出,晾凉。

每 100kg 小茴香,用食盐 2kg。

【炮制作用】小茴香味辛,性温。归肝、肾、脾、胃经。具有散寒止痛、理气和胃的功效。生品辛散理气作用较强，长于温胃止痛，用于呕吐食少、小腹冷痛或脘腹胀痛。盐制后辛散作用稍缓，专于下行，擅长温肾祛寒，疗疝止痛，用于疝气疼痛及肾虚腰痛等。

【药材性状】小茴香药材为双悬果，呈圆柱形，有的稍弯曲，长4~8mm，直径1.5~2.5mm。表面黄绿色或淡黄色，两端略尖，顶端残留有黄棕色突起的柱基，基部有时有细小的果梗。分果呈长椭圆形，背面有纵棱5条，接合面平坦而较宽。横切面略呈五边形，背面的四边约等长。有特异香气，味微甜、辛。

【成品性状】小茴香性状同药材。盐小茴香形如小茴香，微鼓起，色泽加深，偶有焦斑；味微咸。

橘核

（理气药）

橘核为芸香科植物橘及其栽培变种的干燥成熟种子，全国各地均有分布。处方用名有橘核、橘子核、盐橘核。古代有清炒、酒制、酒焙等方法。现今常用的有盐炙法。

【炮制方法】

1. 橘核 取原药材，除去杂质，洗净，干燥。用时捣碎。

2. 盐橘核 取净橘核，用定量盐水拌匀，略闷。待盐水被吸尽后，置炒制容器内，用文火炒干，取出，晾凉，用时捣碎。

每100kg橘核，用食盐2kg。

【炮制作用】橘核味苦，性平。归肝、肾经。具有理气、散结、止痛的功效。用于疝气疼痛、睾丸肿痛、乳痈乳癖。生品理气散结作用较强，可用于乳痈。盐炙后能引药下行，增强其理气止痛作用，常用于疝气疼痛。

【药材性状】橘核药材略呈卵形，长0.8~1.2cm，直径0.4~0.6cm。表面淡黄白色或淡灰白色，光滑，一侧有种脊棱线，一端钝圆，另端渐尖成小柄状。外种皮薄而韧，内种皮菲薄，淡棕色，子叶2，黄绿色，有油性。气微，味苦。

【成品性状】橘核性状同药材。盐橘核形如橘核，子叶淡棕色或黄绿色，少淡绿色；气微，味微咸、苦。

点滴积累

1. 盐炙技术可分为先拌盐水后炒药和先炒药后加盐水两种操作方法。
2. 盐炙适用于补肾固精、疗疝、利尿和泻相火的药物。
3. 盐炙用食盐水量：一般每100kg净药物，用食盐2kg，食盐用适量水溶解，水量以食盐的4~5倍量为宜。
4. 先拌盐水后炒药的药物有黄柏、关黄柏、益智、杜仲、补骨脂、砂仁等。
5. 先炒药后加盐水的药物有车前子、知母。

第四节 姜炙法

将待炮制品加入定量的姜汁拌炒的技术，称为姜炙。

姜汁系姜科植物鲜姜的根茎经捣碎取汁，或用生姜或干姜加适量水煎煮去渣而得到的黄白色液体。主要成分为挥发油、姜辣素（姜烯酮、姜酮、姜萜酮混合物），还含有多种氨基酸、淀粉及树脂状物等。姜汁味辛，性温，具有解表散寒、温中止呕、化痰止咳的作用。

（一）姜炙的目的

1. 缓和药物寒性，增强和胃止呕作用 如黄连性味苦寒，姜炙后可缓和其寒性，并增强止呕作用。

2. 降低药物副作用，增强疗效 如厚朴对咽喉有刺激性，姜炙后可缓和副作用，增强宽中和胃的功效。

故姜炙多用于炮制祛痰止咳、降逆止呕的药物。

（二）操作方法

1. 姜汁的制备 有捣汁、煮汁两种方法。捣汁（榨汁）是将生姜洗净切碎，置适宜的容器内，捣烂，加适量水，压榨取汁。残渣再加水共捣，压榨取汁，如此反复 2~3 次，合并姜汁，备用。煮汁（煎汁）是取净生姜片，置锅内，加适量水煎煮，过滤，残渣再加水煮，过滤，合并两次滤液，适当浓缩，备用。

2. 姜炙操作

（1）先拌姜汁后炒药：取净药物与一定量的姜汁拌匀，闷润。待姜汁被药物吸尽后，置炒制容器内，用文火炒至规定的程度时，取出，晾凉。

（2）姜的用量：一般为每 100kg 净药物，用生姜 10kg。若无生姜，可用干姜煎汁，用量约为生姜的三分之一。

（三）注意事项

1. 制备姜汁时要控制水量，所得姜汁与生姜比例以 1∶1 为宜。

2. 药物与姜汁拌匀后，需充分闷润，待姜汁完全被吸尽后再文火炒干，否则达不到姜炙的目的。

厚朴

（芳香化湿药）

厚朴为木兰科植物厚朴或凹叶厚朴的干燥干皮、根皮及枝皮，主产于四川、湖北、浙江、江西等地。处方用名有厚朴、川厚朴、姜厚朴。古代有去皮制、姜汁炙、生姜枣制、糯米粥制、盐炒、煮制、醋炙、酥炙等方法。现今有姜汁浸、姜汁炙、姜汁煮等方法。

【炮制方法】

1. 厚朴 取原药材，刮去粗皮，洗净，润透，切丝，干燥。

2. 姜厚朴

（1）姜炙：取净厚朴丝，用适量的姜汁拌匀，闷润。待姜汁被药物吸尽后，置炒制容器内，用文火炒干，取出，晾凉。

(2)姜汁煮：取定量生姜切片，加水煎汤，另取刮净粗皮的厚朴，捆成捆。置姜煎汤中，用文火煮(约2小时)至姜汁被药物吸尽后，取出，切丝，干燥。

每100kg厚朴，用生姜10kg。

【炮制作用】厚朴味苦、辛，性温。归脾、胃、肺、大肠经。具有燥湿消痰、下气除满的功效。生品味辛辣，对咽喉有刺激性。"不以姜制，则棘人喉舌"，一般内服都不生用。姜厚朴能消除对咽喉的刺激性，增强宽中和胃止呕作用。

【药材性状】

1. 干皮 呈卷筒状或双卷筒状，长30~35cm，厚0.2~0.7cm，习称"筒朴"；近根部的干皮一端展开如喇叭口，长13~25cm，厚0.3~0.8cm，习称"靴筒朴"。外表面灰棕色或灰褐色，粗糙，有时呈鳞片状，较易剥落，有明显椭圆形皮孔和纵皱纹，刮去粗皮者显黄棕色。内表面紫棕色或深紫褐色，较平滑，具细密纵纹，划之显油痕。质坚硬，不易折断，断面颗粒性，外层灰棕色，内层紫褐色或棕色，有油性，有的可见多数小亮星。气香，味辛辣、微苦。

2. 根皮(根朴) 呈单筒状或不规则块片；有的弯曲似鸡肠，习称"鸡肠朴"。质硬，较易折断，断面纤维性。

3. 枝皮(枝朴) 呈单筒状，长10~20cm，厚0.1~0.2cm。质脆，易折断，断面纤维性。

【成品性状】厚朴呈弯曲的丝条状或单、双卷筒状；外表面黄棕色、灰棕色或灰褐色，有时可见椭圆形皮孔或纵皱纹；内表面紫棕色或深紫褐色，较平滑，具细密纵纹，划之显油痕；切面颗粒性，有油性，有的可见小亮星；气香，味辛辣、微苦。姜厚朴形如厚朴丝，表面灰褐色，偶见焦斑；略有姜辣气。

知识链接

厚朴的产地加工与现代研究

厚朴药材在产地加工时，干皮需置于沸水中微煮后，堆置阴湿处，"发汗"至内表面变紫褐色或棕褐色时，蒸软，取出，卷成筒状，干燥。现代研究以厚朴酚及和厚朴酚的含量为指标，比较了产地加工厚朴的方法，结果表明，以水煮法和发汗法为优。水煮的方法是剥取茎干树皮，卷成筒，于沸水中煮20分钟，晒干。发汗法的方法是剥取干皮水煮10分钟，取出，上下铺盖青草，堆置，发汗5小时，至内表面颜色变紫褐色、有芳香气时，取出，晒干。

草果

(祛湿药)

草果为姜科植物草果的干燥成熟果实，主产于云南、广西、贵州等地。处方用名有草果、草果仁、炒草果、姜草果仁。古代有去皮法、去皮煨法、炒法、姜炙等方法。现今有炒、煨、姜汁炙等方法。

【炮制方法】

1. 草果仁 取原药材，除去杂质，用中火炒至焦黄色并微鼓起时，取出。稍凉，去壳，取仁，用时捣碎。

2. 姜草果仁 取净草果仁，用适量的姜汁拌匀，闷润。待姜汁被药物吸尽后，置炒制容器内，用文火炒干，取出，晾凉，用时捣碎。

每 100kg 草果仁，用生姜 10kg。

【炮制作用】草果仁味辛，性温。归脾、胃经。具有燥湿温中、截疟除痰的功效。生品辛温燥烈，长于燥湿散寒，除痰截疟。姜草果仁可缓和燥烈之性，长于温中止呕。

【药材性状】草果药材呈长椭圆形，具三钝棱，长 2~4cm，直径 1~2.5cm。表面灰棕色至红棕色，具纵沟及棱线，顶端有圆形突起的柱基，基部有果梗或果梗痕。果皮质坚韧，易纵向撕裂。剥去外皮，中间有黄棕色隔膜，将种子团分成 3 瓣，每瓣有种子多为 8~11 粒。种子呈圆锥状多面体，直径约 5mm；表面红棕色，外被灰白色膜质的假种皮，种脊为一条纵沟，尖端有凹状的种脐；质硬，胚乳灰白色。有特异香气，味辛、微苦。

【成品性状】草果仁呈圆锥状多面体，直径约 5mm；表面棕色至红棕色，有的可见外被残留灰白色膜质的假种皮；种脊为一条纵沟，尖端有凹状的种脐；胚乳灰白色至黄白色；有特异香气，味辛、微苦。姜草果仁形如草果仁，棕褐色，偶见焦斑；有特异香气，味辛辣、微苦。

竹茹

（化痰止咳平喘药）

竹茹为禾本科植物青秆竹、大头典竹或淡竹的茎秆的干燥中间层，主产于长江流域和南方各地。处方用名有竹茹、淡竹茹、姜竹茹。古代有炒令香、姜汁炒、醋浸等方法。现今有姜汁炙法。

【炮制方法】

1. 竹茹 取原药材，除去杂质，切段或揉成小团。

2. 姜竹茹 取净竹茹，用适量的姜汁拌匀，闷润。待姜汁被药物吸尽后，置炒制容器内，用文火炒至黄色时，取出，晾凉。

每 100kg 竹茹，用生姜 10kg。

【炮制作用】竹茹性味甘，微寒。归肺、胃、心、胆经。具有清热化痰、除烦、止呕的功效。生品长于清热化痰，除烦。姜竹茹可增强降逆止呕作用。

【药材性状】竹茹药材为卷曲成团的不规则丝条或呈长条形薄片状。宽窄厚薄不等，浅绿色、黄绿色或黄白色。纤维性，体轻松，质柔韧，有弹性。气微，味淡。

【成品性状】竹茹性状同药材。姜竹茹形如竹茹，表面黄色；微有姜香气。

点滴积累

1. 姜炙技术的操作是先拌姜汁后炒药。
2. 姜炙适用于祛痰止咳、降逆止呕的药物。
3. 姜炙时，每 100kg 净药物，用生姜 10kg，捣汁或煮汁，姜汁与生姜的比例为 1:1。
4. 常用姜炙的药物有厚朴、草果、竹茹等。

第五节　蜜炙法

将待炮制品加入定量炼蜜拌炒的技术，称为蜜炙。

蜂蜜味甘，性平，具有补中益气、润肺止咳、缓和药性、矫味的作用。中药炮制常用的是炼蜜，能和药物起协同作用，增强药物疗效，或具解毒、缓和药性、矫味矫臭等作用。

（一）蜜炙的目的

1. 增强润肺止咳的作用　如百部、款冬花、紫菀等药，蜜炙后均能增强润肺止咳的作用。故有"蜜炙甘缓而润肺"之说。

2. 增强补脾益气的作用　如黄芪、甘草、党参等药，蜜炙能起协同作用，增强其补中益气的功效。

3. 缓和药性　如麻黄发汗作用较猛，蜜炙后能缓解其发汗力，并可增强其止咳平喘的功效。

4. 矫味和消除副作用　如百部，对胃有一定刺激性，蜜炙除能增强其本身的止咳作用外，还可缓和对胃的刺激性，以免引起呕吐。

故蜜炙多用于炮制止咳平喘、补脾益气类药物。

（二）操作方法

1. 炼蜜的制备　将蜂蜜置锅内，用武火加热至徐徐沸腾后，改用文火保持微沸，并除去泡沫及上浮蜡质。然后用箩筛或纱布滤去死蜂、杂质，再倾入锅内，加热至116~118℃，满锅起鱼眼泡，手捻之有黏性，两指间尚无长白丝出现时，迅速出锅。炼蜜的含水量控制在10%~13%为宜。

2. 蜜炙操作　有先拌蜜后炒药物和先炒药物后加蜜两种方法。

(1)先拌蜜后炒药：称取一定量的炼蜜，加适量开水稀释，与净药物拌匀，闷润。待蜜被药物吸尽后，置炒制容器内，用文火炒至颜色加深、不粘手时，取出，晾凉。此法适用于大多数蜜炙的药物，如甘草、黄芪等。

炼蜜的用量，一般为每100kg净药物，用炼蜜25kg。

(2)先炒药后加蜜：取净药物，置炒制容器内，用文火炒至颜色加深，再加入一定量的炼蜜，迅速翻动，使蜜与药物拌匀。炒至不粘手时，取出，晾凉。此法先炒药，可以除去部分水分，使药物质地略变酥松，蜜较易被吸收，故适用于质地致密、蜜不易被吸收的药物，如百合、槐角等。

炼蜜的用量，一般为每100kg净药物，用炼蜜5kg。

（三）注意事项

1. 炼蜜时，火力不宜过大，以免溢出锅外或焦化。

2. 炼蜜不可过老，含水量控制在10%~13%为宜。否则黏性太强不易与药物拌匀。

3. 炼蜜过于浓稠，可加适量开水稀释，加水量为蜜量的1/3~1/2，以蜜液能与药物拌匀，又无剩余的蜜液为宜。加水可使蜜液黏稠度降低，易与药物拌匀，易于吸收。水少则润不均匀，水多则不易炒干，易发霉变质。

4. 药物拌蜜后宜闷润 4~5 小时，使蜜液逐渐渗入饮片内部。

5. 炒制时，火力宜小，因为长时间闷润，使药材质地变软，炒制时火力大，易致外焦内软。炒制的时间可稍长，尽量将水分除去，避免药物发霉。

6. 蜜炙药物须凉后密闭贮存，以免吸潮发黏或发酵变质。

技能赛点

“蜜炙透心”的操作要点

“蜜炙透心”是传统对蜜炙品炮制质量要求的专业术语，即要求蜜炙品折断面应有蜜浸的色泽，习称“蜜浸色”，成品外观性状呈现“表面见蜜少，内外浸蜜色，闻之有蜜香，尝之有蜜味，握之不粘手，整体色均匀”。那么，在蜜炙操作中需要注意哪些操作要点，以达到“蜜炙透心”的要求，而避免只是表面“挂蜜”或“挂色”的现象呢？

润制环节：以“蜜尽药透”为原则，根据待炮制品的质地把握稀释炼蜜的开水量和润制时间，可以采用折断后观察饮片断面色泽和口尝内有蜜味加以判断；炒制环节：结合润制后饮片质地变软和蜜液黏性较大的特点，应严格控制火力，翻炒勤快、均匀，炒至色泽均匀加深、不粘手时出锅，摊开放凉后应立即（加盖）密闭存放，以免吸潮回软而发黏。

甘草

（补气药）

甘草为豆科植物甘草、胀果甘草或光果甘草的干燥根和根茎。甘草主产于内蒙古、新疆、宁夏、甘肃及东北地区；胀果甘草或光果甘草主产于新疆、甘肃。处方用名有甘草、粉甘草、炙甘草、蜜甘草。古代有炙法、酒酥制、蜜制、醋制、猪胆汁制、盐制、油制、蜜炒、煨、姜汁炒、酒炒等方法。现今有炒、麸炒、蜜炙等方法。

【炮制方法】

1. 甘草　取原药材，除去杂质，洗净，润透，切厚片，干燥。

2. 炙甘草　取一定量的炼蜜，加适量开水稀释，与净甘草拌匀，闷润。待蜜被药物吸尽后，置炒制容器内，用文火炒至黄色或深黄色、不粘手时，取出，晾凉。

每 100kg 甘草，用炼蜜 25kg。

【炮制作用】甘草味甘，性平。归心、肺、脾、胃经。具有补脾益气、清热解毒、祛痰止咳、缓急止痛、调和诸药的功效。生品味甘偏凉，长于泻火解毒，化痰止咳。蜜甘草性平偏温，长于补脾和胃，益气复脉。

【药材性状】

1. 甘草　根呈圆柱形，长 25~100cm，直径 0.6~3.5cm。外皮松紧不一。表面红棕色或灰棕色，具显著的纵皱纹、沟纹、皮孔及稀疏的细根痕。质坚实，断面略显纤维性，黄白色，粉性，形成层环明显，射线放射状，有的有裂隙。根茎呈圆柱形，表面有芽痕，断面中部有髓。气微，味甜而特殊。

2. 胀果甘草 根和根茎木质粗壮，有的分枝，外皮粗糙，多灰棕色或灰褐色。质坚硬，木质纤维多，粉性小。根茎不定芽多而粗大。

3. 光果甘草 根和根茎质地较坚实，有的分枝，外皮不粗糙，多灰棕色，皮孔细而不明显。

【成品性状】甘草为类圆形或椭圆形厚片；外表皮红棕色或灰棕色，具纵皱纹；切面略显纤维性，中心黄白色，有明显放射状纹理及形成层环；质坚实，具粉性；气微，味甜而特殊。炙甘草呈类圆形或椭圆形切片；外表皮红棕色或灰棕色，微有光泽；切面黄色至深黄色，形成层环明显，射线放射状；略有黏性；具焦香气，味甜。

黄芪

（补气药）

黄芪为豆科植物蒙古黄芪或膜荚黄芪的干燥根，主产于山西、内蒙古、黑龙江等地。处方用名有黄芪、炙黄芪、蜜黄芪。古代有蒸法、盐汤浸焙、炒、酒煮、蜜炙、蜜蒸、盐水润蒸、盐蜜水炙、酒拌炒、姜汁炙、米泔水拌炒等方法。现今有麸炒、蜜炙等方法。

【炮制方法】

1. 黄芪 取原药材，除去杂质，大小分开，洗净，润透，切厚片，干燥。

2. 炙黄芪 取一定量的炼蜜加适量开水稀释，与净黄芪片拌匀，闷润。待蜜被药物吸尽后，置炒制容器内用文火炒至老黄色、不粘手时，取出，晾凉。

每 100kg 黄芪，用炼蜜 25kg。

【炮制作用】黄芪味甘，性微温。归肺、脾经。具有补气升阳、固表止汗、利水消肿、生津养血、行滞通痹、托毒排脓、敛疮生肌的功效。生品长于固表止汗，利水消肿，托毒排脓。炙黄芪长于益气补中。

【药材性状】黄芪药材呈圆柱形，有的有分枝，上端较粗，长 30~90cm，直径 1~3.5cm。表面淡棕黄色或淡棕褐色，有不整齐的纵皱纹或纵沟。质硬而韧，不易折断，断面纤维性强，并显粉性，皮部黄白色，木部淡黄色，有放射状纹理和裂隙，老根中心偶呈枯朽状，黑褐色或呈空洞。气微，味微甜，嚼之微有豆腥味。

【成品性状】黄芪为类圆形或椭圆形厚片；外表皮黄白色至淡棕褐色，可见纵皱纹或纵沟；切面皮部黄白色，木部淡黄色，有放射状纹理及裂隙，有的中心偶有枯朽状，黑褐色或呈空洞；气微，味微甜，嚼之有豆腥味。炙黄芪形如黄芪，外表皮浅棕黄或棕褐色，略有光泽；切面皮部浅黄色，木部黄色；具蜜香气，味甜，略带黏性，嚼之微有豆腥味。

【工艺改进】预热中药烤制箱，待箱内温度达到 100℃并恒定。将与炼蜜拌匀的黄芪在烤箱内铺好，烤制 30 分钟，停止加热 10 分钟后取出，晾凉。

麻黄

（解表药）

麻黄为麻黄科植物草麻黄、中麻黄或木贼麻黄的干燥草质茎，主产于吉林、辽宁、内蒙古、山西、河南、河北、陕西等地。处方用名有麻黄、麻黄绒、炙麻黄、炙麻黄绒、蜜麻黄、蜜麻黄绒。古代有蜜炒、炒黄等方法。现今有蜜炙麻黄、麻黄绒、蜜炙麻黄绒等方法。

【炮制方法】

1. 麻黄 取原药材，除去木质茎、残根及杂质，切段。

2. 蜜麻黄 取一定量的炼蜜加适量开水稀释，与净麻黄段拌匀，闷润。待蜜被药物吸尽后，置炒制容器内，用文火炒至不粘手时，取出，晾凉。

每 100kg 麻黄，用炼蜜 20kg。

3. 麻黄绒 取净麻黄段，碾绒，筛去粉末。

4. 蜜麻黄绒 取一定量的炼蜜加适量开水稀释，与净麻黄绒拌匀，闷润。待蜜被药物吸尽后，置炒制容器内，用文火炒至深黄色、不粘手时，取出，晾凉。

每 100kg 麻黄绒，用炼蜜 25kg。

【炮制作用】麻黄味辛、微苦，性温。归肺、膀胱经。具有发汗散寒、宣肺平喘、利水消肿的功效。生品长于发汗解表，利水消肿。蜜麻黄缓和辛散发汗作用，并且炼蜜与麻黄起协同作用，增强宣肺平喘止咳作用。麻黄绒可缓和辛散发汗作用。蜜麻黄绒辛散发汗作用更缓和。

【药材性状】

1. 草麻黄 呈细长圆柱形，少分枝，直径 1~2mm。有的带少量棕色木质茎。表面淡绿色至黄绿色，有细纵脊线，触之微有粗糙感。节明显，节间长 2~6cm。节上有膜质鳞叶，长 3~4mm；裂片 2（稀 3），锐三角形，先端灰白色，反曲，基部联合成筒状，红棕色。体轻，质脆，易折断，断面略呈纤维性，周边绿黄色，髓部红棕色，近圆形。气微香，味涩、微苦。

2. 中麻黄 多分枝，直径 1.5~3mm，有粗糙感。节上膜质鳞叶长 2~3mm，裂片 3（稀 2），先端锐尖。断面髓部呈三角状圆形。

3. 木贼麻黄 较多分枝，直径 1~1.5mm，无粗糙感。节间长 1.5~3cm。膜质鳞叶长 1~2mm；裂片 2（稀 3），上部为短三角形，灰白色，先端多不反曲，基部棕红色至棕黑色。

【成品性状】麻黄为圆柱形的段；表面淡绿色至黄绿色，粗糙，有细纵脊线，节上有细小鳞叶；切面中心显红黄色；气微香，味涩、微苦。蜜麻黄形如麻黄段；表面深黄色，微有光泽，略具黏性；有蜜香气，味甜。麻黄绒为松散的绒团状，黄绿色，体轻。蜜麻黄绒呈松散黏结纤维状，深黄色，微具甜味。

【工艺改进】预热中药烤制箱，待箱内温度达到 90℃并恒定，将与炼蜜拌匀的麻黄在烤箱内铺好，烤制 2 小时，停止加热 10 分钟后取出，晾凉。

知识链接

麻黄蜜炙的现代研究

麻黄主要有效成分为麻黄碱、伪麻黄碱及挥发油。其中麻黄碱具有平喘作用，伪麻黄碱具有利尿作用，挥发油具有发汗作用。

麻黄蜜炙后，具有发汗作用的挥发油含量显著降低(约减少了一半)，具有平喘作用及镇咳、祛痰、抗菌、抗病毒作用的成分含量增高，从而说明麻黄蜜炙后发汗作用降低，而平喘作用增强。

百部

（化痰止咳平喘药）

百部为百部科植物直立百部、蔓生百部或对叶百部的干燥块根。直立百部和蔓生百部主产于安徽、江苏、浙江、湖北等地；对叶百部主产于湖北、广东、福建、四川等地。处方用名有百部、炙百部、蜜百部等。古代有酒浸焙干、熬捣取汁、炒、蒸等方法。现今有酒泡、炒、蜜炙等方法。

【炮制方法】

1. 百部 取原药材，除去杂质，洗净，润透，切厚片，干燥。

2. 蜜百部 取一定量的炼蜜，加适量开水稀释，与净百部片拌匀，闷润。待蜜被药物吸尽后，置炒制容器内，用文火炒至不粘手时，取出，晾凉。

每 100kg 百部，用炼蜜 12.5kg。

【炮制作用】百部味甘、苦，性微温。归肺经。具有润肺下气止咳、杀虫灭虱的功效。生品长于止咳化痰，灭虱杀虫。蜜百部可缓和对胃的刺激性，增强润肺止咳作用。

【药材性状】

1. 直立百部 呈纺锤形，上端较细长，皱缩弯曲，长 5~12cm，直径 0.5~1cm。表面黄白色或淡棕黄色，有不规则深纵沟，间或有横皱纹。质脆，易折断，断面平坦，角质样，淡黄棕色或黄白色，皮部较宽，中柱扁缩。气微，味甘、苦。

2. 蔓生百部 两端稍狭细，表面多不规则皱褶和横皱纹。

3. 对叶百部 呈长纺锤形或长条形，长 8~24cm，直径 0.8~2cm。表面浅黄棕色至灰棕色，具浅纵皱纹或不规则纵槽。质坚实，断面黄白色至暗棕色，中柱较大，髓部类白色。

【成品性状】百部呈不规则厚片或不规则条形斜片；表面灰白色、棕黄色，有深纵皱纹；切面灰白色、淡黄棕色或黄白色，角质样；皮部较厚，中柱扁缩；质韧软；气微，味甘、苦。蜜百部形同百部片，表面棕黄色或褐棕色，略带焦斑，稍有黏性；味甜。

【工艺改进】预热中药烤制箱，待箱内温度达到 130℃并恒定，将与炼蜜拌匀的百部在烤箱内铺好，烤制 30 分钟，停止加热 10 分钟后取出，晾凉。

紫菀

（化痰止咳平喘药）

紫菀为菊科植物紫菀的干燥根和根茎，主产于河北、安徽、河南、黑龙江等地。处方用名有紫菀、炙紫菀、蜜紫菀。古代有蜜浸后焙干、焙、醋炒、童便姜汁制、酒洗、蜜水炒、蜜蒸等方法。现今有炒、蜜炙、蒸等方法。

【炮制方法】

1. **紫菀** 取原药材，除去杂质，洗净，稍润，切厚片或段，干燥。

2. **蜜紫菀** 取一定量的炼蜜，加适量开水稀释，与净紫菀片拌匀，闷润。待蜜被药物吸尽后，置炒制容器内，用文火炒至棕褐色、不粘手时，取出，晾凉。

每100kg紫菀，用炼蜜25kg。

【炮制作用】紫菀味辛、苦，性温。归肺经。具有润肺下气、消痰止咳的功效。生品长于散寒降气祛痰。蜜紫菀增强润肺祛痰作用。

【药材性状】紫菀药材根茎呈不规则块状，大小不一，顶端有茎、叶的残基，质稍硬。根茎簇生多数细根，长3~15cm，直径0.1~0.3cm，多编成辫状；表面紫红色或灰红色，有纵皱纹，质较柔韧。气微香，味甜、微苦。

【成品性状】紫菀呈不规则的厚片或段；根外表皮紫红色或灰红色，有纵皱纹；切面淡棕色，中心具棕黄色的木心；气微香，味甜、微苦。蜜紫菀形如紫菀片（段），表面棕褐色或紫棕色；有蜜香气，味甜。

枇杷叶

（化痰止咳平喘药）

枇杷叶为蔷薇科植物枇杷的干燥叶，华东、西南、中南等省区均产，广东及江苏产量较大。处方用名有枇杷叶、炙枇杷叶、蜜枇杷叶。古代有去毛炙、甘草汤洗后酥炙、蜜炙、枣汁炙、姜炙等方法。现今有炒、蜜炙等方法。

【炮制方法】

1. **枇杷叶** 取原药材，除去绒毛，用水喷润，切丝，干燥。

2. **蜜枇杷叶** 取一定量的炼蜜，加适量开水稀释，与净枇杷叶丝拌匀，闷润。待蜜被药物吸尽后，置炒制容器内，用文火炒至不粘手时，取出，晾凉。

每100kg枇杷叶，用炼蜜20kg。

【炮制作用】枇杷叶味苦，性微寒。归肺、胃经。具有清肺止咳、降逆止呕功效。生品长于清肺止咳，降逆止呕。蜜枇杷叶增强润肺止咳作用。

【药材性状】枇杷叶药材呈长圆形或倒卵形，长12~30cm，宽4~9cm。先端尖，基部楔形，边缘有疏锯齿，近基部全缘。上表面灰绿色、黄棕色或红棕色，较光滑；下表面密被黄色绒毛，主脉于下表面显著突起，侧脉羽状；叶柄极短，被棕黄色绒毛。革质而脆，易折断。气微，味微苦。

【成品性状】枇杷叶呈丝条状；表面灰绿色、黄棕色或红棕色，较光滑；下表面可见绒毛，主脉突出；革质而脆；气微，味微苦。蜜枇杷叶形如枇杷叶丝，表面棕黄色或红棕色，微显光泽，略带黏性；具蜜香气，味微甜。

旋覆花

（化痰止咳平喘药）

旋覆花为菊科植物旋覆花或欧亚旋覆花的干燥头状花序，全国各地均有分布。处方用名有旋覆花、炙旋覆花、蜜旋覆花。古代有蒸法、焙法等方法。现今有炒、蜜炙等方法。

【炮制方法】

1. 旋覆花 取原药材，除去梗、叶及杂质。

2. 蜜旋覆花 取一定量的炼蜜，加适量开水稀释，与净旋覆花拌匀，闷润。待蜜被药物吸尽后，置炒制容器内，用文火炒至不粘手时，取出，晾凉。

每 100kg 旋覆花，用炼蜜 25kg。

【炮制作用】旋覆花味苦、辛、咸，性微温。归肺、脾、胃、大肠经。具有降气、消痰、行水、止呕的功效。生品苦辛之味较强，降气化痰止呕力胜，而止咳作用较弱。蜜旋覆花苦辛降逆止呕作用弱于生品，药性温润，作用偏重于肺，长于润肺止咳，降气平喘。

【药材性状】旋覆花药材呈扁球形或类球形，直径 1~2cm。总苞由多数苞片组成，呈覆瓦状排列，苞片披针形或条形，灰黄色，长 4~11mm；总苞基部有时残留花梗，苞片及花梗表面被白色绒毛，舌状花 1 列，黄色，长约 1cm，多卷曲，常脱落，先端 3 齿裂；管状花多数，棕黄色，长约 5mm，先端 5 齿裂；子房顶端有多数白色冠毛，长 5~6mm。有的可见椭圆形小瘦果。体轻，易散碎。气微，味微苦。

【成品性状】旋覆花性状同药材。蜜旋覆花形如旋覆花，深黄色，手捻稍粘手；具蜜香气，味甜。

前胡

（化痰止咳平喘药）

前胡为伞形科植物白花前胡的干燥根，全国各地均有分布。处方用名有前胡、炒前胡、蜜前胡、炙前胡。古代有竹沥浸、去芦头、生用等方法，现今常用的有蜜炙法。

【炮制方法】

1. 前胡 取原药材，除去杂质，洗净，润透，切薄片，晒干。

2. 蜜前胡 取一定量的炼蜜，加适量开水稀释，与净前胡片拌匀，闷润。待蜜被药物吸尽后，置炒制容器内，用文火炒至不粘手时，取出，晾凉。

每 100kg 前胡片，用炼蜜 25kg。

【炮制作用】前胡味苦、辛，性微寒。归肺经。具有降气化痰、散风清热的功效。生品以清心安神力胜，常用于热病后余热未清，虚烦惊悸，精神恍惚，失眠多梦。蜜前胡润肺止咳作用增强，多用于肺虚久咳或肺痨咳血。

【药材性状】前胡药材呈不规则的圆柱形、圆锥形或纺锤形，稍扭曲，下部常有分枝，长 3~15cm，直径 1~2cm。表面黑褐色或灰黄色，根头部多有茎痕和纤维状叶鞘残基，上端有密集的细环纹，下部有纵沟、纵皱纹及横向皮孔样突起。质较柔软，干者质硬，可折断，断面不整齐，淡黄白色，皮部散有多数棕黄色油点，形成层环纹棕色，射线放射状。气芳香，味微苦、辛。

【成品性状】前胡呈类圆形或不规则形的薄片；外表皮黑褐色或灰黄色，有时可见残留的纤维状叶鞘残基；切面黄白色至淡黄色，皮部散有多数棕黄色油点，可见一棕色环纹及放射状纹理；气芳香，味微苦、辛。蜜前胡形如前胡片，表面黄褐色，略具光泽，滋润；味微甜。

桑白皮

（泻肺平喘药）

桑白皮为桑科植物桑的干燥根皮，主产于河南、安徽地。处方用名有桑白皮、炙桑白皮、蜜桑白皮。古代有酒炒、焙法、蜜蒸等炮制法。现今有炒制、焙制等炮制法。

【炮制方法】

1. 桑白皮 取原药材，除去杂质，洗净，稍润，切丝，干燥。

2. 蜜桑白皮 取一定量的炼蜜，加适量开水稀释，淋入净桑白皮丝中，拌匀，闷润至蜜被药物吸尽后，置炒制容器内，用文火炒至表面深黄色、不粘手时，取出，晾凉。

每 100kg 桑白皮，用炼蜜 25kg。

【炮制作用】桑白皮味甘，性寒。归肺经。具有泻肺平喘、利水消肿的功效。生品长于泻肺行水，用于水肿、尿少、肺热痰多的喘咳。蜜桑白皮缓和寒泻之性，性寒偏润，可润肺止咳，用于肺虚咳喘。

【药材性状】桑白皮药材呈扭曲的卷筒状、槽状或板片状，长短宽窄不一，厚 1~4mm。外表面白色或淡黄白色，较平坦，有的残留橙黄色或棕黄色鳞片状粗皮；内表面黄白色或灰黄色，有细纵纹。体轻，质韧，纤维性强，难折断，易纵向撕裂，撕裂时有粉尘飞扬。气微，味微甘。

【成品性状】桑白皮呈卷曲丝条状；外表面类白色或淡黄白色，有的残留橙黄色或棕黄色鳞片状粗皮；内表面黄白色或灰黄色，有细纵纹；切面纤维状；体轻，质韧，纤维性强；气微，味微甜。蜜桑白皮呈不规则的丝条状；表面深黄色或棕黄色，略有光泽，滋润，纤维性强，易纵向撕裂；气微，味甜。

款冬花

（化痰止咳平喘药）

款冬花为菊科植物款冬的干燥未开放头状花序，主产于河南、甘肃、山西、陕西等地。处方用名有款冬花、冬花、炙冬花、炙款冬花、蜜冬花、蜜款冬花。古代有甘草水浸法、焙法、蜜水炒等方法。现今有炒、蜜炙等方法。

【炮制方法】

1. 款冬花 取原药材，除去杂质及残梗。

2. 蜜款冬花 取一定量的炼蜜，加适量开水稀释，与净款冬花拌匀，闷润。待蜜被药物吸尽后，置炒制容器内，用文火炒至不粘手时，取出，晾凉。

每 100kg 款冬花，用炼蜜 25kg。

【炮制作用】款冬花味辛、微苦，性温。归肺经。具有润肺下气、止咳化痰的功效。生品长于散寒止咳。蜜款冬花药性温润，增强润肺止咳作用。

【药材性状】款冬花药材呈长圆棒状。单生或 2~3 个基部连生，长 1~2.5cm，直径 0.5~1cm。顶端稍膨大，下端渐细或带有短梗，外面被有多数鱼鳞状苞片。总苞片数层，略呈三角形，表面紫红色或淡红色，内表面及边缘有白色绵毛。花序基部苞叶近广卵形。除去总苞片，可见极细小的舌状花及管状花，具冠毛。体轻，质软韧，折断后，有白色橡胶丝样绵毛外露。气香，味微苦而辛。

【成品性状】款冬花性状同药材。蜜款冬花形如款冬花，表面棕黄色或棕褐色，稍带黏性；具蜜香气，味微甜。

百合

（补阴药）

百合为百合科植物卷丹、百合或细叶百合的干燥肉质鳞叶，主产于湖北、湖南、江苏等地。处方用名有百合、炙百合、蜜百合、蒸百合。古代有水洗渍法、炙法、炒法、蜜拌蒸法、酒拌蒸法、蜜合蒸法等方法。现今有蜜炙法。

【炮制方法】

1. 百合 取原药材，除去杂质。

2. 蜜百合 取净百合，置炒制容器内，用文火炒至颜色加深。再加入用开水稀释的炼蜜，迅速翻动，使蜜与药物拌匀，炒至不粘手时，取出，晾凉。

每 100kg 净百合，用炼蜜 5kg。

【炮制作用】百合味甘，性寒。归心、肺经。具有养阴润肺、清心安神的功效。生品性寒，长于清心安神。蜜百合增强润肺止咳作用。

【药材性状】百合药材呈长椭圆形，长 2~5cm，宽 1~2cm，中部厚 1.3~4mm。表面黄白色至淡棕黄色，有的微带紫色，有数条纵直平行的白色维管束。顶端稍尖，基部较宽，边缘薄，微波状，略向内弯曲。质硬而脆，断面较平坦，角质样。气微，味微苦。

【成品性状】百合性状同药材。蜜百合形如百合，表面棕黄色，偶见焦斑，略带黏性；味甜。

槐角

（清热药）

槐角为豆科植物槐的干燥成熟果实，全国各地均有分布。处方用名有槐角、炙槐角、蜜槐角、槐角炭。古代有乳汁制、烧灰、麸炒、胆汁制、煮制和黑豆汁拌蒸、清蒸等方法。现有炒黄、炒焦、蜜炙、炒炭等方法。

【炮制方法】

1. 槐角 取原药材，除去杂质。

2. 蜜槐角 取净槐角，置炒制容器内，用文火炒至鼓起，加入用开水稀释的炼蜜，用文火翻炒至外皮光亮、不粘手时，取出，晾凉。

每 100kg 槐角，用炼蜜 5kg。

3. 槐角炭 取净槐角，置炒制容器内，用武火炒至表面焦黑色、内部黄褐色时，喷淋少许清水，灭尽火星，取出，晾凉，用时捣碎。

【炮制作用】槐角味苦，性寒。归肝、大肠经。具有清热泻火、凉血止血的功效。生品长于清热凉血。蜜槐角缓和苦寒之性，有润肠作用。槐角炭寒性降低，并具收涩之性，长于收敛止血。

【药材性状】槐角药材呈连珠状，长 1~6cm，直径 0.6~1cm。表面黄绿色或黄褐色，皱缩而粗糙，背缝线一侧呈黄色。质柔润，干燥皱缩，易在收缩处折断，断面黄绿色，有黏性。种子 1~6 粒，肾形，长约 8mm，表面光滑，棕黑色，一侧有灰白色圆形种脐；质坚硬，子叶 2，黄绿色。果肉气微，味苦，种子嚼之有豆腥气。

【成品性状】槐角性状同药材。蜜槐角形如槐角，表面稍隆起呈黄棕色至黑褐色，有光泽，略带黏性；具蜜香气，味微甜、苦。槐角炭形如槐角，表面焦黑色，内部深黄褐色；味苦。

点滴积累

1. 蜜炙技术可分为先拌蜜后炒药和先炒药后加蜜两种操作方法。
2. 蜜炙适用于止咳平喘、补脾益气的药物。
3. 蜜炙多用炼蜜，炼蜜的含水量控制在 10%~13% 为宜。
4. 蜜炙用蜜量：先拌蜜后炒药的药物，一般每 100kg 净药物，用炼蜜 25kg；先炒药后加蜜的药物，一般每 100kg 净药物，用炼蜜 5kg。
5. 先拌蜜后炒药的药物有甘草、黄芪、麻黄、百部、紫菀、款冬花、枇杷叶、旋覆花等。
6. 先炒药后加蜜的药物有百合、槐角。

第六节 油炙法

将待炮制品加入定量食用油进行油炒、油炸或油脂涂酥烘烤的方法，称为油炙。

油炙所用辅料主要有植物油和动物油两类。常用的有麻油（芝麻油）和羊脂油。

麻油系脂麻科植物脂麻的干燥成熟种子经压榨所得的脂肪油，主含亚油酸甘油酯、芝麻素等。麻油味甘，性微寒，具有清热、润燥、生肌的作用。因沸点较高，可使药材质地酥脆，常用以炮制马钱子、蛤蚧、地龙、三七等质地坚硬或有毒的药物，使之酥脆，降低毒性。

羊脂油味甘，性热。具有温散寒邪、补肾助阳的作用。故羊脂油炒适用于炮制补虚助阳的药物，如淫羊藿等，起到增强药物温肾助阳的作用。

(一) 油炙的目的

1. 增强疗效 如淫羊藿经羊脂油炙后，能增强温肾助阳作用。

2. 降低毒性 如生马钱子有毒，油炸后毒性降低。

3. 利于粉碎，便于制剂和服用 如三七、蛤蚧等，经油炸或涂酥后，质变酥脆，易于粉碎，并可矫正不良气味。

(二) 操作方法

有油炒法、油炸法和油脂涂酥烘烤法三种方法。

1. 油炒法 取定量羊脂油置锅内，加热熔化，倒入净药物，用文火炒至油被吸尽，药物表面微黄色，呈油亮光泽时，取出，晾凉。

2. 油炸法 取植物油，置锅内加热至沸腾时，倾入净药物，用文火炸至一定程度，取出，沥去油，粉碎。

3. 油脂涂酥烘烤法 动物类药物切成块或锯成短节，放无烟炉火上烤热。用酥油或麻油涂布，加热烘烤，待油脂渗入药内后，再涂再烤。反复操作，直至药物质地酥脆，晾凉或粉碎。

(三) 注意事项

1. 应控制好火力和温度，以免炒焦烤煳，降低疗效，尤其是油炸药物更需注意。

2. 油脂涂酥烘烤药物时，需反复操作直至药物酥脆为止。

淫羊藿

(补阳药)

淫羊藿为小檗科植物淫羊藿、箭叶淫羊藿、柔毛淫羊藿或朝鲜淫羊藿的干燥叶，主产于陕西、山西、湖北、四川、辽宁等地。处方用名有淫羊藿、羊藿、炙淫羊藿、炙羊藿。古代有羊脂炙法、酒煮、米泔水浸法等方法。现今有炒、酒炙、羊脂炙等方法。

【炮制方法】

1. 淫羊藿 取原药材，除去杂质，摘取叶片，喷淋清水，稍润，切丝，干燥。

2. 炙淫羊藿 取定量羊脂油置锅内，加热熔化，加入净淫羊藿丝，用文火炒至油被吸尽、药物表面均匀有光泽时，取出，晾凉。

每 100kg 淫羊藿，用羊脂油(炼油) 20kg。

【炮制作用】淫羊藿味辛、甘，性温。归肝、肾经。具有补肾阳、强筋骨、祛风湿的功效。生品长于祛风湿，强筋骨。羊脂油炙淫羊藿增强温肾助阳作用。

【药材性状】

1. 淫羊藿 二回三出复叶；小叶片卵圆形，长 3~8cm，宽 2~6cm；先端微尖，顶生小叶基部心形，两侧小叶较小，偏心形，外侧较大，呈耳状，边缘具黄色刺毛状细锯齿；上表面黄绿色，下表面灰绿色，主脉 7~9 条，基部有稀疏细长毛，细脉两面突起，网脉明显，小叶柄长 1~5cm。叶片近革质。气微，味微苦。

2. 箭叶淫羊藿 一回三出复叶；小叶片长卵形至卵状披针形，长4~12cm，宽2.5~5cm；先端渐尖，两侧小叶基部明显偏斜，外侧呈箭形。下表面疏被粗短伏毛或近无毛。叶片革质。

3. 柔毛淫羊藿 一回三出复叶；叶下表面及叶柄密被绒毛状柔毛。

4. 朝鲜淫羊藿 二回三出复叶；小叶较大，长4~10cm，宽3.5~7cm，先端长尖。叶片较薄。

【成品性状】淫羊藿呈丝片状；上表面绿色、黄绿色或浅黄色，下表面灰绿色，网脉明显，中脉及细脉凸出，边缘具黄色细毛状细锯齿；近革质，气微，味微苦。炙淫羊藿形如淫羊藿丝，表面浅黄色、显油亮光泽；微有羊脂油气。

三七

（止血药）

三七为五加科植物三七的干燥根和根茎，秋、冬二季采挖，洗净，分开主根、支根及根茎，干燥。支根习称“筋条”，根茎习称“剪口”。主产于云南、广西等地。处方用名有三七、田七、三七粉、熟三七。古代有研、焙等方法。现今有研粉、油炸、蒸制等方法。

【炮制方法】

1. 三七 除去杂质，用时捣碎或研成细粉。

2. 三七粉 取三七，除去杂质，洗净，干燥，粉碎成细粉。

3. 熟三七

(1)油炸：取植物油适量，置锅内加热至沸腾时，倾入大小分挡的三七块，用文火炸至表面棕黄色时，取出，沥去油，晾凉，粉碎。

(2)清蒸：取净三七，洗净，蒸透，取出，及时切片，干燥。

【炮制作用】三七味甘、微苦，性温。归肝、胃经。具有散瘀止血、消肿定痛的功效。三七粉长于散瘀止血，消肿定痛，具有止血而不留瘀、化瘀而不会导致出血的特点。熟三七长于滋补，止血化瘀作用较弱。

【药材性状】

1. 主根 呈类圆锥形或圆柱形，长1~6cm，直径1~4cm。表面灰褐色或灰黄色，有断续的纵皱纹和支根痕。顶端有茎痕，周围有瘤状突起。体重，质坚实，断面灰绿色、黄绿色或灰白色，木部微呈放射状排列。气微，味苦回甜。

2. 筋条 呈圆柱形或圆锥形，长2~6cm，上端直径约0.8cm，下端直径约0.3cm。

3. 剪口 呈不规则的皱缩块状或条状，表面有数个明显的茎痕及环纹，断面中心灰绿色或白色，边缘深绿色或灰色。

【成品性状】三七性状同药材。三七粉为灰黄色的粉末，气微，味苦回甜。熟三七，清蒸为类圆形薄片，表面棕黄色，角质样，有光泽；质坚硬，易折断；气微，味苦回甜。油炸熟三七为浅黄色粉末，略有油气；气微，味苦回甜。

蛤蚧

（补阳药）

蛤蚧为壁虎科动物蛤蚧的干燥体，主产于广西，云南、广东、福建等省亦产。处方用名为蛤蚧、酥蛤蚧、酒蛤蚧。古代有酒浸焙法、酥炙、醋炙、蜜炙、酒浸酥炙等方法。现今有蜜炙、酒炙、砂烫、油酥制等方法。

【炮制方法】

1. **蛤蚧** 取原药材，除去鳞片及头足，切成小块。

2. **酥蛤蚧** 取净蛤蚧，涂以酥油，放无烟炉火上烤至稍黄质脆，除去头足及鳞片，切成小块。

3. **酒蛤蚧** 取净蛤蚧块，用黄酒浸润后，烘干。

每 100kg 蛤蚧，用黄酒 20kg。

【炮制作用】蛤蚧味咸，性平。归肺、肾经。具有补肾益肺、纳气定喘、助阳益精的功效。蛤蚧和酥蛤蚧功效相同，酥后易粉碎，减少腥气，长于补肺益肾，纳气定喘。酒蛤蚧质酥易碎，矫味，便于服用，补肾壮阳作用增强。

【药材性状】蛤蚧药材呈扁片状，头颈部及躯干部长 9~18cm，头颈部约占三分之一，腹背部宽 6~11cm，尾长 6~12cm。头略呈扁三角状，两眼多凹陷成窟窿，口内有细齿，生于颚的边缘，无异型大齿。吻部半圆形，吻鳞不切鼻孔，与鼻鳞相连，上鼻鳞左右各 1 片，上唇鳞 12~14 对，下唇鳞（包括颏鳞）21 片。腹背部呈椭圆形，腹薄。背部呈灰黑色或银灰色，有黄白色、灰绿色或橙红色斑点散在或密集成不显著的斑纹，脊椎骨和两侧肋骨突起。四足均具 5 趾；趾间仅具蹼迹，足趾底有吸盘。尾细而坚实，微现骨节，与背部颜色相同，有 6~7 个明显的银灰色环带，有的再生尾较原生尾短，且银灰色环带不明显。全身密被圆形或多角形微有光泽的细鳞。气腥，味微咸。

【成品性状】蛤蚧为不规则的片状小块；表面灰黑色或银灰色，有棕黄色的斑点及鳞甲脱落的痕迹；切面黄白色或灰黄色；脊椎骨和肋骨突起；气腥，味微咸。酥蛤蚧形如蛤蚧块，色稍黄，质较脆。酒蛤蚧形如蛤蚧块，微有酒香气，味微咸。

点滴积累

1. 油炙技术有油炒法、油炸法、油脂涂酥烘烤法等操作方法。
2. 油炙适用于质地坚硬、有毒及补虚助阳的药物。
3. 油炙用油分植物油和动物油两类，常用的有麻油（芝麻油）和羊脂油。
4. 常用油炙的药物有淫羊藿、三七、蛤蚧等。

炙法是一种用液体辅料炮制药物的常用方法。不同类型辅料对药物的药性、毒理、功效会产生不同的影响。在应用炙制技术炮制药物时，应树立严谨的科学态度，充分满足“辅料有量、炮制有时”的严格要求，规范操作，使炮制的药物发挥最大的疗效。

目标检测

ER 9-2

习题

1. 炙法中哪些药物需用“先炒药后加辅料”法炮制？
2. 黄连常用的炮制品有哪几种？作用特点各是什么？
3. 为什么延胡索、杜仲在临床多用炙制品？
4. 试述姜汁的制备方法。
5. 简述蜜炙操作的注意事项。

（周爱珍　杨　咪）

第十章　煅制技术

ER 10-1

课件

学习目标

1. 掌握　煅制技术的概念、分类、操作方法及注意事项。
2. 熟悉　煅淬法常用的淬液及适用药物。
3. 了解　扣锅煅法的火候判断方法。

导学情景

情景描述:

战国时期,蜀郡太守李冰主持修建都江堰,开凿玉垒山时遇到坚硬岩石。工匠们用铁凿敲击,石屑飞溅却进展缓慢。一天,李冰见工人用水浇灭篝火时岩石崩裂,受此启发,命人堆柴焚烧岩壁,待岩石烧至通红后泼上江水。冷热交替下,岩层酥裂如粉,如此反复,不久后水道得以贯通。两千年后,老药工吴明授徒时以此作比:"煅制法与治水同理,猛火烧透为攻,冷液淬之为守。就像煅赭石,猛火烧至红透后醋淬,质地变酥,止血功效倍增;煅磁石需烧至暗红,淬后质酥脆、易粉碎,方能平肝潜阳。"学徒小王煅制白矾时火候过猛,烧出灰白僵块。吴老拿起未煅透的"夹生矾"摇头道:"火猛则外焦里生,火弱则难成枯矾。煅制如开山,火候分寸差不得!"

学前导语:

煅法是中药炮制常用的方法之一,主要用来处理质地坚硬的矿物药、富含结晶水的矿物药以及炒炭易灰化的药物。通过煅法处理,通常能使富含结晶水的药物失去结晶水,质地坚硬的贝壳、矿物药变得酥脆,炒炭易灰化的药物煅制成炭。

将待炮制品直接放于无烟炉火中或置于适宜的耐火容器内煅烧的方法称为煅法。有些药物煅红后,还要趁炽热投入规定的液体辅料中淬之,称为"煅淬"法。根据操作方法和要求的不同,可将煅法分为明煅法、煅淬法和扣锅煅(暗煅)法。

药物经高温煅烧,能改变其原有性状,使其质地变得疏松,有利于粉碎和煎煮,故有"煅者去坚性"之说。同时有些药物煅后改变了理化性质,减少或消除了副作用,从而提高疗效,或产生新的作用。

煅法多用于矿物类,质地坚硬的贝壳、化石类,以及炒炭时易于灰化和较难成炭的动、植物类药物。

第一节 明煅法

药材煅制时不隔绝空气的方法称明煅法，又称直火煅法。该法多用于较易煅制的矿物类和动物贝壳、化石类药物。此类药物一般经一次煅烧，即能达到质地酥脆的目的。

(一) 明煅的目的

1. 使药物质地酥脆，易于粉碎和煎出有效成分 如花蕊石、钟乳石、石决明等，生品质地坚硬，煅后质变酥脆，便于粉碎和煎煮。

2. 增强药物疗效 如白矾、龙骨、牡蛎等，煅后能增强收敛生肌、固涩作用。

3. 改变药性，产生新的作用 如石膏，生品甘、辛，大寒，具有清热泻火、除烦止渴功效。煅后增加了涩味，寒性减弱，具有收湿敛疮、生肌、止血作用。

(二) 操作方法

1. 直接煅(直火煅) 将药材直接放于无烟炉火上煅至红透或酥脆，取出，放凉。此法一般适用于体积较大且煅制时不易破碎的药物。

2. 间接煅(锅煅) 将药材置铁锅或坩埚等煅制容器内，武火加热，煅透，取出，放凉。此法适用于含结晶水的矿物药以及粒度较小或煅时易碎的药物。

企业视角

目前，工业生产多采用平炉煅和反射炉煅。平炉煅是将药材置炉膛内，武火加热，并用鼓风机促使温度迅速升高且升温均匀。在煅制过程中，可根据要求适当翻动，使药材受热均匀，煅至药材发红或红透时停止加热，取出放凉或进一步加工。此法煅制效率较高，适用于大量生产。但对煅温不宜过高的药物，如蛤壳、石决明、牡蛎等，操作中应注意火候，以免灰化。

反射炉煅是将燃料投入炉内点燃，并用鼓风机吹旺，然后将燃料口密闭，从投料口投入药材，再将投料口密闭。利用鼓风机将火吹旺，强制炉内火焰通过火焰反射管，喷射到煅药室内的药物上煅烧。当药物煅至一定程度时，停止吹风，稍后取出放凉或进一步加工。此法煅制效率较高，适用于大量生产。但对含结晶水的矿物药及在煅制时易燃烧灰化的药材不可用此法煅制。

(三) 注意事项

1. 煅制时，应将药物大小分档，以免生熟不均。
2. 煅制过程中宜一次煅透，中途不得停火，以免出现夹生现象。
3. 煅制温度、时间应适度，温度过高，药材易灰化；温度过低，则煅制不透。
4. 有些药物在煅烧时易产生爆溅，可在容器上加盖(但不密闭)防备。

白矾

(攻毒杀虫止痒药)

白矾为硫酸盐类矿物明矾石族明矾石经加工提炼制成，主要成分为含水硫酸铝钾

[$KAl(SO_4)_2·12H_2O$],主产于甘肃、安徽、浙江、山西、湖北等地。处方用名有明矾、白矾、枯矾等。古代有烧、炼、辅料制、煅法、飞法等方法。现今有生用或煅枯入药。

【炮制方法】

1. **白矾** 取原药材,除去杂质,捣碎或研细。

2. **枯矾** 取净白矾,敲成小块,置适宜容器内,用武火加热至熔化,继续煅至膨胀松泡呈白色蜂窝状固体,完全干燥,停火,晾凉后取出,研成细粉。

煅制白矾时应一次性煅透,中途不得停火、不得搅拌。因搅拌过程中容易堵塞水分挥发的通路,结晶水不易除去,内热不断积蓄,传热性能降低,局部温度过高,而使白矾呈焦黄色。制枯矾时常出现煅制不透的现象,主要原因是用圆底锅,放矾过多,受热后锅底层白矾先熔化,结晶水先行蒸发形成海绵状质地疏松的枯矾,具有较强的隔热能力,一旦形成这种状态,上部液态白矾很难获得较高温度,结晶水不能及时蒸发,以致形成凉后的“僵块”。

【炮制作用】白矾味酸、涩,性寒。归肺、脾、肝、大肠经。外用解毒杀虫,燥湿止痒;内服止血止泻,祛除风痰。枯矾酸寒之性降低,涌吐作用减弱,增强了收湿敛疮、止血化腐作用。

【药材性状】白矾呈不规则的块状或粒状。无色或淡黄白色,透明或半透明。表面略平滑或凹凸不平,具细密纵棱,有玻璃样光泽。质硬而脆。气微,味酸、微甘而极涩。

【成品性状】白矾呈类白色颗粒或粉末,透明或半透明,表面有玻璃样光泽。枯矾呈不透明、白色、蜂窝状或海绵状固体块状物或细粉,无结晶样物质,体轻质松,手捻易碎,味酸涩。

【工艺改进】白矾含水量按分子式中所含结晶水计算为45.53%,由白矾制成枯矾,传统炮制法干燥失重约45%,烤箱180℃ ±1℃,4小时烤品干燥失重为45.5%,两种炮制品的干燥失重无差异。采用烘箱240℃烘4小时,产品优于传统煅法。

知识链接

白矾煅制的温度

白矾煅制时50℃开始失重,120℃开始出现大量吸热过程,大约260℃脱水基本完成,300℃开始分解,但300~600℃分解缓慢,至750℃无水硫酸铝钾脱硫过程大量发生,产生硫酸钾、三氧化二铝及三氧化硫,810℃以后持续熔融,成品水溶性差,出现浑浊并有沉淀,故煅制温度应控制在180~260℃为宜。

皂矾

(杀虫药)

皂矾(绿矾)为硫酸盐类矿物水绿矾族水绿矾的矿石,主要成分为含水硫酸亚铁($FeSO_4·7H_2O$),主产于山东、湖南、甘肃、新疆、陕西、安徽、浙江、河南等地。处方用名有皂矾、绿矾、煅皂矾、醋皂矾等。古代有煅赤、醋淬、姜汁制、童便制、面裹煨、米炒等方法。现今有明煅、煅醋淬等方法。

【炮制方法】

1. **皂矾** 取原药材,除去杂质,打碎。

2. 煅皂矾 取净皂矾打碎，置耐火容器内，用武火加热，煅至汁尽，红透为度，取出，晾凉，研粉。

3. 醋皂矾（矾红） 取净皂矾打碎，置耐火容器内，加入醋，盖好，置炉火上武火加热，待皂矾溶解后搅拌均匀，继续煅至汁尽、药材全部呈绛色为度，取出，晾凉，研粉。

每100kg皂矾，用米醋20kg。

【炮制作用】皂矾味酸，性凉。归肝、脾经。具有解毒燥湿、杀虫补血的功效。内服多煅用，煅后失水变枯，不溶于水，降低了致吐的副作用，增强了燥湿止痒的作用。加醋煅后，降低了致吐的副作用，以利于内服，增强了入肝补血、解毒杀虫功效。

【药材性状】皂矾为不规则碎块。浅绿色或黄绿色，半透明，具光泽，表面不平坦。质硬脆，断面具玻璃样光泽，有铁锈气，味先涩后微甜。

【成品性状】皂矾为不规则团块或颗粒，大小不一。浅绿色或黄绿色，微透明，质硬脆，断面有玻璃样光泽。煅皂矾失水干枯，呈无定形粉末，不透明，光泽消失，绛红色，无臭，味涩。醋皂矾呈无定形粉末，不透明，光泽消失。质地疏松，绛红色或红棕色，无臭，味涩，有醋气。

知识链接

皂矾煅制原理

取皂矾，用明煅法煅至红透，趁热用醋淬透，分析比较炮制前后的性质和含量变化。结果证明，炮制前铁含量为20.13%，醋制后含铁量为24.86%，提高近5%。醋制后加强脆性，质地疏松，而研末制成丸剂，人体易于吸收，增强疗效。同时皂矾通过醋制，使其强烈的酸涩之味大部分消失，减轻对舌喉部黏膜的刺激性。

硼砂

（拔毒化腐生肌药）

硼砂为硼酸盐类硼砂族矿物硼砂经精制而成的结晶，主要含十水合四硼酸钠（$Na_2B_4O_7 \cdot 10H_2O$），主产于青海、西藏等地。处方用名有硼砂、月石、煅硼砂等。古代有熬干、烧、煅、烙、煮等方法。现今有明煅法。

【炮制方法】

1. 硼砂 取原药材，除去杂质，捣碎或研成细粉。

2. 煅硼砂 取净硼砂，适当粉碎，置耐火容器内武火加热，煅至鼓起小泡成雪白酥松块状，取出，放凉碾碎。或置耐火容器内，用武火加热，炒至鼓起小泡或雪白酥松块状，取出，晾凉，碾碎。

【炮制作用】硼砂味甘、咸，性凉。归肺、胃经。本品多生用、外用，内服多作含化剂用。外用清热解毒，内服清肺化痰。煅制后具有燥湿收敛作用，对局部渗出物容易吸收，同时易研成细粉。研究表明，硼砂有弱的抑菌作用，而煅硼砂对皮肤羊毛样小孢子癣菌有较强的抑制作用，可用作消毒防腐剂。

【药材性状】硼砂为不规则的块状。无色透明或白色半透明，有玻璃样光泽。久置空气中易风化成白色粉末。体较轻，质脆易碎。气微，味先略咸，后微带甜，稍有凉感。

【成品性状】硼砂为不规则的碎粒或碎末，透明或半透明，有玻璃样光泽。煅硼砂为白色碎粒或粉末状。质酥松。气微，味咸、苦。

【工艺改进】煅制硼砂的传统方法，往往造成“结底”“夹生”“污过”等现象。改用干燥箱制备，以1~2cm的试样铺展厚度，温度控制在140℃，加热4小时即可。亦有研究表明，采用微波法炮制硼砂，较传统的明煅法效果好，其中火力、加热时间、药材质量对结果影响较大，样品厚度对结果影响不大。

石膏

（清热药）

石膏为硫酸盐类矿物石膏族石膏，主要含含水硫酸钙（$CaSO_4 \cdot 2H_2O$），主产于湖北、甘肃、四川、安徽等地。以湖北应城产者最佳。处方用名有石膏、生石膏、煅石膏等。古代有甘草水飞、煅、糖拌炒等方法。现今有明煅法。

【炮制方法】

1. **石膏** 取原药材，洗净，晒干，敲成小块，除去夹石，碾成粗粉。

2. **煅石膏** 取净石膏块，置无烟炉火或耐火容器内，用武火加热，煅至红透，取出，晾凉，碾碎。

【炮制作用】石膏味甘、辛，性大寒。归肺、胃经。具有清热泻火、除烦止渴的功效。用于外感热病、高热烦渴、肺热喘咳、胃火亢盛、头痛、牙痛。煅后味甘、辛、涩，性寒。具有收湿、生肌、敛疮、止血的功效。外治溃疡不敛、湿疹瘙痒、水火烫伤、外伤出血。

【药材性状】石膏为纤维状的集合体，呈长块状、板块状或不规则块状。白色、灰白色或淡黄色，有的半透明。体重质坚硬而松，无臭，味淡。纵断面呈纤维状或板状，并有绢丝样光泽，半透明。

【成品性状】石膏为白色或灰白色颗粒或粉末。煅石膏为白色的粉末或酥松块状物，表面透出微红色光泽，不透明。体较轻，质软，易碎，捏之成粉。气微，味淡。

【工艺改进】现有用微波法煅制石膏，将石膏放入微波炉，加热20分钟，取出，放凉，碾碎。或将石膏碾碎，置铁锅中武火加热至没有水汽逸出。上述方法都能达到现行版《中国药典》要求。

知识链接

煅石膏的成分

化学成分研究表明，生石膏为二水合硫酸钙，加热至80~90℃开始失水，至225℃时可全部脱水转化为煅石膏，其物理性状也发生改变，应属长石（硬石膏）的性状，但化学成分无变化。石膏的溶出率随结晶水含量的减少而降低。石膏表层的红棕色及灰黄色矿物质和质次的硬石膏中含砷量较高，接近现行版《中国药典》规定的限量，故应注意石膏的来源与质量，生产时应将表层及内部夹石杂质去净。

钟乳石

（温肾壮阳药）

钟乳石为碳酸盐类矿物方解石族方解石，主要含碳酸钙（$CaCO_3$），主产于广西、广东、湖北、四川、贵州、云南、陕西、甘肃、山西等地。处方用名有钟乳石、石钟乳、煅钟乳石等。古代有甘草、紫背天葵汁煮，焙、水飞、炼、煅等方法。现今有明煅法。

【炮制方法】

1. 钟乳石 取原药材，除去杂质，洗净，干燥，砸成小块。

2. 煅钟乳石 取洗净砸碎的钟乳石，置耐火容器内，放入炉火中，武火煅至红透，取出，晾凉，碾碎或研末。

【炮制作用】钟乳石味甘，性温。归肺、肾、胃经。具有温肺、助阳、平喘、制酸、通乳的功效。煅钟乳石易于粉碎和煎出有效成分，增强温肾壮阳作用，也可用于消肿毒。

【药材性状】钟乳石为钟乳状集合体，略呈圆锥形或圆柱形。表面白色、灰白色或棕黄色，粗糙，凹凸不平。体重，质硬，断面较平整，白色至浅灰白色，对光观察具闪星状的亮光，近中心常有一圆孔，圆孔周围有多数浅橙黄色同心环层。气微，味微咸。滴加稀盐酸可见大量泡沫。

【成品性状】钟乳石为不规则碎粒。表面白色、灰白色或棕黄色，粗糙，凹凸不平。断面显闪星状亮光。煅钟乳石呈灰白色不规则块状，质地酥脆，光泽消失。

赤石脂

（收涩药）

赤石脂为硅酸盐类矿物多水高岭石族多水高岭石，主要成分为四水合硅酸铝[$Al_4(Si_4O_{10})(OH)_8 \cdot 4H_2O$]，主产于福建、山东、江苏、河南、陕西、江西、湖南等地。处方用名有赤石脂、煅赤石脂、醋赤石脂等。古代有煅、烧、醋淬、醋炒、水飞、煨等方法。现今有明煅法、醋拌后明煅法。

【炮制方法】

1. 赤石脂 取原药材，除去杂质，捣碎或研成细粉。

2. 煅赤石脂 取净赤石脂，置无烟炉火上，用武火加热，煅至红透，取出，晾凉，捣成粉末。

3. 醋赤石脂 取净赤石脂，碾成细粉，用醋调匀，搓条，切段，干燥后，置无烟炉火上，武火加热，煅至红透，取出，晾凉，用时捣碎。

每 100kg 赤石脂，用米醋 30kg。

【炮制作用】赤石脂味甘、酸、涩，性温。归大肠、胃经。具有涩肠、止血、生肌敛疮的功效。用于久泻久痢、大便出血、崩漏带下；外治疮疡不敛、湿疹脓水浸淫。煅赤石脂与醋赤石脂作用相似，能增强固涩收敛作用。

【药材性状】赤石脂为块状集合体，呈不规则的块状，粉红色、红色至紫红色，或有红白相间的花纹。质软，易碎，断面有的具蜡样光泽，吸水性强，具黏土气，味淡，嚼之无沙粒感。

【成品性状】赤石脂为不规则的碎块或粉末，粉红色、红色至紫红色，或有红白相间的花纹。质软，易碎，断面有的具蜡样光泽。煅赤石脂为土红色细颗粒或细粉，质疏松。醋赤石脂为深红色或红褐色细粉。

知识链接

赤石脂炮制后成分的变化

赤石脂主含硅酸铝，尚含有铁、铅等元素。硅酸铝有吸附作用，并能形成消化道黏膜保护层。煅后钙、铝溶出量增多，铁的溶出量减少，利于止血止泻。水飞能去除杂质铅，降低毒性。

瓦楞子

（化痰止咳平喘药）

瓦楞子为蚶科动物毛蚶、泥蚶或魁蚶的贝壳，主产于浙江、江苏、山东、广东、辽宁等地。处方用名有瓦楞子、煅瓦楞子等。古代有明煅、煅醋淬、煅盐淬、醋制、炙制等方法。现今有明煅法。

【炮制方法】

1. **瓦楞子** 取原药材，洗净，捞出，干燥，碾碎或研粉。
2. **煅瓦楞子** 取净瓦楞子，置耐火容器内，武火加热，煅至酥脆，取出，晾凉，碾碎或研粉。

【炮制作用】瓦楞子味咸，性平。归肺、胃、肝经。具有消痰化瘀、软坚散结、制酸止痛的功效。煅瓦楞子制酸止痛力强，且煅后质地酥脆，便于粉碎入药。

【药材性状】毛蚶略呈三角形或扇形，长 4~5cm，高 3~4cm。壳外面隆起，有棕褐色绒毛或已脱落；壳顶突出，向内卷曲；自壳顶至腹面有延伸的放射肋 30~34 条。壳内面平滑，白色，壳缘有与壳外面直楞相对应的凹陷，铰合部具小齿 1 列。质坚。气微，味淡。

泥蚶长 2.5~4cm，高 2~3cm。壳外面无棕褐色绒毛，放射肋 18~21 条，肋上有颗粒状突起。

魁蚶长 7~9cm，高 6~8cm。壳外面放射肋 42~48 条。

【成品性状】瓦楞子为不规则碎块或粉末。类白色、灰白色至灰黄色。较大碎块外表可见放射状肋线，有的可见棕褐色绒毛。煅瓦楞子呈不规则碎块或粗粉，灰白色或深灰色，光泽消失，质地酥脆。

知识链接

不同炮制品瓦楞子的溶出比较

对瓦楞子 3 种炮制品水煎液进行元素含量测定，锌、铅、锰、铁、钙、铜在 3 种炮制品水煎液中含量的高低为：煅醋淬品 > 煅品 > 生品，其中煅品煎液中钙的含量增加 50 多倍。瓦楞子生品经煅制后，其砷含量均有不同幅度的下降，瓦楞子的煅制时间越长，有害元素砷越易除去。但煅制时间过长可能会损失有效成分，影响疗效，因此煅制时间应适宜。

点滴积累

1. 明煅是将药物直接放在炉火中或置于耐火容器中直接煅烧的一种操作方法。主要用于矿物类、贝壳类以及化石类药物的炮制。
2. 由于明煅法通常不加盖，利于药材中所含水分的蒸发，特别适用于含有结晶水的药物的煅制。

第二节　煅淬法

将待炮制品按明煅法煅烧至红透后，立即投入定量的液体辅料（淬液）中骤然冷却，使之酥松的方法，称为煅淬法。常用的淬液有醋、酒、药汁、清水等。

（一）煅淬的目的

1. 使药物质地疏松，易于粉碎和煎出有效成分　质地坚硬的药物经高温煅烧，受热膨胀后投入淬液中迅速冷却，则表面晶格迅速缩小，内部晶格仍处于膨胀状态，从而产生裂隙，淬液进入裂隙还可继续冷却，产生新的裂隙，经反复煅淬，晶格间完全裂解，因此达到疏松的目的。

2. 改变药物理化性质，减少副作用，增强疗效　某些药物经煅淬后，不仅质地疏松，而且化学成分也会发生改变，从而减少副作用，增强疗效。如自然铜煅后生成硫化亚铁，炉甘石煅后生成氧化锌，含铁矿物药煅后醋淬有醋酸亚铁生成。

3. 除去杂质和毒性成分，洁净药物　如自然铜、磁石、炉甘石等，夹有杂质，甚至含有毒的砷、锶、铅等成分，经煅淬后，可除去。

（二）操作方法

取净药材，直接放于无烟炉火中或置于适宜的耐火容器内，煅烧至红透时，取出，立即投入定量的液体辅料中浸淬，如此反复煅、淬数次，直至质地疏松为度。

（三）注意事项

1. 药材应砸成小块，以减少煅淬的次数。
2. 应煅至药材质地全部疏松、辅料被吸尽为度。
3. 淬液种类和用量由各个药材的性质和目的要求而定。

自然铜

（活血化瘀药）

自然铜为硫化物类矿物黄铁矿族黄铁矿，主要含二硫化铁（FeS_2），主产于辽宁、河北、江苏、安徽、湖北、湖南、广东、四川、云南等地。处方用名有自然铜、煅自然铜等。古代有煅、煅甘草汁淬、煅醋淬、煅酒淬等方法。现今有火煅醋淬法。

【炮制方法】

1. 自然铜 取原药材，除去杂质，洗净，干燥，砸碎。

2. 煅自然铜 取净自然铜，置耐火容器内，用武火加热，煅至红透。立即取出，投入醋液中淬制，待冷后取出，继续煅烧醋淬至黑褐色，外表脆裂，光泽消失，质地酥脆，取出，晾凉，干燥后碾碎。

每 100kg 自然铜，用米醋 30kg。

【炮制作用】自然铜味辛，性平。归肝经。具有散瘀止痛、续筋接骨的功效。本品多煅制用，经煅淬后，可增强散瘀止痛作用，质地酥脆，便于粉碎加工，利于煎出有效成分。

【药材性状】自然铜晶形多为立方体，集合体呈致密小方块状。表面亮淡黄色，有金属光泽；有的黄棕色或棕褐色，无金属光泽。具条纹，条痕绿黑色或棕红色。体重，质坚硬或稍脆，易砸碎，断面黄白色，有金属光泽；或断面棕褐色，可见银白色亮星。

【成品性状】自然铜为不规则碎块粒。表面亮淡黄色，有金属光泽；有的表面黄棕色或棕褐色，无金属光泽。煅自然铜为小立方体或不规则的碎粒或粉末状，呈棕褐色至黑褐色或灰黑色，无金属光泽。质酥脆。略有乙酸气。

知识链接

煅制对自然铜的影响

自然铜主含二硫化铁，煅后二硫化铁分解成硫化铁，经醋淬后表面部分生成醋酸亚铁，且能使药物质地疏松，便于粉碎，并使药物中铁离子溶出增加，易于吸收，促进体内造血系统功能增强，加快造血速度，使血中红细胞总数及血红蛋白含量恢复正常。煅制温度和时间是影响炮制品质量的主要因素，一般认为煅至红透(800℃左右，1~2 小时)，醋淬数次，内外均应煅至无金属光泽、松脆为度。温度过低，二硫化铁尚未分解。温度过高，则生成磁性四氧化三铁，对有效成分的溶出产生不利的影响。

赭石

(平肝息风药)

赭石为氧化物类矿物刚玉族赤铁矿，主要含三氧化二铁(Fe_2O_3)，主产于山西、河北、广东、河南、山东、四川、湖南等地。处方用名有赭石、代赭石、煅赭石等。古代有煅醋淬、水飞、煨醋淬、酒醋煮等方法。现今有火煅醋淬法。

【炮制方法】

1. 赭石 取原药材，除去杂质，洗净晒干，打碎。

2. 煅赭石 取净赭石砸成小块，置耐火容器内用武火加热，煅至红透，立即倒入醋液淬制，如此反复煅淬至质地酥脆、淬液用尽为度。

每 100kg 赭石，用米醋 30kg。

【炮制作用】赭石味苦，性寒。归肝、心、肺、胃经。具有平肝潜阳、重镇降逆、凉血止血的功效。煅赭石降低了苦寒之性，增强了平肝止血作用，并使质地酥脆，易于粉碎和煎出有效成分。

【药材性状】赭石为鲕状、豆状、肾状集合体，多是不规则的扁平块状。暗棕红色或灰黑色，条痕樱红色或红棕色，有的有金属光泽。一面多有圆形的突起，习称“钉头”；另一面与突起相对应处有同样大小的凹窝。体重，质硬，砸碎后断面显层叠状。气微，味淡。

【成品性状】赭石呈不规则形的块状，棕红色至暗棕红色，有的可见圆形突起或凹窝，有的具金属光泽。煅赭石为无定形粉末或成团粉末，暗褐色或紫褐色，光泽消失，质地酥脆，略带醋气。

知识链接

生赭石与煅赭石比较

对赭石生品、煅品水溶性成分光谱分析，煅赭石比生赭石的锰、铁、钙、镁、硅等成分溶出量都有较大增加，证明煅后药物质地酥脆，确使有效成分易于溶出，尤其钙的溶出量增加30多倍，而对人体有害成分砷的溶出量大大减少。

磁石

（安神药）

磁石为氧化物类矿物尖晶石族磁铁矿，主要含四氧化三铁（Fe_3O_4），主产于辽宁、河北、山东、安徽、江苏等地。处方用名有磁石、灵磁石、煅磁石等。古代有烧醋淬后水飞、药汁煮后水飞、烧酒淬等方法。现今有火煅醋淬法。

【炮制方法】

1. **磁石** 取原药材，除去杂质，碾碎。

2. **煅磁石** 取净磁石，砸成小块，置耐火容器内，用武火煅至红透，趁热倒入醋液内淬制，冷却后取出，反复煅淬至酥脆，取出干燥，碾碎。

每100kg磁石，用米醋30kg。

【炮制作用】磁石味咸，性寒。归肝、心、肾经。具有镇惊安神、平肝潜阳、聪耳明目、纳气平喘的功效。煅磁石聪耳明目、补肾纳气力强，质地酥脆，易于粉碎及煎出有效成分，缓和了重镇安神功效。

【药材性状】磁石为块状集合体，呈不规则块状，或略带方形，多具棱角。表面灰黑色或棕褐色，有金属样光泽。体重，质坚硬，断面不整齐，具磁性，有土腥气，味淡。

【成品性状】磁石为不规则的碎块，灰黑色或褐色，具金属光泽。具磁性。煅磁石为不规则的碎块或颗粒。表面黑色。质硬而酥。无磁性。有醋香气。

知识链接

煅制对磁石成分的影响

对磁石炮制前后含砷量进行比较，发现磁石经煅醋淬后，砷含量显著降低。另有报道，采用原子发射光谱分析炮制前后微量元素的变化。发现磁石中含有的有害元素钛、锰、铝、铬、钡、锶等，煅制后均有变化，尤其锶在煅制后未检出，故说明磁石煅制对消除其含有的有害元素具有一定意义。

紫石英

（补虚药）

紫石英为氟化物类矿物萤石族萤石，主要含氟化钙（CaF_2），主产于浙江、江苏、湖南、湖北、河北、甘肃、辽宁、黑龙江等地。处方用名有紫石英、煅紫石英等。古代有煅、煅醋淬、水飞、煨等方法。现今有火煅醋淬法。

【炮制方法】

1. 紫石英 取原药材，除去杂质，洗净，干燥，碾碎或捣碎。

2. 煅紫石英 取净紫石英块，置耐火容器内，用武火加热，煅至红透。立即倒入醋中淬制，取出，反复煅淬至酥脆，干燥，捣碎。

每100kg紫石英，用米醋30kg。

淬制时药物冷却后迅速取出，不宜长期浸泡，否则时间过长药物颜色转白，影响质量。

【炮制作用】紫石英味甘，性温。归肾、心、肺经。具有温肾暖宫、镇心安神、温肺平喘的功效。煅紫石英质地疏松，便于粉碎加工，易于煎出有效成分，温肺降逆、散寒暖宫力强。

【药材性状】紫石英为不规则块状，外表紫色或绿色，透明至半透明，有玻璃样光泽。气微，味淡。

【成品性状】紫石英为不规则碎块。紫色或绿色，半透明至透明，有玻璃样光泽。煅紫石英为不规则碎块或粉末。表面黄白色、棕色或紫色，无光泽。质酥脆。有醋香气，味淡。

知识链接

紫石英的使用注意

紫石英主含氟化钙，人体摄入氟过多，会对牙齿、骨骼、神经系统、肾脏、心血管及甲状腺有损害作用，临床上应辨证使用，不宜久服。

在小鼠急性实验中，未发现紫石英对小鼠有明显急性毒性作用，但对个别动物的体重和食量有一定影响，可能与紫石英属矿石类药物，质地坚硬，碍胃难消有关。故通常临床以煅紫石英入药。紫石英火煅醋淬后有利于粉碎，也有研究表明煅淬后有效成分Ca^{2+}的溶出量增加，有害元素如铅、砷、汞等均不同程度减少，因此紫石英的煅制除易于粉碎外，更具有减毒增效的作用。

炉甘石

（拔毒化腐生肌药）

炉甘石为碳酸盐类矿物方解石族菱锌矿，主要含碳酸锌（$ZnCO_3$），主产于广西、湖南、四川、云南等地。处方用名有炉甘石、煅炉甘石、制炉甘石等。古代有煅黄连淬、三黄汤制、黄连制、龙胆制、煅淬等方法。现今有煅淬法。

【炮制方法】

1. 炉甘石 取原药材，除去杂质，打碎。

2. 煅炉甘石 取净炉甘石，置耐火容器内，用武火加热，煅至红透，取出，立即倒入水中浸淬，搅拌，倾取上层水中混悬液，残渣继续煅淬3~4次，至不能混悬为度，合并混悬液，静置，待澄清后倾去上层清水，干燥，研成细粉。

知识链接

水飞炉甘石为何只取上部混悬液?

炉甘石含毒副作用成分铅等，火煅、水飞后铅含量降低。炉甘石中的铅在溶出物中含量大于3%，而火煅、水飞后只占0.4%。从临床用药安全角度考虑，炉甘石水飞时应只取上部混悬液，沉而不浮者应弃去。

3. 制炉甘石

(1)黄连汤制：取黄连加水煎汤2~3次，过滤去渣，合并药汁浓缩，加入煅炉甘石细粉中拌匀，吸尽后，干燥。

每100kg煅炉甘石细粉，用黄连12.5kg。

(2)三黄汤制：取黄连、黄柏、黄芩加水煮汤2~3次，至苦味淡薄，过滤去渣，加入煅炉甘石细粉中拌匀，吸尽后，干燥。

每100kg煅炉甘石，用黄连、黄柏、黄芩各12.5kg。

本品多作眼科外用药，临床要求极细药粉，大多煅淬后还需水飞制取，制炉甘石应选用水飞后的细粉。

【炮制作用】炉甘石味甘，性平。归肝、脾经。具有解毒明目退翳、收湿止痒敛疮的功效。炉甘石一般不生用，也不作内服，多作外敷剂使用，经煅淬水飞后，质地纯洁细腻，适宜于眼科及外敷用，消除了由于颗粒较粗而造成的对敏感部位的刺激性。采用黄连及三黄汤煅淬或拌制，可增强清热明目、敛疮收湿的功效。

【药材性状】炉甘石为不规则碎块状，表面白色或淡红色，不平坦，具众多小孔，显粉性。体轻，易碎，气微，味微涩。

【成品性状】炉甘石为不规则碎块状，表面灰白色或淡红色，显粉性。煅炉甘石呈白色、淡黄色或粉红色的粉末；体轻，质松软而细腻光滑。气微，味微涩。制炉甘石呈黄色或深黄色细粉，质轻松，味苦。

点滴积累

1. 煅淬法针对的是质地非常坚实，经过明煅处理仍然达不到质地酥脆的矿石类药材。常用操作有醋淬、酒淬、药汁淬、清水淬等。
2. 煅淬法在明煅的基础上加入淬制这一环节，加大了对矿物的破坏程度，故适合明煅法的药物，除含结晶水类的之外，亦可以通过煅淬法来炮制。

第三节　扣锅煅法

将待炮制品在高温、密闭、缺氧条件下煅烧成炭的方法称扣锅煅法，又称密闭煅法、闷煅法、暗煅。适用于煅制质地疏松、炒炭易灰化及某些中成药在制备过程需要综合制炭的药物。

（一）煅炭的目的

1. 增强和产生止血作用　如血余炭和棕榈炭，生品一般不入药，煅炭后，能产生止血作用。灯心草、荷叶等煅成炭后，增强止血作用。

2. 降低毒性和刺激性　如干漆等有毒性和有刺激性的药物，煅炭后毒性降低或消除。

（二）操作方法

将净药物置锅内，上盖一较小的锅，两锅结合处先用湿纸封堵，再用盐泥封严，扣锅上压一重物，扣锅底部贴一白纸条，或放几粒大米。待盐泥稍干后，先用文火后用武火加热，煅至白纸或大米呈焦黄色、药物全部炭化存性为度，离火，待冷却后，取出药物。

另有在两锅盐泥封闭处留一小孔，用筷子塞住，在炉火上煅烧，时时观察小孔处的烟雾，当有白烟至黄烟转成青烟减少时，降低火力，煅至基本无烟时，离火，冷却后取出药物。

亦可滴水于扣锅底部，若立即沸腾，可判定煅制程度适中。

（三）注意事项

1. 需待封堵的盐泥半干时再煅烧。煅烧过程中，由于药材受热炭化，有大量气体及浓烟从锅缝中喷出，应随时用湿泥堵封，以防空气进入，使药物灰化。

2. 药材煅透后应放置冷却再开锅，以免药材遇空气后燃烧灰化。

3. 煅锅内药料不宜放得过多、过紧，以免煅制不透，影响煅炭质量。装药量一般为锅容量的2/3，变化剧烈的血余、干漆等，装量不能超过锅容量的1/3，以免产生多量气体将扣锅顶开。

血余炭

（止血药）

血余炭为人发制成的炭化物，全国各地均有分布。处方用名为血余炭等，古代有燔制、烧灰、扣锅煅、炙制、焙等方法。现今有扣锅煅法。

【炮制方法】取头发，除去杂质，反复用稀碱水洗去油垢，清水漂净，晒干，装于锅内，上扣一个口径较小的锅，两锅结合处用盐泥或黄泥封固，上压重物，扣锅底部贴一白纸条，或放几粒大米，先用文火加热，稍后改为武火加热，煅至白纸或大米呈深黄色为度，离火，晾凉后取出，剁成小块。

【炮制作用】血余炭味苦，性平。归肝、胃经。具有收敛止血、化瘀、利尿的功效。本品不生用，入药必须煅制成炭，煅后具有止血作用。

【成品性状】血余炭为不规则的小块状，大小不一，乌黑而光亮，有多数细孔。体轻，质脆。用火烧之有焦发气，味苦。

棕榈

（收敛止血药）

棕榈为棕榈科植物棕榈的干燥叶柄，主产于海南、浙江、福建、广东、云南、贵州、台湾等地。处方用名有棕板、棕榈炭、陈棕炭、棕板炭等。古代有烧、煅、炒等方法。现今有扣锅煅法。

【炮制方法】

1. **棕榈** 取原药材，除去杂质，洗净，切段，干燥，筛去灰屑。

2. **棕榈炭**

(1) 煅炭：取净棕榈段或棕板块置锅内，上扣一较小锅，两锅结合处用盐泥封固，上压重物，并贴一块白纸条或大米数粒，先用文火加热，稍后改为武火加热，煅至白纸或大米呈深黄色时，停火，待锅凉后，取出。

(2) 炒炭：取净棕板，切成小块，用武火炒至黑棕色，喷淋少量清水，取出干燥。

【炮制作用】棕榈炭味苦、涩，性平。归肺、肝、大肠经。具有收涩止血的功效。生棕榈不入药，经煅后具有止血作用。

【药材性状】棕板为不规则的块，表面红棕色，粗糙，有纵直皱纹，两面附有多数棕色绒毛，切面纤维状。质坚实，气微，味淡。

【成品性状】棕榈为块状，呈棕红色，有纵直皱纹，两侧有棕色硬毛，断面纤维状，质硬而韧。棕榈炭呈不规则块状，大小不一。表面黑褐色至黑色，有光泽，有纵直条纹；触之有黑色炭粉。内部焦黄色，纤维性。略具焦香气，味苦涩。

【工艺改进】砂烫制炭，以砂温 250℃，加热烫制 8 分钟左右，烫至棕榈表面深褐色、内部棕褐色。成品收得率为 70%，棕榈炭存性程度适中，饮片质量均匀，有效成分含量高，止血效果好。

知识链接

棕榈的现代研究

棕榈中含有对羟基苯甲酸、原儿茶酸、原儿茶醛、d- 儿茶素、没食子酸等成分。棕榈经制炭后，所含化学成分的组成和含量发生了复杂的变化，总鞣质含量有所下降。高效液相色谱法初步分析，棕榈中检出 19 个成分，棕榈炭中则可检出 26 个成分，而且对羟基苯甲酸的含量成倍增长，其他对照品没食子酸、原儿茶酸、原儿茶醛、d- 儿茶素在相应的位置上也可检出。动物实验表明，棕榈炭能缩短出血时间和凝血时间。

灯心草

（利水渗湿药）

灯心草为灯心草科植物灯心草的干燥茎髓，主产于江苏、四川、云南、贵州等地。处方用名有灯心草、灯心、灯心炭、朱砂拌灯心、青黛拌灯心等。古代有烧炭、煅炭、朱砂拌制等方法。现今有煅炭法。

【炮制方法】

1. 灯心草 取原药材，拣净杂质，剪成段。

2. 灯心炭 取净灯心草，扎成小把，置煅锅内，上扣一口径较小的锅，接合处用盐泥封固，在扣锅上压以重物，并贴一条白纸或数粒大米，先用文火加热，稍后改为武火加热，煅至白纸或大米呈深黄色时停火，待锅凉后，取出。

3. 朱砂拌灯心 取灯心草段，置盆内，喷淋清水少许，微润。加朱砂细粉，撒布均匀，并随时翻动，至表面挂匀朱砂为度，取出，晾凉。

每100kg灯心草，用朱砂6.25kg。

4. 青黛拌灯心 取灯心草段，置盆内，喷淋清水少许，微润。加青黛粉，撒布均匀，并随时翻动，至表面挂匀青黛为度，取出，晾凉。

每100kg灯心草，用青黛15kg。

【炮制作用】灯心草味甘、淡，性微寒。归心、肺、小肠经。具有清心火、利小便的功效。灯心草长于利水通淋。灯心炭凉血止血，清热敛疮，多外用治咽痹、乳蛾、阴疳。朱砂拌灯心偏于清心安神，青黛拌灯心偏于凉血清肝热。

【药材性状】灯心草为细圆柱形，表面白色或淡黄白色，有细纵纹。体轻，质软，略有弹性，易拉断，断面白色。气微，味淡。

【成品性状】灯心草呈段状。体轻，质软，断面白色。灯心炭呈细圆柱形的段。表面黑色。体轻，质松脆，易碎。气微，味微涩。朱砂拌灯心全体披朱砂细粉，青黛拌灯心全体披青黛细粉。

荷叶

（收涩药）

荷叶为睡莲科植物莲的干燥叶，主产于湖南、福建、江苏、浙江及南方各地。处方用名有荷叶、荷叶炭等。古代有煅、烧令烟尽、焙、熬、炒黄等方法。现今有煅炭法。

【炮制方法】

1. 荷叶 取原药材，除去杂质及叶柄，抢水洗净，稍润，切丝，干燥。

2. 荷叶炭 取净荷叶折叠后平放锅内，留有空隙，上扣一个口径较小的锅，两锅接合处用盐泥封固，上压重物，并贴一白纸条或大米数粒。先用文火加热，稍后改为武火加热，煅至白纸条或大米呈深黄色时，停火，待锅凉后，取出。

【炮制作用】荷叶味苦，性平。归肝、脾、胃经。具有清暑化湿、升发清阳、凉血止血的功效。用于暑热烦渴，暑湿泄泻，脾虚泄泻，血热吐衄，便血崩漏。荷叶炭收涩化瘀止血力强，用于出血症和产后血晕。

【药材性状】荷叶呈半圆形或折扇形，展开后呈类圆形，全缘或稍呈波状，直径20~50cm。上表面深绿色或黄绿色，较粗糙；下表面淡灰棕色，较光滑，有粗脉21~22条，自中心向四周射出；中心有突起的叶柄残基。质脆，易破碎。稍有清香气，味微苦。

【成品性状】荷叶呈不规则的丝状。上表面深绿色或黄绿色，较粗糙；下表面淡灰棕色，较光滑，叶脉明显突起。质脆，易破碎。荷叶炭呈不规则的片状，表面棕褐色或黑褐色。气焦香，味涩。

干漆

（活血化瘀药）

干漆为漆树科植物漆树的树脂经加工后的干燥品，一般收集盛漆器具底留下的漆渣，干燥，主产于甘肃、陕西、山西、河南、山东、江苏、浙江、安徽、江西、湖北、四川、云南、贵州、广东等地。处方用名有干漆、煅干漆、干漆炭等。古代有熬绝烟、烧、煅炭、炒、煮等方法。现今有炒炭、煅烧法。

【炮制方法】

1. 煅干漆 取净干漆块置锅内，上盖一个口径较小的锅，两锅接合处用盐泥封闭，上压重物，扣锅底部贴一白纸条或放几粒大米，先用文火加热，稍后改为武火加热，煅至白纸或大米呈老黄色为度。离火，待凉后取出，剁成小块或碾碎。

2. 炒干漆 取净干漆砸成小块，置锅中，中火加热，炒至枯焦、黑烟尽，取出，晾凉。

【炮制作用】干漆味辛，性温；有毒。归肝、脾经。具有破瘀通经、消积杀虫的功效。用于瘀血经闭，癥瘕积聚，虫积腹痛。生干漆辛温有毒，伤营血，损脾胃，不宜生用。煅后降低其毒性和刺激性。

【药材性状】干漆呈不规则块状，黑褐色或棕褐色，表面粗糙，有蜂窝状细小孔洞或呈颗粒状。质坚硬，不易折断，断面不平坦。具特殊臭气。

【成品性状】煅干漆形如干漆，表面棕褐色至黑色，粗糙，呈蜂窝状或颗粒状。质松脆，断面有空隙。微具特殊臭气。炒干漆呈大小不一的颗粒状，焦黑色，质坚硬，具孔隙，无臭，味淡。

点滴积累

1. 扣锅煅又称密闭煅、闷煅、暗煅，操作条件是高温、密闭、缺氧。
2. 扣锅煅的最终目的是制备炭药，与清炒技术中的炒炭目的一致，不同点在于，炒炭易灰化或者因临床特殊需要综合制炭的药，则需要用扣锅煅技术来进行炮制。

“煅者去其坚性”，煅法属于所有炮制项目中温度比较高的一项炮制方法。为了达到炮制目的，部分药物需要反复多次煅和淬，如果煅不到位，肉眼不太容易分辨出来。“炮制无人见，存心有天知”，炮制虽繁，但不敢省人工，炮制后的饮片质量与临床用药密切相关，也体现着我们炮制人对中药、对患者负责的态度。我们要坚持初心不改，从细节做起，努力为百姓做优质的中药，服务临床，服务患者，服务社会。

ER 10-2

习题

目标检测

1. 简述煅制的目的。
2. 什么是煅淬法？该法适用于哪类药物？
3. 自然铜为什么多煅淬后入药？
4. 简述扣锅煅制的方法。
5. 血余炭的炮制作用是什么？并说明其止血机制的研究现状。

（殷吉磊　孙亚楠）

第十一章　水火共制技术

ER 11-1

课件

学习目标

1. 掌握　蒸法、煮法、惮法的含义、炮制目的、操作方法及适用药物。
2. 熟悉　蒸、煮、惮法代表性药物的炮制方法、成品性状和炮制作用。
3. 了解　蒸、煮、惮法常用药物的现代研究概况。

导学情景

情景描述：

古色古香的中药坊里，药香萦绕。老药工们正小心翼翼地将鲜地黄洗净，放入特制的蒸笼中，熊熊柴火燃起，蒸汽升腾，地黄在氤氲热气中开始了蜕变之旅。蒸制完成后，将地黄取出晾晒，在阳光与月光的交替浸润下，反复操作九次。这看似繁复的“九蒸九晒”过程，不仅是时间与技艺的沉淀，更蕴藏着中药炮制的奥秘，经过如此炮制的地黄，药性发生了奇妙转变，从清热凉血的鲜地黄，变为补血滋阴的熟地黄。这变化是如何发生的？蒸煮惮法在中药炮制中还有哪些独特之处？让我们一同开启这一章的探索之旅。

学前导语：

地黄入药部位是其块根。生地黄具有清热凉血、养阴生津的作用。生地黄经九蒸九晒后成为熟地黄，药性发生改变，具有补血滋阴，益精填髓的作用。本章将讲解水火共制技术用于中药的炮制，包括蒸、煮、惮法等。

在炮制过程中既需用火加热，又需用水传热，常常还需加入某些液体辅料或固体辅料的炮制加工技术称为水火共制。其目的是改变药物性能，增强疗效，消除或降低其毒副作用，纯净药物，便于切制。常用的有蒸、煮、惮法。

第一节　蒸法

将待炮制品加辅料或不加辅料装入蒸制容器内隔水加热，用蒸汽蒸透或蒸至规定程度的方法，称为蒸法。其中，不加辅料者为清蒸法，加辅料者为加辅料蒸法。直接利用流通蒸汽蒸制者称为“直接蒸法”，置密闭容器内隔水蒸制者称为“间接蒸法”，又称为炖法。

（一）蒸制的目的

1. 改变药物性能，扩大用药范围 如地黄生品性寒，清热凉血，蒸制后药性由寒转温，功效由清变补。

2. 减少副作用 如大黄生用气味重浊，走而不守，直达下焦，泻下作用峻烈，易伤胃气；酒蒸后泻下作用缓和，能减轻腹痛等副作用。黄精生用刺激咽喉，蒸后刺激性消失。

3. 保存药效，利于贮存 如黄芩蒸后破坏了酶类，利于保存苷类有效成分。桑螵蛸蒸后杀死虫卵，便于贮存。

4. 便于软化切片 如木瓜质地坚硬，用水浸润不易渗入。天麻含糖类较多，久泡易损失有效成分。采用蒸制软化切片的方法软化效果好，效率较高，饮片外表美观，容易干燥。

（二）蒸制的操作方法

1. 洗涤 将待炮制的药物洗涤干净。

2. 分档 大小分档。

3. 润 质地坚硬者可适当先用水浸润 1~2 小时，用液体辅料同蒸者，可利用该辅料润透药物，以提高蒸制的效果。

4. 蒸 将洗净润透或拌匀辅料后润透的待炮制品，置笼屉或铜罐等蒸制容器内，隔水加热或流通蒸汽加热至所需程度取出，切片，干燥。

蒸制时间一般视药物而不同，短者 1~2 小时，长者数十小时，有的还要求反复蒸制（如九蒸九晒）。

（三）注意事项

1. 蒸前要将药物大小分档，使蒸制的药物程度均匀一致。

2. 须用液体辅料拌蒸的药物应待辅料被吸尽后再蒸制。

3. 蒸制时一般先用武火，“圆气”后改用文火，要保证有足够的蒸汽。但在非密闭容器中酒蒸时，要先用文火，防止酒快速挥发，达不到酒蒸的目的。

4. 控制蒸制时间。过短达不到蒸制目的，过久则影响药效，某些药物还可能“上水”，难于干燥。需长时间蒸制的药物应不断添加开水，以免水煮干，蒸汽中断。并要有专人值班，以确保安全。

5. 加液体辅料蒸制完毕后，若容器内有剩余的辅料，应拌入药物后再进行干燥。

知识链接

“圆气”与“上水”

“圆气”是指药物在蒸制过程中，由于火力较大，使水分大量蒸发，而在蒸制容器周围出现大量蒸汽的现象。

“上水”是指药物在蒸制过程中，由于连续加热、蒸制时间过长或处理不当，使药物吸水过多、难以干燥的现象。

一、清蒸

将待炮制品不加辅料装入蒸制容器内，用水蒸气蒸制的方法，称为清蒸。清蒸法多用于炮制难于软化、贮存的药物。

黄芩

（清热燥湿药）

黄芩为唇形科植物黄芩的干燥根，主产于山西、河北以及东北等地。处方用名有黄芩、酒黄芩、黄芩炭等。古代有炒黄、炒焦、炒炭、酒洗、酒炒、煅存性、米醋浸炙、酒浸焙、蜜炙、姜炙、土炒、醋炒、米泔水浸法、清蒸、清水煮等方法。现今有清蒸、清水煮、酒炙、炒炭等方法。

【炮制方法】

1. 黄芩 取原药材，除去杂质，蒸半小时，取出，切薄片，干燥。或置沸水中煮 10 分钟，取出，闷透，切薄片，干燥（注意避免暴晒）。

2. 酒黄芩 取黄芩片，加黄酒拌匀，闷润，待酒被吸尽时，置锅内，文火炒至深黄色，取出，放凉。

每 100kg 黄芩片，用黄酒 10kg。

3. 黄芩炭 取净黄芩片，置温度适宜的热锅内，用武火炒至表面黑褐色、内部深黄色时，喷淋清水少许，灭尽火星，取出，晾凉。

> **课堂活动**
>
> 洗黄芩药材应该抢水洗，净黄芩药材干燥时应注意避免暴晒。为什么？

【炮制作用】黄芩味苦，性寒。归肺、胆、脾、大肠、小肠经。具有清热燥湿、泻火解毒、止血、安胎的功效。生黄芩苦寒力强，清热泻火力峻。酒黄芩苦寒作用缓和，入血分，并可借酒向上升腾和外行，用于上焦肺热及四肢肌表之湿热；同时，酒炙后可避免对脾阳的损伤，还能杀酶保苷，保存药效。黄芩炭以清热止血为主，用于血热吐衄。

【药材性状】根呈圆锥形，扭曲。表面棕黄色或深黄色，有稀疏的疣状细根痕，上部较粗糙，有扭曲的纵皱或不规则的网纹，下部有顺纹和细皱纹，质硬而脆，易折断。断面黄色，中心红棕色。老根中心呈枯朽状或中空，暗棕色或棕黑色。气微，微苦。

【成品性状】黄芩为类圆形或不规则薄片，外表皮黄棕色或棕褐色，切面黄棕色或黄绿色，具放射状纹理，有的中央呈棕色或中空，质硬而脆，气微，味苦。酒黄芩形如黄芩片，略带焦斑，有的中心呈棕色或中空，微有酒气。黄芩炭表面呈黑褐色，体轻，有焦炭气。

【工艺改进】黄芩软化切制的最佳工艺为：沸水煮制 5~10 分钟，或蒸制 30 分钟，切制 1~1.5cm 厚的饮片，80℃左右干燥。酒黄芩的最佳炮制条件为：加酒量 10%，加热时间 10 分钟，加热温度 120℃。

企业视角

在中药饮片加工企业，中药材，尤其是根及根茎类中药材在切制前，常需用水浸泡过夜以软化药材，但在黄芩的加工炮制过程中，却严格避免用水浸泡过夜，而采用沸水煮制或蒸制的软化方法。黄芩主要含有黄芩苷、汉黄芩苷等黄酮类化合物。黄芩软化过程中若采用冷水进行软化处理，则黄芩中所含的黄芩苷酶和汉黄芩苷酶在适宜的条件下，可使黄芩苷和汉黄芩苷水解生成相应的苷元（黄芩素和汉黄芩素），而黄芩苷元不溶于水，易沉积在黄芩表面，且黄芩苷元性质不稳定，容易被氧化成绿色的醌类衍生物，导致疗效降低。通过蒸制或沸水煮后，可高温杀灭酶的活性，既可保存有效成分，又可使药物软化，便于切片，保证饮片的质量和原有的色泽。

桑螵蛸

（固精缩尿止带药）

桑螵蛸为螳螂科昆虫中华大刀螳、棕污斑螳、广斧螳的干燥卵鞘，习称“团螵蛸”“长螵蛸”“黑螵蛸”。主产于广西、云南、湖北、湖南、河北、辽宁等地。处方用名有桑螵蛸、盐桑螵蛸。古代有炒黄、炒焦、麸炒、酒浸炒、蜜制、醋煮、清蒸、盐蒸、酒制等方法。现今有清蒸、盐炙等方法。

【炮制方法】

1. 蒸桑螵蛸 取原药材，除去杂质，置蒸制容器内，用武火蒸约1小时，至颜色加深、手指挤压不冒浆液时，取出，干燥，用时剪碎。

2. 盐桑螵蛸 取净桑螵蛸，加盐水拌匀，闷润，至盐水被吸尽，置热锅内，文火炒至有香气逸出，取出，晾凉。

每100kg净桑螵蛸，用食盐2.5kg。

【炮制作用】桑螵蛸味甘、咸，性平。归肝、肾经。具有固精缩尿、补肾助阳的功效。生桑螵蛸可使人泄泻，不生用。蒸桑螵蛸可消除致泻副作用，又可杀死虫卵，有利于保存药效。盐桑螵蛸引药下行，增强了固精缩尿、补肾助阳的作用。

【药材性状】“团螵蛸”略呈圆柱形，表面浅黄褐色，体轻，质松而韧，气微腥，味淡或微咸。“长螵蛸”呈长条形，表面灰黄色，质硬而脆。“黑螵蛸”呈平行四边形，表面灰褐色，质硬而韧。

【成品性状】蒸桑螵蛸颜色较药材深，手指挤压不冒浆液。盐桑螵蛸表面焦黄色，略有焦斑，味咸。

木瓜

（祛风湿散寒药）

木瓜为蔷薇科植物贴梗海棠的干燥近成熟果实，主产于安徽、湖北、四川等地。处方用名为木瓜。古代有乳汁拌蒸、酒浸焙干、辰砂附子制、酒炒、姜汁炒等方法。现今有润切、清蒸切、炒制等方法。

【炮制方法】

1. **木瓜** 取原药材，洗净，略泡，置蒸制容器内，蒸透，趁热切薄片，晒干。或润透后，切薄片，晒干。

2. **炒木瓜** 取净木瓜片，置温度适宜的热锅内，用文火炒至表面色泽加深时，取出，晾凉。

> **课堂活动**
> 炮制木瓜时为什么要蒸透？

【炮制作用】木瓜味酸，性温。归肝、脾经。具有舒筋活络、和胃化湿的功效。木瓜水润或蒸制，主要是为了软化药材，便于切片，其作用基本相同，偏于舒筋活络。炒木瓜酸味减弱，偏于和胃化湿，亦能转筋。

【药材性状】多呈纵剖对半的长圆形，外表面多紫红色，有深皱纹，边缘内卷，果肉红棕色。

【成品性状】木瓜呈类月牙形薄片，外表紫红色或棕红色，有不规则的纵皱纹，切面红棕色，气微清香，味酸。炒木瓜表面暗棕色，有焦斑，味稍酸涩。

知识链接

木瓜蒸制新工艺

木瓜的炮制品较单一，现行版《中国药典》只要求洗净润透或蒸透趁热切片，其他地方规范也大致如此。研究人员以有机酸、总黄酮、齐墩果酸和水溶性浸出物为指标，采用正交设计法，优选木瓜润和蒸法软化最佳炮制工艺。结果润法以浸泡1小时，润2天，切极薄片，80℃烘干为最佳的炮制工艺；蒸法则以浸泡1小时，蒸60分钟，切极薄片，80℃烘干为最佳工艺。

天麻

（息风止痉药）

天麻为兰科植物天麻的干燥块茎，主产于四川、云南、贵州等地。处方用名为天麻。古代有清炒、麸炒、药汁制、酒浸炙、酒浸炒、酒洗后焙干、面裹煨、火煅、火炮、蒸制、姜制、清蒸切等方法。现今有清蒸切、润切、清炒、麸炒等方法。

【炮制方法】

1. **天麻** 取原药材，洗净，浸泡至三四成透时，取出，润透，或蒸软，切薄片，干燥。

2. **炒天麻** 取净天麻片，置温度适宜的锅内，用文火炒至黄色、略见焦斑时，取出摊凉。

3. **麸炒天麻** 先取麦麸撒入热锅内，待起烟时，投入净天麻片，用文火炒至黄色、略见焦斑时，取出，筛去焦麦麸，晾凉。

每100kg净天麻，用麦麸10kg。

【炮制作用】天麻味甘，性平。归肝经。具有息风止痉、平抑肝阳、祛风通络的功效。临床多用生品，善治一切风证。天麻蒸制主要是为了便于软化切片，同时经加热可破坏酶，保存苷类成分。炒天麻、麸炒天麻均可减少黏腻性，便于服用。

课堂活动

现代研究表明，鲜天麻直接晒干和烘干，天麻素（即天麻苷）含量明显降低，而天麻苷元的含量相应增加。而蒸制后干燥，天麻素含量明显增加，而天麻苷元的含量降低。请同学们分析原因。

【药材性状】天麻块茎扁长椭圆形，皱缩而稍弯曲。顶端有红棕色至深棕色鹦嘴状芽苞（冬麻），或具残留茎基（春麻），另端有圆脐形疤痕。表面黄白色至淡黄棕色，有纵皱纹及由多轮潜伏芽排列而成的点状横环纹。质坚硬，不易折断，断面较平坦，黄白色至淡棕色，角质样。气微，味甘。

【成品性状】天麻呈不规则的薄片，外表皮淡黄白色至黄棕色，切面黄白色或淡棕色，角质样，半透明。质坚硬，气微，味甘，嚼之有黏感。炒天麻表面黄色，略见焦斑，气香。麸炒天麻表面黄色，偶见焦斑，香气更浓。

【工艺改进】中药材产地加工与中药炮制一体化（简称“一体化”）概念的提出，是为从源头抓起，杜绝加工混乱，故意掺杂、掺假问题隐患，确保饮片质量及临床安全与疗效。研究人员以天麻中有效成分含量（天麻素、对羟基苯甲醇、巴利森苷 A、巴利森苷 B、巴利森苷 C 和巴利森苷 E）和饮片外观性状为评价指标，采用单因素试验结合正交试验法对一体化加工工艺中天麻的去皮程度、干燥温度及干燥程度 3 个影响因素进行考察，优选出天麻产地加工与饮片炮制一体化工艺为采挖新鲜天麻除去杂质，搓去表面粗皮，常压蒸至透心，取出，干燥至天麻呈柔软状态，整形，于 50℃→ 60℃→ 50℃变温干燥，含水量为 27%~28%，切薄片，再干燥。炮制工艺简便易行，质量稳定，为天麻产业化生产提供重要依据。

知识链接

天麻炮制工艺

天麻经蒸制加工和干燥加工都能使主要成分天麻素（即天麻苷）显著增加，苷元相应减少。说明上述炮制方法对提高和保证天麻质量是有意义的。另有实验比较蒸切、润切、烘切天麻饮片中天麻素的含量，结果表明，蒸切片含量最高，润切片次之，烘切片最低，且水、醇浸出物都以蒸切片最高。综合得之，天麻炮制加工以蒸制后切片为好。

有研究表明，将天麻洗净后润 5 小时，常压，100℃蒸 80 分钟的软化方法好，适于大量生产。

二、酒蒸

将待炮制品用黄酒拌匀，润透，置蒸制容器内，用水蒸气蒸制的方法，称为酒蒸。其中，装入密闭容器内，隔水加热者，又称酒炖。

地黄

（清热凉血药）

地黄为玄参科植物地黄的新鲜或干燥块根，主产于河南，为有名的“四大怀药”之一。处方用名有鲜地黄、生地黄、熟地黄、生地炭、熟地炭。古代有醋炒、姜汁炒、酒拌炒、盐水炒、盐煨浸炒、煮制、蜜拌、黄连制、清蒸、酒蒸、炒炭、煅炭等方法。现今有酒蒸、清蒸、炒炭、煅炭等方法。

【炮制方法】

1. 鲜地黄 取鲜药材，洗净泥土，除去杂质，用时切厚片或绞汁。

2. 生地黄 取原药材，除去杂质，洗净，闷润，切厚片，干燥。

3. 熟地黄

(1)酒炖法：取净生地黄，加黄酒拌匀，置罐内或适宜容器内，密闭，隔水加热或用蒸汽加热，炖至酒被吸尽，取出，晾晒至外皮黏液稍干时，切厚片或块，干燥。

每100kg生地黄，用黄酒30~50kg。

(2)清蒸法：取净生地黄，置适宜容器内，隔水蒸至黑润，取出，晒至约八成干时，切厚片或块，干燥。

4. 生地炭 取净生地黄片，置温度适宜的热锅内，用武火炒至焦黑色、发泡鼓起时，喷洒清水少许，灭尽火星，取出，晾凉。或用闷煅法煅成炭。

5. 熟地炭 取净熟地黄片，置温度适宜的热锅内，用武火炒至外皮焦黑色，喷洒清水少许，灭尽火星，取出，晾凉。或用闷煅法煅成炭。

【炮制作用】鲜地黄味甘、苦，性寒。归心、肝、肾经。鲜地黄含汁液较多，以清热生津、凉血止血为主。生地黄味甘，性寒，以清热凉血、养阴生津为主。熟地黄味甘，性微温。归肝、肾经。以补血滋阴、益精填髓为主。清蒸熟地黄滋腻碍脾，加酒蒸制后，主补阴血，且可借酒力行散，起到行药势、通血脉的作用，更有利于补血，并使之补而不腻。生地炭主入血分，以凉血止血为主。熟地炭以补血止血为主。

【药材性状】鲜地黄呈纺锤形或条状，外皮薄，表面浅红黄色，具弯曲的纵皱纹、横长皮孔及不规则瘢痕，肉质，易断，断面皮部淡黄白色，可见橘红色油点，木质部黄白色，导管呈放射状排列，气微，味微甜、微苦。生地黄多呈不规则的团块状或长圆形，中间膨大，两端稍细，有的细小，长条状，稍扁而扭曲；表面棕黑色或棕灰色，极皱缩，具不规则的横曲纹；体重，质较软而韧，不易折断，断面棕黄色至黑色或乌黑色，有光泽，具黏性。气微，味微甜。

【成品性状】生地黄呈不规则类圆形厚片，外表皮棕黑色或棕灰色，极皱缩，具不规则的横曲纹。切面棕黄色至黑色或乌黑色，有光泽，具黏性。气微，味微甜。熟地黄呈不规则的块片、碎块，大小、厚薄不一，表面乌黑发亮，有光泽，黏性大。质柔软而带韧性，不易折断，断面乌黑色，有光泽。气微，味甜，或微有酒气。生地炭呈不规则块片，表面焦黑色，质轻松鼓胀，外皮焦脆，中心部呈棕黑色并有蜂窝状裂隙，有焦苦味。熟地炭呈不规则块片，表面焦黑而光亮，质脆，味甜，微苦涩。

【工艺改进】生地黄含有多种糖类成分，在加工成熟地黄的过程中，由于长时间加热蒸闷，部分多糖和低聚糖可水解转化为单糖，单糖含量熟地黄较生地黄高2倍以上。故有学者提出了以地黄寡糖作为判定熟地黄炮制终点的指标成分，并采用高效液相色谱法测定，以较好地区别生地黄和熟地黄。另外，研究人员经实验优选出生地炭最佳炮制工艺条件为炮制温度200℃，炒20分钟；熟地炭的最佳炮制工艺条件为炮制温度200℃，烘15分钟。

知识链接

熟地黄化学成分变化

《名医别录》记载，“地黄生（陕西）咸阳川泽黄土地者佳”，后在河南种植，成为地黄的道地产区。梓醇为地黄的主要成分，有研究表明，生地黄中其含量平均为6.74mg/g，熟地黄中含量为0.87mg/g。而单糖含量熟地黄比生地黄多2倍以上。

黄精

（补阴药）

黄精为百合科植物滇黄精、黄精或多花黄精的干燥根茎，习称“大黄精”“多花黄精”“姜形黄精”，主产于贵州、湖南、云南、安徽、浙江等地。处方用名有黄精、酒黄精、蒸黄精。古代有黑豆煮制、酒蒸、砂锅蒸、清蒸、熟地黄制、蜜制等方法。现今有酒炖、酒蒸、清蒸等方法。

【炮制方法】

1. **黄精** 取原药材，除去杂质，洗净，略润，切厚片，干燥。

2. **蒸黄精** 取净黄精，润透，置蒸制容器内，反复蒸至内外呈滋润黑色，切厚片，干燥。

3. **酒黄精** 取净黄精，用黄酒拌匀，置罐内或适宜容器内，密闭，隔水蒸或用蒸汽加热，炖至酒被吸尽。或置蒸制容器内，蒸至内外滋润、色黑，取出，稍凉，切厚片，干燥。

每100kg黄精，用黄酒20kg。

【炮制作用】黄精味甘，性平。归脾、肺、肾经。具有补气养阴、健脾、润肺、益肾的功效。生黄精具麻味，刺人咽喉，一般不直接入药，多蒸用。蒸黄精补气养阴、健脾润肺益肾作用增强，并可除去麻味，以免刺激咽喉。酒黄精借酒助其药势，滋而不腻，能更好地发挥补益作用。

【药材性状】“大黄精”，表面淡黄色至黄棕色，具环节，有皱纹及须根痕，结节上侧茎痕呈圆盘状，圆周凹入，中部突出。“鸡头黄精”呈结节状弯柱形，表面黄白色或灰黄色，半透明，有纵皱纹。“姜形黄精”呈长条结节块状，表面灰黄色或黄褐色，粗糙，结节上侧有突出的圆盘状茎痕。

【成品性状】黄精呈不规则的厚片，外表皮淡黄色至黄棕色。切面略呈角质样，淡黄色至黄棕色，可见多数淡黄色筋脉小点。质稍硬而韧。气微，味甜，嚼之有黏性。蒸黄精全体乌黑色，滋润，有光泽，质柔软，味甜，微带焦糖气。酒黄精呈不规则厚片。表面棕褐色至黑色，有光泽，中心棕色至深褐色，可见筋脉小点。质较柔软。味甜，微有酒香气。

【工艺改进】取净黄精，用水湿润，旺火蒸2小时，淋水一次，使所有黄精都被淋到水，再蒸24小时，闷一夜，取出，干燥即得蒸制品。

山茱萸

（固精缩尿止带药）

山茱萸为山茱萸科植物山茱萸的干燥成熟果肉，主产于浙江、安徽、陕西等地。处方用名有山茱萸、酒山萸肉。古代有熬制、麸炒、微炒、盐炒、焙制、微烧、酒浸、酒洗、酒浸蒸、清蒸、酒蒸、醋蒸、醋拌润等方法。现今有清蒸、酒炖、酒蒸等方法。

【炮制方法】

1. **山萸肉**　取原药材，除去杂质及残留果核，洗净，干燥。

2. **酒萸肉**　取黄酒淋入净山萸肉拌匀，待酒被吸尽，置罐内或适宜容器内，密闭，隔水蒸或用蒸汽加热，炖至酒被吸尽。或置蒸制容器内，蒸至酒被吸尽、山萸肉色变黑润时，取出，干燥。

每100kg山萸肉，用黄酒20kg。

3. **蒸山萸肉**　取净山萸肉，置蒸制容器内，先用武火加热，“圆气”后改用文火，至外皮呈紫黑色，熄火后闷过夜，取出，干燥。

【炮制作用】山茱萸味酸、涩，性微温。归肝、肾经。具有补益肝肾、收涩固脱的功效。生山茱萸长于敛汗固脱。酒萸肉和蒸山萸肉经过了蒸制，补肝肾作用增强，酒蒸品比清蒸品更强，两者作用基本相同。

【药材性状】山茱萸呈不规则的片状或囊状，表面紫红色至紫黑色，皱缩，有光泽。质柔软，气微，味酸、涩、微苦。

【成品性状】山萸肉性状同药材。酒萸肉表面紫黑色或黑色，质滋润柔软，微有酒气。蒸山萸肉表面紫黑色，质滋润柔软。

【工艺改进】取净山茱萸与黄酒拌匀，待酒被吸尽后，置卧式消毒锅内升温升压，待压力与温度达到要求（110℃，压力49kPa），持续1.5小时，关闭蒸汽，取出摊凉，干燥即得。

五味子

（敛肺涩肠药）

五味子为木兰科植物五味子的干燥成熟果实，主产于吉林、辽宁、黑龙江等地。处方用名有五味子、醋五味子、酒五味子、蜜五味子。古代有火炮、糯米炒、麸炒、蜜泔水制、蜜炙、炒炭、焙制、盐水拌蒸、酒蜜拌蒸、醋蒸、酒蒸、清蒸等方法。现今有醋蒸、酒蒸、蜜炙等方法。

【炮制方法】

1. **五味子**　取原药材，除去杂质，用时捣碎。

2. **酒五味子**　取净五味子，用黄酒拌匀，置蒸制容器内，密闭，加热蒸至表面呈紫黑色或黑褐色时，取出干燥，用时捣碎。

每 100kg 净五味子，用黄酒 20kg。

3. 醋五味子　取净五味子，用米醋拌匀，置蒸制容器内，加热蒸至表面黑色时，取出，干燥，用时捣碎。

每 100kg 净五味子，用米醋 20kg。

4. 蜜五味子　取净五味子，加入用适量开水稀释后的炼蜜，拌匀，润透，置温度适宜的热锅内，用文火炒至不粘手时，取出，晾凉，用时捣碎。

每 100kg 净五味子，用炼蜜 10kg。

【炮制作用】五味子味酸、甘，性温。归肺、心、肾经。具有收敛固涩、益气生津、补肾宁心的功效。生五味子长于敛肺止咳，生津敛汗。醋五味子酸涩之性增强，长于止泻。酒五味子温补作用增强。蜜五味子补益肺肾作用增强。

【药材性状】五味子呈不规则的球形或扁球形，表面红色、紫红色或暗红色，皱缩，显油润，有的表面呈黑红色或出现"白霜"。果肉柔软，种子肾形，表面棕黄色，有光泽，果肉气微，味酸。

【成品性状】五味子性状同药材。醋五味子形如五味子，表面乌黑色，油润，有光泽，有醋香气。酒五味子表面紫黑色或黑褐色，质柔润或微显油润，微具酒气。蜜五味子色泽加深，略显光泽，味酸，兼有甘味。

【工艺改进】改进醋五味子炮制工艺，采用高压醋蒸工艺。最佳工艺为五味子 100g，加入 25% 醋，拌匀闷润 1 小时，115℃高压蒸制 1 小时，干燥即得。酒五味子最佳炮制工艺为料液比 30%，密封闷润 6 小时后上锅蒸制 7 小时，再放入烘箱中 50℃烘干 1 小时，即得。

知识链接

五味子"入补药熟用"

研究表明，炒五味子、酒五味子、醋五味子中具有强壮作用的木脂素类成分煎出量较生五味子提高，说明古人认为五味子"入补药熟用"是有一定道理的。

三、黑豆汁蒸

将净药物拌入定量黑豆汁，润透，置蒸制容器内，用水蒸气蒸制的方法，称黑豆汁蒸。其中装入密闭容器内，隔水加热者，又称黑豆汁炖。

黑豆汁的制备：取黑豆 10kg，加水适量，煮约 4 小时，熬汁 15kg。豆渣再加水煮约 3 小时，熬汁约 10kg，合并得黑豆汁约 25kg。

何首乌

（补血药）

何首乌为蓼科植物何首乌的干燥块根，主产于河南、湖北、广东、广西、贵州、四川、江苏等地。

处方用名有何首乌、首乌、生首乌、制首乌。古代有醋煮、生姜甘草制、牛膝制、米泔水黑豆甘草同制、黑豆汁蒸、熟地黄汁蒸、黑豆生姜汁蒸、清蒸等方法。现今有黑豆汁蒸、黑豆汁炖、清蒸等方法。

【炮制方法】

1. 何首乌 取原药材,除去杂质,洗净,稍浸,润透,切厚片或块,干燥。

2. 制何首乌 取生何首乌片或块,用黑豆汁拌匀,润湿,置非铁质蒸制容器内,密闭,炖至汁液被吸尽。或用黑豆汁拌匀后蒸或清蒸至内外均呈棕褐色时,取出,干燥。

每 100kg 净何首乌片或块,用黑豆 10kg。

> **课堂活动**
> 黑豆汁如何制作?何首乌用黑豆汁炮制前后主要成分含量有哪些变化?

【炮制作用】何首乌味苦、甘、涩,性温。归肝、心、肾经。生何首乌苦泄性平兼发散,具有解毒、消痈、截疟、润肠通便的功效。制何首乌味甘厚性转温,增强了补肝肾、益精血、乌须发、强筋骨、化浊降脂的功效,同时消除了生何首乌滑肠致泻的作用。

【药材性状】本品块根团块状或不规则纺锤形,表面多红棕色或红褐色,皱缩不平,有浅沟,并有横长皮孔样突起和细根痕。体重,质坚实,不易折断,断面多浅红棕色,粉性,皮部有类圆形异形维管束环列,形成云锦状花纹,中央木部较大,有的呈木心。

【成品性状】何首乌呈不规则厚片或块,外表皮红棕色或红褐色,皱缩不平,有浅沟,并有横长皮孔样突起及细根痕,切面浅黄棕色或浅红棕色,显粉性,横切面有的皮部可见云锦花状花纹,中央木质部较大,有的呈木心,气微,味微苦而甘涩。制何首乌为不规则皱缩的块片,表面黑褐色或棕褐色,凹凸不平。质坚硬,断面角质样,棕褐色或黑色,气微,味微甘而苦涩。

【工艺改进】研究微波对新鲜何首乌的干燥和炮制加工。优选出的最佳微波炮制工艺为微波功率 60%,炮制时间 5 分钟,药材铺叠厚度 2cm。微波用于新鲜何首乌药材的快速干燥和膨化效果均较好。

案例分析

案例: 肥东县包公镇某中年男子因为脱发问题先后到两家医院求诊,按医生处方 4 个月内服下生何首乌总计 2.95kg,而后出现药物性肝炎、肝功能损害,危及生命。

分析: 临床上使用的是制何首乌,熟何首乌具有乌须发、壮筋骨、固精气、益精血等功效。生何首乌具有解毒、消痈、润肠通便的作用,其中含有一种蒽醌衍生物大黄酚,对人体具有一定的毒性作用,主要体现在肝脏损害和刺激肠道充血。案例中男子服用的就是生何首乌。

曾在 2014 年,国家食品药品监督管理总局就发布过规定,保健食品中生何首乌每日用量不得超过 1.5g,制何首乌每日不得超过 3.0g,肝功能不全者和有肝病家族史者禁用。在食用何首乌和有何首乌成分的膏方、偏方时,一定要慎之又慎,必须在医生建议下正确服用,而且不宜长期使用,不能超量服用。

知识链接

何首乌炮制品的药理研究

对沿用至今的何首乌与黑豆汁拌蒸法工艺进行研究,实验表明蒸32小时的制成品颜色乌黑发亮,外观质量最好,炮制后发霉情况相应减少。何首乌蒸制后,具有致泻作用的总蒽醌、结合型蒽醌含量随着蒸制时间延长而降低,游离型蒽醌增加,使致泻作用减弱;制何首乌中的卵磷脂、总糖及还原糖的含量增加,从而使滋补作用增强。

四、豆腐蒸

将待炮制品置豆腐块中,用水蒸气蒸制的方法,称为豆腐蒸。

藤黄

(外用药)

藤黄为藤黄科植物藤黄所分泌的胶质树脂,主产于云南、湖南、湖北等地。处方用名有藤黄、制藤黄。古代有水蒸烊、豆腐蒸、豆腐煮、荷叶煮、山羊血煮等方法。现今有豆腐蒸、豆腐煮等方法。

【炮制方法】

1. 藤黄 取原药材,除去杂质,打成小块或研成细粉。

2. 制藤黄

(1)豆腐制:取大块豆腐置盘内,中间挖一不透底的方形槽,槽内放入藤黄,再用豆腐盖严,置笼屉内,蒸4~5小时,至藤黄完全熔化后,取出,放凉,待藤黄凝固,除去豆腐,干燥。或将藤黄置豆腐槽内,上用豆腐盖严,将豆腐直接置锅内,加水煮制,待藤黄熔化后,取出,晾凉,除去豆腐即得。

每100kg净藤黄,用豆腐400kg。

(2)荷叶制:取荷叶加10倍量水煎煮1小时,捞去荷叶,加入净藤黄煮至烊化,并继续浓缩成稠膏状,取出,晾凉,使其凝固,打碎。

每100kg净藤黄,用荷叶50kg。

(3)山羊血制:先将山羊血置锅内煮沸,分割成小块,再将藤黄小块放入山羊血中,置铜锅内加水共煮5~6小时,除去山羊血,取出,晾凉,研成细粉。

每100kg净藤黄,用山羊血50kg。

【炮制作用】藤黄味酸、涩,性寒;有大毒。归胃、大肠经。藤黄具有消肿,攻毒,祛腐敛疮,止血,杀虫之功效。生藤黄有大毒,不能内服,外用治痈疽肿毒、顽癣。制藤黄毒性降低,可供内服,用于跌打损伤、金疮肿毒、肿瘤。

【药材性状】藤黄呈不规则碎块或细粉状，碎块表面红黄色或橙黄色，平滑。质脆易碎，气微，味辛辣。

【成品性状】藤黄性状同药材。豆腐制藤黄呈碎块状或细粉末状，深红黄色或深橙棕色，味辛。荷叶制藤黄和山羊血制藤黄褐色，味辛。

知识链接

清水制藤黄

有人以毒性和抗菌为指标，比较了藤黄的各种炮制品，结果表明，藤黄用清水蒸 6 小时的炮制方法最佳。清水制法能最大限度保留藤黄酸，确保临床疗效，且生产工艺简单，不需要任何辅料，降低生产成本，易于推广。

点滴积累

1. 水火共制技术常用的有蒸、煮、燀法。蒸制技术分清蒸和加辅料蒸。
2. 蒸制的目的主要为改变药物性能，扩大用药范围（如地黄、何首乌），减少毒副作用（如大黄、黄精），利于切片（如木瓜、天麻），利于贮存等。
3. 中药炮制过程中的杀酶保苷：一些中药在高温炮制过程中，可灭活其自身所含的水解酶，从而防止一些具有生物活性的苷类成分被水解、破坏，如黄芩、人参、天麻等。

第二节　煮法

将待炮制品加辅料（固体辅料需先捣碎）或不加辅料放入锅内，加适量清水共煮的方法，称为煮法。

煮法包括清水煮法和加辅料煮法。加辅料煮法所用的辅料种类较多，如酒、醋、生姜、白矾、黑豆、豆腐、甘草等。本节主要介绍清水煮和甘草汁煮。

（一）煮法的目的

1. 消除或降低药物的毒副作用　降低毒性，以煮法最为理想，传统有“水煮三沸，百毒俱消”之说。如川乌、草乌生品有毒，经清水煮后毒性显著降低。硫黄经豆腐煮、吴茱萸经甘草汁煮，都能降低毒性。

2. 缓和药性，增强药效　如远志用甘草汁煮可减其燥性，增强安神益智作用。

3. 清洁药物　如珍珠、玛瑙经豆腐煮后可去其油腻，令其洁净，便于服用。

（二）煮法的操作方法

1. 清水煮　取净药材用水浸泡至内无干心，置适宜容器内，加水煮沸至内无白心，取出切片，如乌头。或将净药材投入沸水中，煮至一定程度，取出，闷润至内外一致时，切片，如黄芩。

2. 甘草汁煮 取净药材和适量的甘草汁拌匀，置适宜容器内，用文火加热，煮至汤液被吸尽，取出，干燥，如甘草汁煮远志。

3. 豆腐煮 取豆腐置于适宜的煮制容器内，再将净药材放置于豆腐中间，加水没过豆腐，煮至规定程度，取出，晾凉，除去豆腐。如豆腐煮硫黄。

（三）注意事项

1. 药物要大小分档，分别炮制。

2. 注意掌握加水量 加水量的多少根据药物的性质、炮制方法、炮制目的而定。药物煮的时间长者用水宜多，短者用水宜少。加液体辅料煮的药物，加水量应控制适宜，保证药透汁尽。加水过多，药透汁未尽，有损药效；加水量过少，则药煮不透，影响质量。如果中途需加水时，宜加沸水。

3. 注意掌握火力 一般先用武火煮至沸腾，再改用文火，保持微沸。否则水迅速蒸发，不易向药物组织内部渗透。

4. 药物一般煮至汁液被吸尽，但有大毒的药物煮后剩余的少量汁液一般要弃去。

一、清水煮

将待炮制品与清水同煮的方法，称为清水煮法。某些有毒的药物如川乌、草乌或难于贮存的药物如黄芩等多用清水煮。

川乌
（祛风湿散寒药）

川乌为毛茛科植物乌头的干燥母根，主产于四川江油、平武、绵阳，陕西汉中、城固等地。处方用名有生川乌、制川乌。古代有蜜煮、黑豆煮、醋煮、酒煮、酒浸、姜汁浸、米泔水浸、盐酒浸、酒醋浸、火煨、米炒、酒拌炒、盐炒、黑豆同炒、面炒制、蛤粉炒制、土制、盐姜制、清蒸、清水煮、黑豆甘草煮、生姜豆腐煮等方法。现今有清水煮、清蒸等方法。

【炮制方法】

1. 川乌 取原药材，拣净杂质，洗净灰屑，晒干，用时捣碎。

2. 制川乌 取净川乌，大小分档，用水浸泡至内无干心，取出，加水煮沸4~6小时（或蒸6~8小时）至取大个及实心者切开内无白心、口尝微有麻舌感时，取出。晾至六成干，切厚片，干燥。

【炮制作用】川乌味辛、苦，性热；有大毒。归心、肝、肾、脾经。具有祛风除湿、温经止痛的功效。生川乌有大毒，多外用，以温经止痛为主。制川乌毒性降低，可供内服。

> **课堂活动**
> 川乌蒸制前为什么要大小分档？

【药材性状】川乌呈不规则的圆锥形，稍弯曲，顶端常有残茎，中部多向一侧膨大，表面棕褐色或灰棕色，皱缩，有小瘤状侧根及子根脱离后的痕迹。质坚实，断面类白色或浅灰黄色，形成层环纹呈多角形。气微，味辛辣、麻舌。

【成品性状】川乌性状同药材。制川乌为不规则或长三角形的片，表面黑褐色或黄褐色，有灰棕色形成层环纹，体轻，质脆，断面有光泽。气微，微有麻舌感。

【工艺改进】

1. 川乌微波炮制工艺优选 川乌经润透法处理后，于60%微波火力下炮制18~20分钟，与传统炮制法比较，工艺简单，其总生物碱含量较高。

2. 川乌高压蒸制工艺优选 川乌润湿后，于1.5kg/cm^{2}压力下蒸制150分钟。

3. 川乌高温烘制工艺优选 川乌经润透法处理，110℃烘制8小时。

知识链接

川乌炮制的现代研究

川乌的主要成分是生物碱，其中双酯型乌头碱毒性最强，单酯型乌头碱毒性较小，乌头原碱毒性很弱或几乎无毒性。在浸泡和蒸煮过程中，因遇水和加热可以使双酯型乌头碱水解为单酯型乌头碱，进一步水解为乌头原碱达到降低毒性的目的。有人以总生物碱和酯型生物碱含量为指标，比较川乌的不同炮制工艺。结果表明，以147kPa（110~115℃）的压力蒸40分钟与水煮6小时的含量接近，高压蒸150分钟与常压蒸8小时含量基本一致。

草乌

（祛风湿散寒药）

草乌为毛茛科植物北乌头的干燥块根，全国大部分地区均有分布。处方用名有草乌、生草乌、制草乌。古代有姜汁煮、醋煮、酒煮、绿豆同煮、清水煮、黑豆甘草煮、生姜豆腐煮、姜汁浸、醋浸、醋炙后麸炒、姜汁炒、醋炒、醋淬、米泔水浸后炒焦、面炒、面裹煨、清蒸等方法。现今有水浸漂后清水煮的方法。

【炮制方法】

1. 草乌 取原药材，除去杂质，洗净，干燥。

2. 制草乌 取净草乌，大小分开，用水浸泡至内无干心，取出，加水煮沸4~6小时（或蒸6~8小时）至取大个实心者切开内无白心、口尝微有麻舌感时，取出，晾至六成干后，切薄片，干燥。

【炮制作用】草乌味辛、苦，性热；有大毒。归心、肝、肾、脾经。具有祛风除湿、温经止痛的功效。生草乌有大毒，多外用，以祛寒止痛、消肿为主。制草乌毒性降低，可供内服，以祛风除湿、温经止痛力胜。

【药材性状】草乌呈不规则长圆锥形，略弯曲，顶端常有残茎和少数不定根残基，有的顶端一侧有一枯萎的芽，一侧有一圆形或扁圆形不定根残基。表面灰褐色或黑棕褐色，皱缩，有纵皱纹、点状须根痕及数个瘤状侧根。质硬，断面灰白色或暗灰色，有裂隙，形成层环纹多角形或类圆形，髓部较大或中空。气微，味辛辣、麻舌。

【成品性状】草乌性状同药材。制草乌为不规则类圆形或近三角形薄片，片面黑褐色，有灰白多角形形成层环及点状维管束，并有空隙，周边皱缩或弯曲，质脆，气微，味微辛辣，稍有麻舌感。

知识链接

草乌炮制的现代研究

草乌的成分和炮制减毒机制与川乌类似。研究表明，制草乌中毒性生物碱的含量为生草乌的1/20，而总生物碱含量未见明显变化。比较生草乌和制草乌(高压蒸、煮沸4小时)的乌头碱、中乌头碱、次乌头碱含量，结果以煮沸4小时制品的毒性生物碱下降最为显著。草乌药材润后切成2~4mm的厚片，在110℃下烘制4小时，为较佳的炮制工艺。其中温度对酯型生物碱含量的降低有显著性影响。

二、甘草汁煮

将待炮制品与甘草汁共煮的方法，称为甘草汁煮。一般远志、吴茱萸、巴戟天等药物可用甘草汁煮。

甘草汁的制备：取净甘草片，加适量清水煎煮两次，第一次约30分钟，第二次约20分钟，滤过，合并两次煎液，浓缩至甘草量的10倍，即得。

远志

（养心安神药）

远志为远志科植物远志或卵叶远志的干燥根，主产于山西、陕西、河北等地。处方用名有远志、远志肉、制远志、蜜远志。古代有炒黄、甘草煮、生姜汁炒、酒浸、焙制、酒蒸、姜汁腌、酒蒸炒、蜜制、麸炒等方法。现今有甘草汁煮、蜜炙等方法。

【炮制方法】

1. **远志** 抽去木心者，除去杂质，略洗，润透，切段，干燥。

2. **制远志** 取净远志段，加入适量的甘草汁，用文火加热，煮至汤液被吸尽，取出，干燥。

每100kg净远志，用甘草6kg。

3. **蜜远志** 取炼蜜，加入少许开水稀释后，淋于远志段中，拌匀，稍闷润。待蜜被吸尽后，置温度适宜的热锅内，用文火炒至深黄色，略带焦斑，不粘手时，取出，晾凉。

每100kg净远志，用炼蜜20kg。

课堂活动

炮制蜜远志需要的炼蜜如何炼制？用炼蜜制有什么作用？

【炮制作用】远志味苦、辛，性温。归心、肾、肺经。具有安神益智、交通心肾、祛痰、消肿的功效。生远志刺激咽喉，多外用，以消肿为主。制远志缓和了苦燥之性，又消除了刺喉感，以安神益智为主。蜜远志化痰止咳的作用增强。

【药材性状】呈圆柱形，表面灰黄色至灰棕色，有较密并深陷的横皱纹、纵皱纹及裂纹。质硬而脆，易折断，断面皮部棕黄色，木部黄白色。皮部易与木部剥离，抽取木心者中空。气微，味苦、微辛，嚼之有刺喉感。

【成品性状】远志呈圆筒形的段，外表皮灰黄色至灰棕色，有横皱纹。切面棕黄色。气微，味苦、微辛，嚼之有刺喉感。制远志色泽加深，味略甜，嚼之无刺喉感。蜜远志显棕红色，稍带焦斑，有黏性，气焦香，味甜。

【工艺改进】微波干燥法蜜炙远志的炮制工艺改进：加入饮片量25%的蜜，微波火力80%，加热4分钟。

知识链接

远志去木心的现代研究

远志去木心主要与《雷公炮炙论》中“远志使用前，需去心，不去心，服之令人闷”这一记载有关。通过采用经典抑郁、焦虑行为学验证实验和学习记忆测试实验多方位考察远志木心水提物灌胃给药后对SD大鼠行为学上的影响，结果表明，远志木心水提物对大鼠快感缺失行为、绝望行为、焦虑指数均有影响，揭示出“闷”的客观表现可能是一种抑郁样兼焦虑样行为。

吴茱萸

（温里药）

吴茱萸为芸香科植物吴茱萸、石虎或疏毛吴茱萸的干燥近成熟果实，主产于长江流域以南，以贵州、广西产量大。处方用名有吴茱萸、制吴茱萸。古代有盐制、姜汁制、炒令焦、醋制、煨制、醋浸炒、酒浸炒、黑豆制、米熬、蒸制、酒洗焙、黄连制、甘草汁制等方法。现今有甘草汁煮、盐炙、炒黄等方法。

【炮制方法】

1. 吴茱萸 取原药材，除去杂质及果柄、枝梗。

2. 制吴茱萸

（1）甘草汁煮：取净吴茱萸，加入适量的甘草汁，拌匀，闷润吸尽后，置热锅内，用文火炒至微干，取出，晒干。

每100kg净吴茱萸，用甘草6kg。

（2）盐炙：取净吴茱萸，加盐水拌匀，稍闷，置炒制容器内，用文火炒至裂开、稍鼓起时，取出，晾凉。

每100kg净吴茱萸，用食盐3kg。

（3）炒黄：取净吴茱萸，置炒制容器内，用文火炒至发泡、较原色稍深，取出，放凉。

【炮制作用】吴茱萸味辛、苦，性热；有小毒。归肝、脾、胃、肾经。具有散寒止痛、降逆止呕、助阳止泻的功效。吴茱萸生品有小毒，多外用，长于祛寒燥湿。各种方法炮制后的制吴茱萸均降低了毒性，常供内服。其中盐吴茱萸能增强入肾的作用，宜用于疝气疼痛。

【药材性状】吴茱萸呈球形或五角状扁球形，表面暗黄绿色至褐色，粗糙。质硬而脆，气芳香浓郁，味辛辣而苦。

【成品性状】吴茱萸性状同药材。甘草汁制吴茱萸色泽加深，气味稍淡。盐吴茱萸表面焦黑色，香气浓郁，味较辛辣而微苦、咸。炒吴茱萸表面颜色加深，略鼓起，香气浓郁，辛辣味稍弱。

【工艺改进】采用正交设计法，以生物碱含量为指标，优选出制吴茱萸的最佳炮制工艺为每100kg吴茱萸，用甘草6kg，浸润6小时，于230℃条件下炒制10分钟。该法制得的产品质量稳定，为规范甘草制吴茱萸炮制工艺提供了一定的科学依据。

巴戟天

（补阳药）

巴戟天为茜草科植物巴戟天的干燥根，主产于广东、广西、福建等地。处方用名有巴戟天、巴戟肉、盐巴戟天、制巴戟天。古代有酒煮、酒炒、酒浸、酒焙、糯米同炒、面炒、油炒、火炮、盐水煮、盐水泡、盐汤浸、甘草汤浸、甘草汤炒、甘草汁煮、枸杞子汤浸等方法。现今有清蒸去心、盐水拌蒸、甘草汁煮、盐炙等方法。

【炮制方法】

1. 巴戟天 取原药材，除去杂质。

2. 巴戟肉 取净巴戟天，置蒸制容器内蒸透，趁热除去木心。或用水润透后除去木心，切段，干燥。

3. 盐巴戟天

(1)盐炙：取净巴戟肉，加盐水拌匀，待盐水被吸尽后，置炒制容器内，用文火炒干。

(2)盐蒸：取净巴戟天，用盐水拌匀，待盐水被吸尽后，置蒸制容器内蒸透，趁热除去木心，切段，干燥。

每100kg净巴戟天，用食盐2kg。

4. 制巴戟天 取净巴戟天，与甘草汁同置锅内，用文火煮透，甘草汁被吸尽时，取出，趁热抽去木心，切段，干燥。

每100kg净巴戟天，用甘草6kg。

知识链接

巴戟天为何要去木心？

研究结果表明，巴戟天根皮和木心所含化学成分存在很大差异。根皮中有毒元素铅较木心含量低，根皮中铁、锰、锌等16种微量元素含量较木心高，特别是与中医“肾藏精，主生长发育、生殖”等功能，以及心血管和造血功能关系密切的锌、锰、铁、铬等元素在根皮中含量较高。所以巴戟天去木心是合理的。

【炮制作用】巴戟天味甘、辛，性微温。归肾、肝经。具有补肾阳、强筋骨、祛风湿的功效。生巴戟天味辛而温，以祛风湿力强。盐巴戟天专入肾，温而不燥，增强了补肾助阳的作用，久服无伤阴之弊。制巴戟天甘味更浓，补益作用增强，功专补肾阳、强筋骨。

> **课堂活动**
>
> 巴戟天不同炮制品的作用有何不同？酒巴戟天所用的酒可以改为白酒吗？为什么？

【药材性状】巴戟天呈扁圆柱形，略弯曲，表面灰黄色或暗灰色，具纵纹及横裂纹。有的皮部横向断离露出木部；质韧，断面皮部厚，紫色或淡紫色，易与木部剥离；木部坚硬，黄棕色或黄白色，气微，味甘而微涩。

【成品性状】巴戟天性状同药材。巴戟肉呈扁圆柱形短段或不规则块。表面灰黄色或暗灰色，具纵纹和横裂纹。切面皮部厚，紫色或淡紫色，中空。气微，味甘而微涩。盐巴戟天色泽加深，质较润，味甘微带咸味。制巴戟天表面黄色，味甘而微涩。

> **点滴积累**
>
> 1. 煮法包括清水煮法和加辅料煮法。所用辅料主要有甘草汁、豆腐、醋、姜等。
> 2. 煮制的目的主要有消除或降低药物的毒副作用（如川乌、草乌），改变药性，增强药效（如远志、吴茱萸），清洁药物（如珍珠、玛瑙）等。

第三节　烊法

将待炮制品置大量沸水中，浸煮短暂时间，取出，除去或分离种皮的方法，称为烊法。一般需除去或分离种皮的种子类药材多用烊法。

（一）烊制的作用

1. 除去或分离种皮　如苦杏仁、桃仁的种皮是非药用部位。白扁豆的种皮（扁豆衣）偏于祛暑化湿，扁豆仁偏于健脾化湿，传统分开入药。

2. 保存药物的有效成分　如苦杏仁烊制，既能除去非药用的种皮，又能破坏苦杏仁酶而保存苦杏仁苷。

（二）烊制的操作方法

1. 水煮沸　先将大量清水加热至沸，再将药物放入具孔盛药器具内。

2. 投药　将药物与具孔盛药器具一齐投入沸水中，翻烫片刻（5~10 分钟），加热烫至种皮由皱缩到膨胀，易于挤脱时，立即取出，浸漂于冷水中稍浸。

3. 干燥　取出，搓开种皮与种仁，晒干，通过簸、筛除去或分离种皮。

（三）注意事项

1. 水量要大，以保证水温　一般为药材量的 10 倍，若水量过少，投入药物后，水温迅速降低，酶不能很快灭活。且药物在温水中时间太长，使苷类成分酶解或水解，影响药效。

2. **时间不宜过长** 药物加热时间以5~10分钟为宜，以免时间过长，有效成分损失。

3. 去皮后的种仁，宜当天晒干或低温干燥，否则易泛油、变黄，影响成品质量。

苦杏仁

（止咳平喘药）

苦杏仁为蔷薇科植物山杏、西伯利亚杏、东北杏或杏的干燥成熟种子，主产于东北、华北及西北等地。处方用名有苦杏仁、杏仁、炒苦杏仁、苦杏仁霜。古代有熬制、酥制、油制、姜制、盐制、蜜制、甘草制、酒浸、醋制、童便制、蒸法、焙法、制霜、麸炒等方法。现今有燀制、炒制、制霜等方法。

【炮制方法】

1. **苦杏仁** 取原药材，除去杂质，用时捣碎。

2. **燀苦杏仁** 取净苦杏仁，置10倍量的沸水中略煮（约5分钟），至外皮微膨胀时，捞出，用凉水稍浸，取出，搓开种皮与种仁，干燥，筛或簸去种皮，用时捣碎。

3. **炒苦杏仁** 取燀苦杏仁，置温度适宜的热锅内，用文火炒至表面黄色时，取出，晾凉，用时捣碎。

4. **苦杏仁霜** 取燀苦杏仁，碾成泥状，按去油制霜法，用压榨机压榨去油或用粗草纸包裹反复压榨去油尽，碾细，过筛。

【炮制作用】苦杏仁味苦，性微温；有小毒。归肺、大肠经。具有降气止咳平喘、润肠通便的功效。燀苦杏仁可破坏酶，保存苷，去皮又利于有效成分的溶出，从而保存并提高疗效。性微温质润，长于润肺止咳，润肠通便。炒苦杏仁性温，长于温散肺寒，并可去小毒。苦杏仁霜去除了脂肪油，润燥作用显著减弱，无滑肠之虑，宣降肺气之力较强。

【药材性状】苦杏仁呈扁心形，表面黄棕色至深棕色，一端尖，另一端钝圆，肥厚，左右不对称。种皮薄，种仁乳白色，富油性，气微，味苦。

【成品性状】苦杏仁性状同药材。燀苦杏仁形如苦杏仁或分离为单瓣，无种皮，表面乳白色，有特异的香气，味苦。炒苦杏仁表面黄色至棕黄色，偶带焦斑，有香气，味苦。苦杏仁霜呈黄白色粉末状，具有特殊气味。

【工艺改进】

1. **苦杏仁微波炮制工艺** 取净苦杏仁用微波炉80℃火力微波加热4~5分钟。研究表明，微波炮制苦杏仁与燀法炮制苦杏仁均能使苦杏仁酶完全灭活，且在微波条件下苦杏仁苷含量降低较燀苦杏仁更少。

2. **蒸苦杏仁炮制工艺** 苦杏仁厚度铺置3~5cm，以大流量蒸汽蒸制30分钟，能使苦杏仁酶完全被破坏，明显减少苦杏仁苷在炮制过程中的损失，有效保留苦杏仁中苦杏仁苷的含量。

知识链接

苦杏仁的现代研究

苦杏仁主要含苦杏仁苷、脂肪油。苦杏仁经加热炮制后，可以杀酶保苷，使苦杏仁苷在体内胃酸的作用下，缓慢水解，产生适量的氢氰酸，只起镇咳作用而不致引起中毒。对苦杏仁焯制意义的商榷：实验研究表明，苦杏仁种皮、种仁中所含有效成分苦杏仁苷的量几乎一致，且种皮中微量元素含量比种仁高。说明苦杏仁炮制可不去皮，既可减少脱皮这一烦琐工序，节省大量药材，又可增加临床疗效。

桃仁

（活血调经药）

桃仁为蔷薇科植物桃或山桃的干燥成熟种子，主产于河北、山西、陕西、甘肃、山东、河南、四川、云南等地。处方用名有桃仁、炒桃仁。古代有熬制、吴茱萸炒、酒制、干漆炒、制炭、去皮尖炒、白术乌豆制、炒焦、麸炒、蜜炙、制霜、甘草水煮等方法。现今有焯、炒等方法。

【炮制方法】

1. **桃仁**　取原药材，除去杂质，用时捣碎。

2. **焯桃仁**　取净桃仁，置沸水中加热烫至外皮微膨胀时，捞出，用凉水稍浸，取出，搓开种皮与种仁，干燥，筛或簸去种皮，用时捣碎。

3. **炒桃仁**　取焯桃仁，置温度适宜的热锅内，用文火炒至表面黄色时，取出，晾凉，用时捣碎。

4. **桃仁霜**　取焯桃仁，碾成泥状，按去油制霜法，用压榨机压榨去油或用粗草纸包裹反复压榨去油尽，碾细，过筛。

【炮制作用】桃仁味苦、甘，性平。归心、肝、大肠经。具有活血祛瘀、润肠通便、止咳平喘的功效。生桃仁以活血化瘀力强。桃仁去皮有利于有效成分的溶出，提高疗效。其作用与生桃仁基本一致。炒桃仁偏于润燥和血。桃仁霜去除油脂，润燥作用显著减弱，无滑肠之虑，长于活血祛瘀。

【药材性状】桃仁呈扁长卵形，表面黄棕色至红棕色，密布颗粒状突起，一端尖，中间膨大，另一端钝圆稍偏斜，边缘较薄。山桃仁呈类卵圆形，较小而肥厚。气微，味微苦。

【成品性状】桃仁性状同药材。焯桃仁形如桃仁，无种皮，乳白色。炒桃仁形如桃仁，表面黄色，略具焦斑，微有香气。桃仁霜为黄白色粉末状，气微，具有特殊气味。

知识链接

桃仁的现代研究

桃仁的主要作用是活血祛瘀，所含的苦杏仁苷应视为毒性成分，而不应作为有效成分，生品能保持苦杏仁酶活性，使苦杏仁苷在贮藏和煎煮过程中得以水解成氢氰酸而挥发掉，从而降低其毒性。因此现在有桃仁宜净制后捣碎生用的看法。

白扁豆

（利水渗湿药）

白扁豆为豆科植物扁豆的干燥成熟种子，主产于辽宁、河北、山西、山东、江苏、浙江、江西、福建、台湾、河南、广东等地。处方用名有白扁豆、扁豆、炒扁豆、扁豆衣等。古代有焙制、蒸制、姜汁炒、陈皮炒、煮制、姜汁浸去皮、生姜煮等方法。现今有烊、炒等方法。

【炮制方法】

1. 白扁豆 取原药物，除去杂质，用时捣碎。

2. 烊白扁豆 取净扁豆置沸水中稍煮至皮软后，取出，放凉水中稍浸泡，取出，搓开种皮与种仁，干燥，簸取种皮。仁作白扁豆用。

3. 炒扁豆 取净扁豆或仁，置锅中用文火炒至微黄，略有焦斑，取出放凉。

【炮制作用】白扁豆味甘，性微温。归脾、胃经。具有健脾化湿、和中消暑的功效。用于脾胃虚弱、食欲缺乏、大便溏泻、白带过多、暑湿吐泻、胸闷腹胀。炒白扁豆健脾化湿，用于脾虚泄泻、白带过多。扁豆衣气味具弱，健脾作用较弱，偏于祛暑化湿，用于暑热所致的身热、头目昏眩。

【药材性状】白扁豆呈扁椭圆形或扁卵圆形，表面一侧边缘有隆起的白色眉状种阜，质坚硬，种皮薄，嚼之有豆腥气。

【成品性状】白扁豆性状同药材。烊白扁豆形如白扁豆，无种皮，乳白色。白扁豆衣呈不规则的片或囊状，表面淡黄白色，平滑，微有光泽，一侧有隆起的白色眉状种阜。质轻易碎。炒白扁豆形如白扁豆，表面略具焦斑，富油性，有香气。

点滴积累

1. 烊法适用于需除去或分离种皮的种子类药材。
2. 烊制除了可分离种皮，还可保存药物有效成分（如破坏苦杏仁酶）。
3. 苦杏仁炮制：苦杏仁有小毒，须用开水，搓后皮易去，解毒又增效。

蒸、煮、烊法是一类既用水也用火的炮制方法，故属于水火共制的炮制方法，是我国饮食文化与中医药文化的源远流长与博大精深的充分体现。蒸法可增强补益作用，煮法可降低药物毒性，烊法能杀酶保苷保存药效，去除非药用部位而保证临床疗效。我们应认真学习并领会蒸、煮、烊法炮制技术的精髓，发扬“去其糟粕，取其精华”与“传承精华，守正创新”的精神，为更好地服务人民的卫生健康事业保驾护航。

目标检测

ER 11-2
习题

1. 简述黄芩的软化方法及炮制作用。
2. 简述熟地黄制备工艺及注意事项。
3. 简述川乌(草乌)蒸、煮法炮制的降毒原理。
4. 简述燀法的炮制目的。

(杨海玲　阳 强)

第十二章　其他技术

ER 12-1
课件

学习目标

1. 掌握　发酵、发芽、制霜、复制、煨制、提净、水飞等技术的含义、操作方法及注意事项。
2. 熟悉　发酵、发芽、制霜、复制、煨制、提净、水飞等技术的炮制目的及成品性状。
3. 了解　常用炮制品的现代研究概况。

导学情景

情景描述：

王爷爷的孙子小豆包连续吃了好几包薯片，突然喉咙肿痛说不出话。王爷爷想起年轻时见过的“西瓜霜”药粉，赶紧把吃剩的西瓜切块晾晒。然后把晒干的西瓜碎末给小豆包含服，没想到喉咙痛反而加重了。当药剂师的女儿回家探望，看见阳台上晾晒的西瓜块直拍大腿：“爸，西瓜霜可不是晒西瓜干！”

学前导语：

中药炮制工艺中，西瓜霜的制作需要将新鲜西瓜掏空填入芒硝，在阴凉通风处静置析出白色结晶。这种通过药物析晶的特殊制霜法，使西瓜的清热生津之效与芒硝的泻火消肿之功相得益彰。而单纯晒干的西瓜皮（药材称“西瓜翠衣”）虽能清暑解热，却无法达到西瓜霜润喉止痛的独特疗效。本章将带领同学们学习有关中药发酵、发芽、制霜、复制等中药炮制知识，掌握各种方法的基本操作技能以及炮制前后药物的功效区别。

第一节　发酵、发芽技术

发酵和发芽借助于酶和微生物的作用，使药物通过发酵与发芽过程，改变其原有性能，增强或产生新的功效，扩大用药品种，以适应临床用药的需要。

一、发酵法

待炮制品在一定的温度和湿度条件下，由于霉菌和酶的催化分解作用使其发泡、生衣的方法称为发酵。

（一）发酵目的

1. 改变原有性能，产生新的治疗作用，扩大用药品种，如六神曲、红曲等。

2. 增强疗效，如半夏曲等。

（二）发酵条件

药物发酵的过程是微生物新陈代谢的过程，因此只有满足其生长繁殖的条件才能保证发酵品的质量。主要条件如下：

1. 菌种 主要利用空气中的微生物进行自然发酵，有时会因菌种不纯，影响发酵质量。

2. 培养基 主要为水、含氮物质、含碳物质和无机盐类等，为菌种的生长繁殖提供良好的营养条件。

3. 温度 一般发酵的最佳温度为30~37℃。温度太高则菌种老化，甚至死亡，不能发酵；温度过低，菌种繁殖慢，不利于发酵。

4. 湿度 一般发酵的相对湿度应控制在70%~80%。湿度太大，则药料发黏，且易生虫霉烂，造成药物发暗；过分干燥，则药物易散不能成形。经验以“握之成团，指间可见水迹，放下轻击则碎”为宜。

5. 其他方面 pH 4~7.6，在有充足的氧或二氧化碳条件下进行。

（三）操作方法

根据不同品种，采用不同方法进行加工处理后，再置适宜的环境中进行发酵。常用的方法有药料与面粉混合发酵，如六神曲。在发酵时应注意以下几方面。

1. 原料在发酵前应进行杀菌、杀虫处理，以免杂菌感染，影响发酵品质量。

2. 发酵过程必须一次完成，不能中断或停顿。

3. 温度和湿度对发酵速度影响很大，要满足发酵所需的条件。

（四）品质要求

发酵品以曲块表面霉衣为黄白色、内部有斑点为佳，同时具有酵香气味。无霉味、酸败味，不应出现黑色发酵制品。含水量不得超过13%，含药屑、杂质不得超过1%。

六神曲

（消食药）

六神曲为苦杏仁、赤小豆、鲜青蒿、鲜苍耳草、鲜辣蓼等中药加入面粉（或麦麸）混合后，经发酵而成的曲剂。六神曲多产在福建，以泉州产的质优。处方用名有六神曲、神曲、六曲、炒六曲、焦神曲、煨神曲、麸炒神曲、焦六曲、酒神曲等。古代有焙制、炒黄、火炮、煨制、枣肉制、酒制、煮制、制炭等方法。现今有麸炒、炒焦等方法。

【炮制方法】

1. 六神曲 取面粉100kg，苦杏仁、赤小豆各4kg，鲜青蒿、鲜辣蓼、鲜苍耳草各7kg。将苦杏仁、赤小豆碾成细粉，与面粉混匀。加入鲜青蒿、鲜辣蓼、鲜苍耳草的混合药汁（药汁占原药量的20%~25%），与药料搅拌均匀，并制成以手握成团、掷之即散的粗颗粒软材，置木制模具中压制成扁方块(长 33cm,宽 20cm,厚 6.66cm,神曲干后重约 1kg)用鲜苘麻叶(或粗纸)包严,放入箱内,按品字形堆放,上面覆盖鲜青蒿。将温度控制在 30~37℃,4~6 天即可发酵。待药料表面生出黄白色霉衣时取出,除去苘麻叶,切成 2.5cm 见方的小块,干燥。

2. 炒神曲 取麦麸皮均匀撒于热锅内,待烟起,将神曲倒入,快速翻炒至神曲表面呈棕黄色,取出,筛去麸皮,晾凉。或用清炒法,炒至棕黄色。

每 100kg 神曲,用麸皮 10kg。

3. 焦神曲 将神曲块投入热锅内,用文火加热,不断翻炒,至表面呈焦褐色,内部微黄色,有焦香气时,取出,摊开放凉。

【炮制作用】六神曲味甘、辛,性温。归脾、胃经。具有健脾和胃,消食调中的作用。生品健脾开胃,并有发散作用,常用于感冒食滞。麸炒后产生甘香气味,以醒脾和胃为主,用于食积停滞、脘腹胀满、不思饮食等症。炒焦后长于消食化积,以治食积泄泻为主。

【药材性状】六神曲呈立方形小块状,表面灰黄色,粗糙,质脆易断,气微香。

【成品性状】六神曲性状同药材。炒神曲表面黄色,偶有焦斑,质坚脆,有麸香气。焦神曲表面焦黄色,内部微黄色,有焦香气。

【炮制研究】神曲中含有酵母菌,其成分含有挥发油、苷类、脂肪油及维生素 B 族等。临床研究证实神曲炒后健脾消食、炒焦后治食积的作用效果较好。

【工艺改进】对六神曲发酵工艺的研究认为,规模化生产采用单一菌种定向发酵,以麦麸为发酵营养源制备的六神曲,发酵周期短,效果好,成本低,消化酶含量高,而且质量稳定。

知识链接

建神曲的处方组成

福建地区使用的建神曲也是曲剂的一种,别名百草曲、范志曲、泉州神曲。其成分包括砂仁、广藿香、青皮(制)、木香、乌药(炒)、青蒿叶、黄柏(炒)、枳实(炒)、麸皮、使君子、白曲、槟榔、甘草、柴胡(炒)、泽泻(炒)、苍术、车前子、诃子肉(炒)、黄芪(炒)、香薷、茯苓皮、枳壳(炒)、小麦、陈皮(制)、栀子(炒)、姜黄(炒)、香附子、防风(去毛)、山楂、薄荷、荆芥、赤小豆、白扁豆(炒)、泽兰、白芍(炒)、莪术(制)、苍耳草、葛根、延胡索(制)、芡实、厚朴(制)、麦芽(炒)、川椒(炒)、紫苏叶、辣蓼、羌活、白芥子、面粉、苦杏仁、桑枝(制)、大黄(炒)、高良姜(炒)等药材。具有疏风解表、消积化食、醒脾开胃的作用,用于伤寒感冒、夏令中暑、食积腹痛、呕吐泄泻等症。

半夏曲

(止咳化痰平喘药)

半夏曲为法半夏、赤小豆、苦杏仁和鲜青蒿、鲜苍耳草、鲜辣蓼与面粉经加工发酵而成的曲剂,主产于四川、湖北、江苏等地。处方用名有半夏曲、炒半夏曲等。古代有半夏合生姜制曲、半夏曲等方法。现今有制成半夏曲后麸炒。

【炮制方法】

1. 半夏曲 取面粉 400kg,法半夏 100kg,苦杏仁、赤小豆、鲜青蒿、鲜辣蓼、鲜苍耳草各 30kg。

将法半夏、苦杏仁、赤小豆碾成细粉,与面粉混匀。加入鲜青蒿、鲜辣蓼、鲜苍耳草的混合药汁,与药料搅拌均匀。堆置发酵,压成片状,切成小块,干燥。

2. 麸炒半夏曲 用中火加热炒制容器,均匀撒入麦麸,待冒浓烟时加入半夏曲,快速拌炒至表面呈深黄色,取出,筛去麸皮,晾凉。

每 100kg 半夏曲,用麸皮 10kg。

【炮制作用】半夏曲味甘、微辛,性温。归脾、胃经。半夏经发酵制成曲剂后,可增强健脾温胃、燥湿化痰的功能。临床以化痰止咳、消食积为主,可用于咳嗽痰多、胸脘痞满、饮食不消等症。麸炒后产生焦香气味,健胃消食作用增强。

【药材性状】半夏曲为小立方块,表面淡黄色,质疏松,有细蜂窝眼,有香气,味甘、微辛。

【成品性状】半夏曲性状同药材。麸炒半夏曲表面深黄色,具焦香气。

红曲

(活血化瘀药)

红曲为曲霉科真菌紫色红曲霉的菌丝及孢子,经人工培养,使菌丝在粳米内部生长,使整个米粒变为红色的制品,主产于江西等地。处方用名有红曲、制红曲、炒红曲、红曲炭。古代有焙制、炒制等方法。现今有制曲后炒炭等。

【炮制方法】

1. 红曲

(1)自然发酵法:选择红色土壤地,挖一深坑,在坑上下周围铺以篾席,将粳米倒入其中,上压以重石,使其发酵而变为红色。经 3~4 天后,米粒外皮紫红色,内心亦变为红色。若内心有白点,表示尚未熟透,品质较差。取出,晒干。

(2)人工发酵法:将粳米洗净,湿透,置于蒸制容器内略蒸,然后倒出晾凉,撒上紫色红曲霉菌种,于 30℃室温下发酵,待 10 天后米粒内外长满菌丝、变为红色时,取出,晒干或烘干。

2. 红曲炭 将净红曲置热锅内,用武火微炒,使外部呈黑色、内部呈老黄色为度,喷淋清水,冷却,取出,晾凉。

【炮制作用】红曲味甘,性微温。归脾、肝、大肠经。具有活血化瘀、健脾消食的功效。用于产后恶露不净、瘀滞腹痛、食积饱胀、赤白下痢,外用治跌打损伤。

【成品性状】红曲呈米粒状,多碎断,表面紫红或棕红色,断面粉红色。质脆,手捻之易粉碎,染指。微有酵酸气,味淡。红曲炭表面呈黑色,内部老黄色,有焦香味。

企业视角

近年有以早籼米为原料,以红曲霉为菌种,经固体发酵、流化床干燥、气流微粉碎生产功能性红曲色素粉新工艺。小试产品最高色价达 4 000u/g 以上。该方法中种子液体发酵最佳条件是 6% 接种量,1∶0.5 通气量,搅拌转速 350r/min,31℃下培养 31 小时。红曲固体发酵最佳条件是接种量 6%,米饭初始水分 38%,发酵温度 32~35℃。

淡豆豉

（发散风热药）

为豆科植物大豆的干燥成熟种子的发酵加工品，全国各地均产，晒干，生用。

【炮制方法】取桑叶、青蒿各70~100g，加水煎煮，滤过，煎液拌入净大豆1 000g中，俟吸尽后，蒸透，取出，稍晾，再置容器内，用煎过的桑叶、青蒿渣覆盖，闷使发酵至黄衣上遍时，取出，除去药渣，洗净，置容器内再闷15~20天，至充分发酵、香气溢出时，取出，略蒸，干燥，即得。

每100g黑大豆，用桑叶4g、青蒿7g。

【炮制作用】味苦、辛，性凉。归肺、胃经。具有解表、除烦、宣发郁热的功效。用于感冒、寒热头痛、烦躁胸闷、虚烦不眠。

【成品性状】淡豆豉呈椭圆形，略扁，长0.6~1cm，直径0.5~0.7cm。表面黑色，皱缩不平，一侧有长椭圆形种脐。质稍柔软或脆，断面棕黑色。气香，味微甘。

二、发芽法

将净选后的新鲜成熟果实或种子，在一定的温度或湿度条件下，促使萌发幼芽的方法称为发芽。

（一）发芽目的

通过发芽，淀粉被分解为糊精、葡萄糖及果糖，蛋白质被分解为氨基酸，脂肪被分解为甘油和脂肪酸，并产生各种消化酶、维生素，使其具有新的功效，扩大用药品种。

（二）发芽条件及注意事项

1. 一般发芽温度为18~25℃，浸渍后含水量控制在42%~45%为宜。

2. 必须选用新鲜成熟的种子或果实，在发芽前应测定发芽率，应该在85%以上。

3. 种子的浸泡时间应依气候、环境而定，一般春、秋季宜浸泡4~6小时，冬季8小时，夏季4小时。

4. 适当避光并选择有充足氧气、通风良好的场地或容器进行发芽。

5. 先长须根而后生芽，不能把须根误认为是芽。以芽长至0.5~1cm为标准，发芽过长则影响药效。

6. 在发芽过程中，要勤加检查、淋水，以保持所需湿度，并防止发热霉烂。

（三）操作方法

选择新鲜、粒大、饱满、无病虫害、色泽鲜艳的种子或果实，用清水浸泡适度，捞出，置于能透气漏水的容器中，或已垫好竹席的地面上，用湿物盖严，每日喷淋清水2~3次，保持湿润，经2~3天即可萌发幼芽，待幼芽长出0.5~1cm时，取出干燥。

（四）品质要求

1. 发芽制品芽长一般应为0.5~1cm，出芽率不得少于85%。

2. 成品含水分不超过 13%,含药屑、杂质不超过 1%。

麦芽

(消食药)

麦芽为禾本科植物大麦的成熟果实经发芽干燥而得。处方用名有麦芽、大麦芽、炒麦芽、焦麦芽。古代有熬制、炒黄、炒焦、炒黑、巴豆炒、焙法、发芽、煨等方法。现今有炒黄、炒焦等方法。

【炮制方法】

1. 麦芽 取新鲜成熟饱满的净大麦,用清水浸泡至六七成透,捞出,置能排水容器内,盖好,每日淋水 2~3 次,保持湿润。待叶芽长至 0.5cm 时,取出干燥即得。

2. 炒麦芽 取净麦芽,置热锅内,用文火加热,不断翻动,炒至表面棕黄色、鼓起并有香气时,取出,晾凉,筛去灰屑。

3. 焦麦芽 取净麦芽,置热锅内,用中火加热,炒至有爆裂声,表面呈焦褐色,鼓起并有焦香气时,取出,晾凉,筛去灰屑。

【炮制作用】麦芽味甘,性平。归脾、胃经。具有行气消食、健脾开胃、回乳消胀的功效。用于食积不消、脘腹胀痛、脾虚食少、乳汁郁积、乳房胀痛、妇女断乳、肝郁胁痛、肝胃气痛。生麦芽健脾和胃,疏肝行气。用于脾虚食少、乳汁郁积。炒麦芽行气消食回乳。用于食积不消、妇女断乳。焦麦芽消食化滞。用于食积不消、脘腹胀痛。

【药材性状】麦芽呈梭形,长 8~12mm,直径 3~4mm。表面淡黄色,背面为外稃包围,具 5 脉;腹面为内稃包围。除去内外稃后,腹面有 1 条纵沟;基部胚根处生出幼芽和须根,幼芽长披针状条形,长约 5mm。须根数条,纤细而弯曲。质硬,断面白色,粉性。气微,味微甘。

【成品性状】麦芽性状同药材。炒麦芽形如麦芽,表面棕黄色,偶有焦斑。有香气,味微苦。焦麦芽形如麦芽,表面焦褐色,有焦斑。有焦香气,味微苦。

【工艺改进】麦芽最佳机械炒制工艺:炒制温度为 200℃,炒制时间 20 分钟,每分钟翻炒 12 次。

知识链接

麦芽发芽率检验

检验麦芽发芽率的简便方法:将麦粒煮沸 30 分钟,如外皮颜色不变,即能发芽,颜色变暗者,则不能发芽。现行版《中国药典》规定:本品出芽率不得少于 85%。

谷芽

(消食药)

谷芽为禾本科植物粟的成熟果实经发芽干燥而得,全国多数地方均可生产,主产于南方各省区。处方用名有谷芽、炒谷芽、焦谷芽等。古代有微炒、炒焦、焙法。现今有炒黄、炒焦等方法。

【炮制方法】

1. 谷芽 取成熟而饱满的粟，用清水浸泡至六七成透，捞出，置能排水容器内，盖好，每日淋水2~3次，保持湿润。待须根长至0.6cm时，取出干燥即得。

2. 炒谷芽 取净谷芽，置热锅内，用文火加热，不断翻动，炒至表面深黄色，大部分爆裂，鼓起并有香气时，取出，晾凉，筛去灰屑。

3. 焦谷芽 取净谷芽，置热锅内，用中火加热，炒至大部分爆裂，表面呈焦褐色，并有焦香气时，取出，晾凉，筛去灰屑。

【炮制作用】谷芽味甘，性温。归脾、胃经。具有消食和中、健脾开胃的功效，用于食积不消、腹胀口臭、脾胃虚弱、不饥食少。炒后性转温，以健脾消食力胜，多用于脾虚食少。炒焦后性温而味微涩，善化积滞，用于积滞不消。

【药材性状】本品呈类圆球形，直径约2mm，顶端钝圆，基部略尖。外壳为革质的稃片，淡黄色，具点状皱纹，下端有初生的细须根，长约3~6mm，剥去稃片，内含淡黄色或黄白色颖果（小米）1粒。气微，味微甘。

【成品性状】谷芽性状同药材。炒谷芽形如谷芽，表面深黄色。有香气，味微苦。焦谷芽形如谷芽，表面焦褐色。有焦香气。

【工艺改进】实验研究表明，在服用方法上，煎服损耗淀粉酶，如能研成细粉直接冲服，可以减少用药。

点滴积累

1. 发酵法和发芽法都需要在一定的温度和湿度条件下进行。发酵法由于霉菌和酶的催化分解作用，使药物发泡、生衣。发芽法使新鲜成熟的果实种子类药物萌发幼芽。
2. 六神曲是苦杏仁、赤小豆、鲜青蒿、鲜苍耳草、鲜辣蓼等中药加入面粉（或麦麸）混合后，经发酵而成的曲剂。
3. 发芽制品芽长一般应为0.5~1cm。

第二节　制霜技术

将待炮制品经过去油制成松散粉末，或经过渗析出细小结晶，或用其他方法制成细粉或粉渣的方法，称为制霜法。制霜法适合于种子类、矿物类、植物类及某些动物角质类药物。

药物通过制霜后，可除去油中的有毒物质，降低毒性，缓和药性，如巴豆、千金子；消除副作用，便于粉碎和服用，如柏子仁、瓜蒌子；制造出新药，增强疗效，如西瓜霜、柿霜；使药物纯净，如砒霜、百草霜；缓和药性，综合利用，扩大药源，如鹿角霜。

制霜法根据操作方法不同分为去油制霜(如千金子、巴豆)、渗析制霜(如西瓜霜,又称风化成霜)、升华制霜(如信石)、煎煮制霜法(如鹿角霜)。

一、去油制霜法

将待炮制品种仁碾成泥状,经过适当加热,压榨去油,制成松散粉末的方法,称为去油制霜。

(一) 去油制霜的目的

1. 降低毒性,缓和药性 如巴豆、千金子、木鳖子、大风子等有毒,泻下作用猛烈,去油制霜后可降低毒性,缓和泻下作用,保证临床用药安全有效。

2. 消除滑肠副作用 如柏子仁,其内含柏子仁油,具有滑肠通便之功,体虚便溏患者不宜用。制成霜后,除去了大部分油脂,可降低滑肠的副作用。

(二) 操作方法

原药材去外壳取仁,碾成细末或捣烂如泥,用吸油纸包裹(多层),蒸热、烘干或暴晒后压榨,反复换纸,吸去油至松散成粉,不再黏结。

(三) 成品质量

制霜品为松散的粉末状,呈乳白色、白色、灰白色或淡黄色。其中巴豆霜和千金子霜的含油量应控制在 18%~20%。

(四) 注意事项

1. 药物加热,所含油脂易于渗出,故去油制霜时多加热或放置热处,趁热压榨去油。

2. 去油时,应反复压榨至药物松散成粉、不再黏结成饼为度。

3. 要勤换吸油纸,以尽快吸去油脂,缩短炮制时间。

4. 有毒药物去油制霜用过的布或纸要及时烧毁,使用的器具应清洗干净,以免误作他用,引起中毒,注意防护。

巴豆

(峻下逐水药)

巴豆为大戟科植物巴豆的干燥成熟果实,主产于浙江、江苏、福建、台湾、湖北、湖南、四川、贵州、云南、广西、广东等地。处方用名有生巴豆、巴豆霜等。古代有纸煨、面煨、麸炒、醋煮、烧存性、制霜等方法。现今内服均制霜用。

【炮制方法】

1. 巴豆 取原药材,除去杂质,去皮取净仁。

2. 巴豆霜

(1)压榨法:取净巴豆仁,碾如泥状,里层用纸,外层用布包严,蒸热,用压榨器榨去油,如此反复数次,至药物松散成粉、不再黏结成饼为度。少量者,可将巴豆仁碾后用数层吸油纸包裹,放热炉台上,受热后,反复压榨换纸,以达到上述要求为度。

（2）稀释法：取经炒、蒸或烘烤等热处理的净巴豆仁研烂后，测定脂肪油含量，加适量淀粉，使脂肪油含量符合规定，混匀，即得。

巴豆霜中脂肪油含量应为18.0%~20.0%。

【炮制作用】巴豆味辛，性热；有大毒。归胃、大肠经。生用仅外用蚀疮，用于恶疮疥癣、疣痣。去油制霜后，能降低毒性，缓和其泻下作用。具有峻下冷积、逐水退肿、豁痰利咽的功效；外用蚀疮。用于寒积便秘、乳食停滞、腹水膨胀、二便不通、喉风、喉痹；外治痈肿脓成不溃、疥癣恶疮、疣痣。

【药材性状】巴豆种子呈略扁的椭圆形，长1.2~1.5cm，直径0.7~0.9cm，表面棕色或灰棕色，一端有小点状的种脐和种阜的瘢痕，另端有微凹的合点，其间有隆起的种脊；外种皮薄而脆，内种皮呈白色薄膜；种仁黄白色，油质。气微，味辛辣。

【成品性状】巴豆性状同药材。巴豆霜为粒度均匀、疏松的淡黄色粉末，显油性。

知识链接

巴豆制霜需加热处理

传统制霜法含油量不易控制，稀释法制霜则未经加热处理，所含的毒性球蛋白（巴豆毒素）未被破坏，毒性较大。改为在稀释以前采用炒黄法或蒸法热处理巴豆仁，或在稀释前110℃烘烤2小时的工艺，既保持了传统巴豆霜的特色，又便于控制含油量。

千金子

（峻下逐水药）

千金子为大戟科植物续随子的干燥成熟种子，主产于陕西、山东、江苏、安徽、浙江、台湾、福建、江西、湖北、湖南、四川、云南、广西、广东等地。处方用名有千金子、续随子、千金子霜等。古代有纸裹、用物压去油、酒浸、制霜等方法。现今有去油制霜法。

【炮制方法】

1. 千金子 取原药材，除去杂质，筛去泥沙，洗净，捞出，干燥，用时打碎。

2. 千金子霜 取净千金子，搓去种皮，碾如泥状，用布包严，蒸热，压榨去油，如此反复操作，至药物松散不再黏结成饼，碾细备用。少量者，碾碎后用数层吸油纸包裹，加热，反复压榨换纸，以纸上不显油痕即可。本品含脂肪油应为18.0%~20.0%。

【炮制作用】千金子味辛，性温；有毒。归肝、肾、大肠经。具有泻下逐水、破血消癥的功效；外用疗癣蚀疣。生品逐水消肿，破血消癥，但毒性较大，作用峻烈。用于二便不通、水肿、痰饮、积滞胀满、血瘀经闭；外治顽癣、赘疣。千金子霜能缓和泻下作用，并降低毒性，可入丸、散剂内服。

【药材性状】千金子呈椭圆形或倒卵形，长约5mm，直径约4mm。表面灰棕色或灰褐色，具不规则网状皱纹，网孔凹陷处灰黑色，形成细斑点。种皮薄脆，种仁白色或黄白色，富油质。气微，味辛。

【成品性状】千金子性状同药材。千金子霜为均匀、疏松的淡黄色粉末，微显油性，味辛辣。

【工艺改进】经对不同方法制备的千金子霜进行含油量测定，结果表明以干热法和蒸法制备千金子霜较好，含油量较冷霜低。并提出含油量在 18%~20% 为宜。

柏子仁

（养心安神药）

柏子仁为柏科植物侧柏的干燥成熟种仁，主产于山东、河南、河北、陕西、湖北、甘肃、云南等地。处方用名有柏子仁、炒柏子仁、柏子仁霜等。古代有熬法、研、纸裹压去油、去壳取仁、微炒去油、去油取霜等方法。现今有炒、制霜等方法。

【炮制方法】

1. **柏子仁** 取原药材，除去杂质及残留的种皮，筛去灰屑。

2. **炒柏子仁** 取净柏子仁，置温度适宜的热锅中，用文火炒至油黄色、有香气逸出时，取出，放凉。

3. **柏子仁霜** 取净柏子仁，碾成泥状，用布（少量可用数层吸油纸）包严，蒸热，压榨去油，如此反复操作，至药物不再黏结成饼为度，再碾细。

【炮制作用】柏子仁味甘，性平。归心、肾、大肠经。具有养心安神、润肠通便、止汗的功效。生柏子仁润肠力胜，但生品有致恶心呕吐的异味。炒柏子仁有焦香气，可降低副作用，并使药性缓和，可消除呕吐的副作用。制霜后可消除呕吐和滑肠致泻的副作用。

【药材性状】柏子仁呈长卵形或长椭圆形，表面黄白色或淡黄棕色，顶端略尖，有深褐色小点，基部钝圆，质软，富油性，气微香，味淡。

【成品性状】柏子仁性状同药材。炒柏子仁表面油黄色，偶见焦斑，有焦香气。柏子仁霜为均匀、疏松的淡黄色粉末，微显油性，气微香。

【工艺改进】柏子仁传统制霜法较烦琐、费时，生产量少。将工艺改进为取净柏子仁，以高速粉碎机研为泥团状，然后在大瓷盘内铺数层吸油纸，将药物铺平，再盖上吸油纸数层，以瓷盘层层相叠，上压木板，置电热恒温干燥箱内加温，65℃恒温 12 小时，凉后取出，去油纸，研细粉即得。

大风子

（杀虫止痒药）

大风子为大风子科植物大风子的干燥成熟种子，主产于云南、台湾、广西等地。处方用名有大风子、大风子霜。古代有去壳取仁、去油制霜、压去油等方法。现今有去油制霜法。

【炮制方法】

1. **大风子** 取原药材，除去杂质，拣去霉坏变质者。用时捣碎，或除去种皮，取净仁。

2. **大风子霜** 取净大风子仁，碾成泥状，用布（少量可用数层吸油纸）包严，蒸热，压榨去油，如此反复操作，至药物不再黏结成饼为度，再碾细。

【炮制作用】大风子味辛，性热；有毒。归肝、脾、肾经。具有祛风燥湿、攻毒杀虫的功效。生大风子毒性较强，作用峻烈，多外用。大风子霜毒性降低，多制成丸、散剂内服，用途与生大风子相同。

【药材性状】大风子呈不规则的卵圆形，或多面形，稍有钝棱，表面灰棕色或灰褐色。种皮坚硬而厚，气微，味淡。

【成品性状】大风子性状同药材。大风子霜为乳白色松散粉末，气微，味淡。

二、渗析制霜法

药物通过物料析出细小结晶的方法，称为渗析制霜。目的是制造新药，扩大用药品种，增强疗效，如西瓜霜。

西瓜霜

（清热泻火药）

西瓜霜为葫芦科植物西瓜的成熟新鲜果实与皮硝经加工制成的白色结晶性粉末，全国均有分布。处方用名有西瓜霜。古代有制西瓜霜等方法。现今有制霜法。

【炮制方法】

1. 西瓜析霜　取新鲜西瓜，沿蒂头切一厚片作顶盖，挖出部分瓜瓤，将芒硝填入瓜内，盖上顶盖，用竹签插牢，用碗或碟托住，悬挂于阴凉通风处。待西瓜表面析出白霜时，随时刮下，直至无白霜析出为止，晾干。

2. 瓦罐析霜　取新鲜西瓜切碎，放入不带釉的瓦罐内，一层西瓜一层芒硝，至罐容积的 4/5，将口封严，悬挂于阴凉通风处。数日后瓦罐外面析出白色结晶物，随析随收集，至无结晶析出为止。

每 100kg 西瓜，用芒硝 15kg。

【炮制作用】西瓜霜味咸，性寒。归肺、胃、大肠经。具有清热泻火、消肿止痛的功效。西瓜能清热解暑，芒硝能清热泻火，制成西瓜霜后，两药起到协同作用，增强清热泻火之功，并使药物更纯洁。用于咽喉肿痛、喉痹、口疮。

【成品性状】西瓜霜为类白色至黄白色结晶性粉末，气微，味咸。

【工艺改进】传统西瓜霜制法烦琐，产量低。改进工艺为取天然硝酸钾、硫酸钠，加热水溶解，滤过，滤液加萝卜 20%（w/w），煮沸 30 分钟，滤过，滤液加西瓜 40%（w/w），煮沸，滤过，滤液加活性炭 1%（w/w）煮沸，以布氏滤器加滑石粉助滤，滤液经垂熔滤器过滤至澄明，减压蒸发浓缩，放冷析晶，结晶经风化后，按处方规定量加入冰片，套研均匀，过 100~110 目筛，即得。此法质量稳定，生产周期短，不受季节、气候、环境的限制，产量提高数十倍，适宜工业化生产。

知识链接

西瓜霜制备

西瓜霜主要成分为$Na_2SO_4·10H_2O$。尚含有9种无机元素和18种氨基酸，其中7种为人体必需的氨基酸。西瓜霜的制备古代至今都是用皮硝与西瓜制霜法。西瓜霜宜在秋季气候凉爽干燥季节制备，夏季湿度大时难以得到结晶。目前工业制备采用芒硝与西瓜共煮，减压浓缩，放冷析晶，结晶风化等步骤，具有质量稳定、生产历时短、产量高且适于工业化生产的特点。

三、升华制霜法

待炮制品经过高温加工处理升华成结晶或细粉的方法，称为升华制霜。目的是纯净药物，如砒霜。

信石

（拔毒化腐生肌药）

信石为氧化物类矿物砷华、硫化物类矿物毒砂或雄黄等含砷矿物加工制成。商品有红信石、白信石两种。主产于江西、湖南、广东等地。处方用名有信石、砒霜。古代有砒霜、白矾制霜、萝卜制霜、醋与甘草制、煅制、煨制、酒制、豆腐制等方法。现今有面煨、豆腐制、扣锅煅、制霜等方法。

【炮制方法】

1. **信石** 取原药材，除去杂质，碾细。

2. **砒霜** 取净信石，置煅锅内，上置一口径较小的锅，两锅接合处先用湿草纸再用盐泥封固，上压重物，盖锅底上贴一白纸条或放几粒大米。用武火加热，煅至白纸或大米呈老黄色时，离火，晾凉，收集盖锅上的结晶。

【炮制作用】信石味酸、辛，性大热；有大毒。归脾、肺、胃、大肠经。具有祛痰、截疟、杀虫、蚀腐肉的功效。信石内服用于寒痰哮喘、疟疾，外治瘰疬、癣疮、溃疡腐肉不脱。砒霜药性更纯，毒性更大。内服可祛痰截疟平喘，外用具有蚀疮祛腐杀虫之功能。

【药材性状】信石呈不规则碎块状，断面具灰、黄、白、红、肉红等颜色，白色和肉红色部分为透明，灰色则不透明，具玻璃样或绢丝样光泽，质脆，轻打可碎。

【成品性状】信石性状同药材。砒霜为白色结晶或粉末。

知识链接

砒石的主要成分

砒石以砷华（As_2O_3）为主，常混有云母、石英等矿物。天然样品尚含Ag、Co、Ni、Sb等元素，人工制品的混入成分取决于原料矿物。红砒（粉红色者）尚含少量硫化砷，药用以红砒为主。白砒（白色者）为较纯的氧化砷，少见。制霜后产品更纯，毒性更大。近代主要用扣锅煅法制霜。

四、煎煮制霜法

煎煮制霜法是指药物经过多次长时间煎熬后成粉渣另作药用的方法,称为煎煮制霜法。目的是缓和药性,综合利用,扩大药源,如鹿角霜。

鹿角霜

(温肾助阳药)

鹿角霜为鹿科动物梅花鹿或马鹿等的角熬制鹿角胶后剩余的骨渣。

【炮制方法】取熬去胶的鹿角霜块,除去杂质,捣碎或研碎。

【炮制作用】鹿角霜味咸、涩,性温。归肝、肾经。具有温肾助阳、收敛止血的功效。用于脾肾阳虚、食少吐泻、白带、遗尿尿频、崩漏下血。

【成品性状】鹿角霜呈长圆柱形或不规则的块状,大小不一。表面灰白色,显粉性,常具纵棱,偶见灰色或灰棕色斑点。体轻,质酥,断面外层较致密,白色或灰白色,内层有蜂窝状小孔,灰褐色或灰黄色。有吸湿性。气微,味淡,嚼之有黏牙感。

点滴积累

1. 制霜法包括去油制霜法、渗析制霜法、升华制霜法、煎煮制霜。
2. 去油制霜法可降低药物毒性,缓和药性,保证临床用药安全有效。
3. 渗析制霜法主要制备的药物是西瓜霜。
4. 升华制霜法主要是纯净药物,并没有降低毒性的作用。
5. 煎煮制霜法主要是综合利用,扩大药源。

第三节　复制技术

复制法的历史很长,早在唐代某些药物就有了复制方法与工艺。本法的特点是用多种辅料或多种工序共同处理药材。现在的复制法与传统方法比较,其辅料种类、用量及工艺程序均有所改变。目前,复制法主要用于天南星、半夏、白附子等有毒中药的炮制。

(一)主要目的

1. **降低或消除药物的毒性**　如半夏用甘草、明矾、皂角、石灰、生姜等制后均可降低毒性。
2. **改变药性**　如天南星,用胆汁制后,其性味由辛温变为苦凉,其作用亦发生了变化。
3. **增强疗效**　如白附子,用鲜姜、白矾制后,增强了祛风逐痰的功效。

4. 矫臭矫味 如紫河车，用酒制后除去了腥臭气味，便于服用。

（二）操作方法

复制法没有统一的方法，具体方法和辅料的选择可视药物而定。一般将净选后的药物置一定容器内，加入一种或数种辅料，按工艺程序，或浸、泡、漂，或蒸、煮，或数法共用，反复炮制达到规定的质量要求为度。

（三）注意事项

本法操作方法复杂，辅料品种较多，炮制一般需较长时间，故应注意以下几点。

1. 时间可选择在春、秋季，避免出现“化缸”。
2. 地点应选择在阴凉处，避免暴晒，以免腐烂。
3. 如要加热处理，火力要均匀，水量要多，以免糊汤，并可加入适量明矾防腐。

半夏

（化痰药）

半夏为天南星科植物半夏的干燥块茎，甘肃省陇南市西和县为“中国半夏之乡”。半夏有水生和陆生两种，即所谓的水半夏和旱半夏。处方用名有生半夏、清半夏、姜半夏、法半夏。古代有治半夏、水煮制、麸炒、姜汁浸炒、吴茱萸制、甘草制、制炭、皂荚白矾制、姜汁青盐制等方法。现今有白矾制、甘草与石灰制等方法。

【炮制方法】

1. 半夏 取原药材，除去杂质，洗净，干燥即得。

2. 清半夏 取净半夏，大小分开，用 8% 白矾溶液浸泡至内无干心，口尝微有麻舌感，取出，洗净，切厚片，干燥。

每 100kg 半夏，用白矾 20kg。

3. 姜半夏 取净半夏，大小分开，用水浸泡至内无干心，另取生姜切片煎汤，加白矾与半夏共煮至透心，取出，晾至半干，切薄片，干燥。

每 100kg 半夏，用生姜 25kg、白矾 12.5kg。

4. 法半夏 取净半夏，大小分开，用水浸泡至内无干心，取出；另取甘草适量，加水煎煮两次，合并煎液，倒入用适量石灰水配制的石灰液中，搅匀，加入上述已浸透的半夏，浸泡，每日搅拌 1~2 次，并保持浸液 pH 12 以上，至切面黄色均匀、口尝微有麻舌感时，取出，洗净，阴干或烘干。

每 100kg 半夏，用甘草 15kg、生石灰 10kg。

【炮制作用】半夏味辛，性温；有毒。归脾、胃、肺经。具有燥湿化痰、降逆止呕、消痞散结的功效。用于湿痰寒痰、咳喘痰多、痰饮眩悸、风痰眩晕、痰厥头痛、呕吐反胃、胸脘痞闷、梅核气；生用外治痈肿痰核。半夏经炮制后，能降低毒性，缓和药性，消除副作用。清半夏增强化痰功能，以燥湿化痰为主。多用于湿痰咳嗽、痰热内结、风痰吐逆、痰涎凝聚、咯吐不出。姜半夏增强降逆止呕作用，以温中化痰、降逆止呕为主，用于痰饮呕吐、胸脘痞闷。法半夏偏于祛寒痰，同时具有调和脾胃的作用，用于痰多咳喘、痰饮眩悸。

【药材性状】半夏呈扁圆形、类圆形或偏斜形，大小不一。表面白色或浅黄色，质坚实，断面洁白，富粉性。

【成品性状】半夏性状同药材。清半夏呈椭圆形、类圆形或不规则的片。切面淡灰色至灰白色或黄白色至黄棕色，可见灰白色点状或短线状维管束迹，有的残留栓皮处下方显淡紫红色斑纹。质脆，易折断，断面略呈粉性或角质样。气微，味微涩、微有麻舌感。

姜半夏呈片状、不规则颗粒状或类球形。表面棕色至棕褐色。质硬脆，断面淡黄棕色，常具角质样光泽。气微香，味淡、微有麻舌感，嚼之略黏牙。

法半夏呈类球形或破碎成不规则颗粒状。表面淡黄白色、黄色或棕黄色。质较松脆或硬脆，断面黄色或淡黄色，颗粒者质稍硬脆。气微，味淡略甘、微有麻舌感。

知识链接

半夏炮制方法比较

半夏不同炮制品均能消除其刺激咽喉而导致失音的副作用。生半夏刺激性最强，炮制后可不同程度地降低其刺激性，刺激作用依次为生半夏 > 姜浸半夏 > 姜矾半夏 > 矾半夏 > 姜汁煮半夏。

天南星

（化痰药）

天南星为天南星科植物天南星、异叶天南星或东北天南星的干燥块茎，主产于四川、河南、贵州、云南、广西等地。处方用名有生天南星、生南星、制天南星、制南星、胆南星等。古代有石灰炒黄、面裹煨、姜汁浸、生姜拌炒、九蒸九晒、皂角水浸、蜜制、酒制、胆南星等方法。现今有制天南星、胆南星等法。

【炮制方法】

1. 天南星 取原药材，除去杂质，洗净，干燥即得。

2. 制天南星 取净天南星，按大小分别用清水浸泡，每日换水 2~3 次，如水面起白沫时，换水后加白矾（每 100kg 天南星，加白矾 2kg），泡一日后，再换水漂至切开口尝微有麻舌感时取出。另取白矾、生姜片置锅内加适量水煮沸后，倒入天南星共煮至无干心时取出，除去姜片，晾至 4~6 成干，切薄片，干燥，筛去碎屑。

每 100kg 天南星，用生姜、白矾各 12.5kg。

3. 胆南星 取制天南星细粉，加入净胆汁（或胆膏粉及适量清水）拌匀，蒸 60 分钟至透，取出放凉，制成小块，干燥。另取生天南星粉，加入净胆汁（或胆膏粉及适量清水）拌匀，放温暖处，发酵 5~7 天后，再连续蒸或隔水炖 9 昼夜，每隔 2 小时搅拌一次，除去腥臭气，至呈黑色浸膏状、口尝无麻味为度，取出，晾干，再蒸软，趁热切成小块。

每 100kg 制天南星细粉，用牛（或猪、羊）胆汁 400kg（胆膏粉 400kg）。

【炮制作用】天南星味苦、辛，性温；有毒。归肺、肝、脾经。散结消肿。外用治痈肿，蛇虫咬伤。

生品辛温燥烈，有毒，多外用。也有内服者，以祛风止痉为主，多用于破伤风、中风抽搐、癫痫等症。制天南星具有燥湿化痰，祛风止痉，散结消肿的作用。制后毒性降低，燥湿化痰作用增强，用于顽痰咳嗽，风痰眩晕，中风痰壅，口眼㖞斜，半身不遂，癫痫，惊风，破伤风；外用治痈肿，蛇虫咬伤。胆南星毒性降低，其燥烈之性缓和，药性由温转凉，味由辛转苦，作用由温化寒痰转为清化热痰，以清化热痰、息风定惊力强，多用于痰热喘咳、急惊风、癫痫等症。

【药材性状】天南星呈扁球形，高1~2cm，直径1.5~6.5cm。表面类白色或淡棕色，较光滑，顶端有凹陷的茎痕，周围有麻点状根痕，有的块茎周边有小扁球状侧芽。质坚硬，不易破碎，断面不平坦，白色，粉性。气微辛，味麻辣。

【成品性状】天南星同药材性状。制天南星呈类圆形或不规则形的薄片，黄色或淡棕色，质脆易碎，断面角质状，气微，味涩，微麻。胆南星方块状，黄色或淡棕色，具特异腥气，味苦。

知识链接

天南星炮制的现代研究

天南星中所含的掌叶半夏碱乙具有抗凝血作用，不同炮制工艺所得的制天南星中掌叶半夏碱乙的含量均较生品降低，尤其以老法制品下降最大，仅为生品含量的1/9。另有报道，长期水漂虽然能去除麻辣味，但有效成分也随之流失。

白附子

（化痰药）

白附子为天南星科植物独角莲的干燥块茎，主产于河南、甘肃、湖北等地。处方用名有生白附子、禹白附、制白附子等。古代有生姜汁拌炒、米泔浸焙、酒浸炒、酒煮炒、醋拌炒、面包煨、水浸后炒黄、湿纸裹煨、姜汁蒸等方法。现今有生姜与白矾制等方法。

【炮制方法】

1. 白附子 取原药材，除去杂质，洗净，干燥即得。

2. 制白附子 取净白附子，大小分开，用清水浸泡，每日换水2~3次，如水面起白沫时，换水后加白矾（每100kg白附子，加白矾2kg），泡一日后，再换水，至切开口尝微有麻舌感时取出。另取白矾、生姜片置锅内加适量水煮沸后，倒入白附子共煮至无干心时取出，除去姜片，晾至六七成干，切厚片，干燥，筛去碎屑。

每100kg白附子，用生姜、白矾各12.5kg。

【炮制作用】白附子味微辛，性温；有毒。归胃、肝经。具有祛风痰、定惊搐、解毒散结、止痛的功效。一般多外用，用于口眼㖞斜、破伤风，外治瘰疬痰核、毒蛇咬伤。制后毒性降低，清除麻辣味，能增强祛风痰作用，多用于偏头痛、痰湿头痛等症。

【药材性状】白附子呈椭圆形或卵圆形，长2~5cm，直径1~3cm。表面白色至黄白色，略粗糙，有环纹及须根痕，顶端有茎痕或芽痕。质坚硬，断面白色，粉性。气微，味淡、麻辣刺舌。

【成品性状】白附子性状同药材。制白附子周边淡棕色,切面黄色或淡棕色,呈半透明状;味微涩,无麻舌感或微有麻舌感。

附子

(温里药)

附子为毛茛科植物乌头的子根加工品,主产于四川江油及陕西城固、勉县。河北、湖北、云南、山东等地也产。处方用名有白附片、炮附片、淡附片等。古代有炒炭、蜜炙、纸裹煨、醋炙、黄连制、姜制、盐制、地黄制、甘草汤炒等方法。现今有盐制、漂制、蒸制、煮制、砂炒和甘草黑豆制等方法。

【炮制方法】

1. **盐附子** 选个大、均匀的泥附子,洗净,浸入食用胆巴的水溶液中,过夜。再加食盐,继续浸泡,每日取出晾凉,并逐渐延长晒晾时间,直至附子表面出现大量结晶盐粒(盐霜),体质变硬。

2. **黑顺片(黑附片)** 取泥附子,按大小分别洗净,浸入食用胆巴的水溶液中数日,连同浸液煮至透心,捞出,水漂,纵切成厚约 0.5cm 的片,再用清水浸漂,用调色液使附片染成浓茶色,取出,蒸到出现油面、光泽后,烘至半干,再晒干或继续烘干。

3. **白附片** 选择大小均匀的泥附子,洗净,浸入胆巴的水溶液中数日,连同浸液煮至透心,捞出,剥去外皮,纵切成厚约 0.3cm 的片,用水浸漂,取出,蒸透,晒干,习称“白附片”。

4. **炮附片** 取砂置锅内,用武火炒热,加入净附片,拌炒至鼓起并微变色,取出,筛去砂,晾凉。

5. **淡附片** 取净盐附子,用清水浸漂,每日换水 2~3 次,至盐分漂尽,与甘草、黑豆加水共煮至透心,切开后口尝无麻舌感时,取出,除去甘草、黑豆,切薄片,干燥。

每 100kg 盐附子,用甘草 5kg、黑豆 10kg。

【炮制作用】附子味微辛、甘,性大热;有毒。归心、肾、脾经。具有回阳救逆、补火助阳、散寒止痛的功效。生品有毒,多外用。炮制后,降低毒性,便于内服。盐附子防止药物腐烂,利于贮存。黑顺片、白附片降低毒性,可直接入药。炮附片以温肾暖脾为主,用于心腹冷痛、虚寒吐泻。淡附片长于回阳救逆,散寒止痛,用于亡阳虚脱、肢冷脉微、阴寒水肿、阳虚外感、寒湿痹痛。

【药材性状】附子呈圆锥形,表面灰黑色,粗糙,被盐霜。体重,横切面灰褐色,可见充满盐霜的小裂隙及多角形形成层环纹。气微,味咸而麻,刺舌。

【成品性状】盐附子性状同药材。黑顺片为纵切片,上宽下窄,外皮黑褐色,切面暗黄色,油润具光泽,半透明状,并有纵向导管束。质硬而脆,断面角质样。气微,味淡。白附片无外皮,黄白色,半透明。炮附片形如黑顺片或白附片,表面鼓起,黄棕色,质松脆。气微,味淡。淡附片呈纵切片,上宽下窄,外皮褐色。切面褐色,半透明,有纵向导管束。质硬,断面角质样。气微,味淡,口尝无麻舌感。

知识链接

附子炮制新工艺

现代附子加工的新工艺主要包括高压蒸制法、高温烘干法、微波炮制法和微生物发酵炮制法。附子在 127℃、0.15MPa 高压下蒸煮 60~90 分钟，可使毒性和疗效平衡，且该法设备简单、效率高、节约资源，利于提高饮片质量和实现参数化炮制。附子经水浸透处理后在 120℃烘干 12 小时，能有效降低炮制品含水量，减毒存效。微波炮制法中生附片切片厚度为 3mm、复水率在 60%~80% 时，随微波功率增加适当减少炮制时间，可充分减毒。微生物发酵炮制法则是利用酶促反应释放有效成分并代谢新物质，改变药物性能，在 30℃、pH 8 的条件下，用宛氏拟青霉发酵附子 48 小时，使单酯型生物碱含量提高、双酯型生物碱含量降低，有效减毒增效。

蟾酥

（外用药）

蟾酥为蟾蜍科动物中华大蟾蜍或黑眶蟾蜍的干燥分泌物，主产于辽宁、山东、江苏、河北、广东、安徽、浙江等省。处方用名有蟾酥、蟾酥粉。古代有铁上焙焦、酒浸、酒炖、汤浸、乳汁制等方法。现今有研粉、白酒炙、乳浸等方法。

【炮制方法】

1. 蟾酥粉（酒制） 取蟾酥，捣碎，加白酒浸渍，时常搅动至稠膏状，干燥，粉碎。

每 10kg 蟾酥，用白酒 20kg。

2. 蟾酥粉（奶制） 取蟾酥，捣碎，用定量牛奶浸渍，不断搅动至稠膏状，干燥，粉碎。

每 10kg 蟾酥，用鲜牛奶 20kg。

【炮制作用】蟾酥味辛，性温；有毒。归心经。具有解毒、止痛、开窍醒神的功效。用于痈疽疔疮、咽喉肿痛、中暑神昏、痧胀腹痛吐泻。蟾酥作用峻烈，多制成丸、散剂或外用，质硬难以粉碎并对操作者有刺激性。白酒或牛奶浸渍后，便于粉碎，降低毒性，并能减少对操作者的刺激性。用于痈疽疔疮、咽喉肿痛、中暑神昏、腹痛吐泻。

【药材性状】蟾酥呈扁圆形团块状或片状。棕褐色或红棕色。团块状者质坚，不易折断，断面棕褐色，角质状，微有光泽；片状者质脆，易碎，断面红棕色，半透明。气微腥，味初甜而后有持久的麻辣感，粉末嗅之作嚏。

【成品性状】蟾酥粉为棕黄色至棕褐色粉末。气微腥，味初甜而后有持久的麻辣感，嗅之作嚏。蟾酥粉（酒制）棕褐色。蟾酥粉（奶制）灰棕色。

点滴积累

1. 复制法是将净选或切制后的药物，加入一种或数种辅料，按规定的程序，反复炮制的方法。
2. 半夏的炮制品种主要有清半夏、法半夏、姜半夏等。
3. 复制法多用于具辛辣味的有毒药物，如半夏、天南星、白附子、附子等。

第四节 烘焙技术

将净选或切制后的待炮制品用文火直接或间接加热，使之充分干燥的技术，称为烘焙。该法包括烘和焙两种操作方法。烘是将药物置于近火处或利用烘箱、干燥室等设备，使药物所含水分徐徐蒸发，从而使药物充分干燥的技术。焙则是将净选后的药物置于金属容器或锅内，用文火进行短时间加热，并不断翻动，焙至药物颜色加深、质地酥脆为度。

烘焙不同于炒制技术，一定要用文火，并要勤加翻动，以免药物焦化。

虻虫

（破血消癥药）

虻虫为虻科昆虫复带虻的雌虫干燥全体，全国均有分布。处方用名有虻虫、焙虻虫、米炒虻虫等。古代有炒黄、去翅足、炒黑、糯米炒、麸炒、去足翅焙用、炙法等方法。现今有去足翅焙干、米炒等方法。

【炮制方法】

1. **虻虫** 取原药材，除去杂质，筛去泥屑，去掉足翅。
2. **焙虻虫** 先将锅加热，放入净虻虫，用文火焙至黄褐色或棕褐色，质地酥脆时取出，晾凉。
3. **米炒虻虫** 取净虻虫，用文火与米拌炒至米呈深黄色，取出，筛去米粒，晾凉。

每 100kg 虻虫，用米 20kg。

【炮制作用】虻虫味苦，性凉；有小毒。归肝经。具有破血逐瘀、散积消癥的功效。生品腥味较强，破血力猛，并有致腹泻的作用，故很少生用。焙后或米炒后，降低毒性和减弱其腥臭气味和致泻的副作用，便于粉碎。用于血滞经闭、癥瘕积聚以及跌打损伤等症。

【药材性状】虻虫呈椭圆形，头部呈棕黑色，有光泽，有凸出的两只复眼及长形的吸吻。背部黑棕色，有光泽，腹部黄褐色，有横纹节。轻质脆，具腥臭气味。

【成品性状】虻虫性状同药材。焙虻虫表面黄褐色或棕黑色，无足翅，微有腥臭气味。米炒虻虫形如虻虫，表面深黄色，略具米香气。

蜈蚣

（息风止痉药）

蜈蚣为蜈蚣科动物少棘巨蜈蚣的干燥体，主产于湖北、浙江、江苏、安徽四大产地，湖南、河南等地也有分布。处方用名有蜈蚣、焙蜈蚣。古代有去头足炙、酒浸、姜制、薄荷叶裹煨熟、羊酥制、焙制、炒制、葱制、醋制、煅制、荷叶包裹煨等方法。现今有焙制法。

【炮制方法】

1. **蜈蚣** 取原药材，除去竹片，剪段。
2. **焙蜈蚣** 取净蜈蚣，用文火焙至棕褐色或灰褐色、质地酥脆时，取出，晾凉，剪段或研成细粉。

【炮制作用】生蜈蚣味辛，性温；有毒。归肝经。具有息风镇痉、通络止痛、攻毒散结的功效。生品有毒，气味腥臭，多外用，用于疮痈肿毒、瘰疬溃烂、毒蛇咬伤等症。焙后降低毒性，矫臭矫味，并使其干燥酥脆，便于粉碎。功用同生品，用于急慢惊风、破伤风等症。

【药材性状】蜈蚣呈扁平状小段，背部棕绿色或黑绿色，有光泽，腹部淡黄色或棕黄色，质脆，具有特殊的刺鼻腥味，味辛而微咸。

【成品性状】蜈蚣性状同药材。焙蜈蚣呈扁平状小段，棕褐色或黑褐色，有焦香气。

知识链接

蜈蚣炮制的现代研究

蜈蚣含有两种类似蜂毒的毒性成分，具有溶血作用，能引起过敏性休克。少量能兴奋心肌，大量能使心脏麻痹，并能抑制呼吸中枢。经焙后既能矫味，使之酥脆，便于服用和粉碎，又能破坏其毒性物质，降低毒性。传统认为头、足毒性大，历代用蜈蚣有去头、去足的习惯。现代研究认为，蜈蚣使用，应以全体入药。

点滴积累

1. 烘焙法是将净选或切制后的药物间接或直接加热，使之充分干燥的方法，与炒法不同。
2. 烘焙法主要用于某些昆虫、动物类药物以及湿药材的干燥，以利于粉碎和贮存。如虻虫、蜈蚣等。

第五节　煨制技术

将待炮制品用湿面或湿纸包裹，置于加热的滑石粉中，或将待炮制品直接置于加热的麦麸中，或铺摊吸油纸上，层层隔纸加热，以除去部分油脂的方法统称煨制。其目的是除去药物中部分挥发油及刺激性成分，从而降低其副作用，缓和药性，增强疗效。

滑石粉煨、麸煨与滑石粉烫和麸炒有所相似。其主要区别是煨法辅料用量大，受热程度低，一般用文火，受热时间长，翻动的频率也低，其目的主要是降低药物中油脂含量，增强固涩止泻作用。另外麸煨法多是将麦麸和药物同置锅内加热，而麸炒法是先将麦麸撒入热锅，冒烟后投入药物拌炒。

肉豆蔻

（敛肺涩肠药）

肉豆蔻为肉豆蔻科植物肉豆蔻的干燥种仁，主产于马来西亚、印度尼西亚等地；我国广东、广西、云南亦有栽培。处方用名有肉豆蔻、肉果、玉果、煨肉蔻、煨肉果。古代有面裹煨、湿纸煨、炒黄、粟米炒、醋浸、炮煨去油、研去油等方法。现今有麸煨、滑石粉煨、面裹煨等方法。

【炮制方法】

1. 肉豆蔻 取原药材，除去杂质、灰屑，洗净，干燥。

2. 煨肉豆蔻

(1) 面裹煨：取净面粉，加适量水拌匀，做成团块，压成薄片，将净肉豆蔻逐个包裹，或用清水将肉豆蔻表面湿润后，如水泛丸法包裹面粉 3~4 层，稍凉，倒入已炒热的滑石粉或砂中，用文火加热，适当翻动，煨至面皮呈焦黄色并透出香气时，取出，筛去滑石粉，晾凉，剥去面皮，用时捣碎。

每 100kg 肉豆蔻，用面粉 50kg、滑石粉 50kg。

(2) 麸煨：取净肉豆蔻，加入麸皮，麸煨温度 150~160℃，约 15 分钟，至麸皮呈焦黄色，肉豆蔻呈棕褐色，表面有裂隙时，取出，筛去麸皮，晾凉，用时捣碎。

每 100kg 肉豆蔻，用麸皮 40kg。

(3) 滑石粉煨：将滑石粉置锅内，加热炒至灵活状态，投入肉豆蔻，翻埋至肉豆蔻呈深棕色并有香气飘逸时，取出，筛去滑石粉，晾凉，用时捣碎。

每 100kg 肉豆蔻，用滑石粉 50kg。

【炮制作用】肉豆蔻味辛，性温。归脾、胃、大肠经。具有温中行气、涩肠止泻的功效。生品辛温气香，长于暖胃消食，下气止呕。但由于生品含有 25%~40% 脂肪油和 8%~15% 的挥发油，有滑肠的副作用，并具较强的刺激性，服用过量可致中毒，产生幻觉，故多制用。煨制后可除去部分油脂，免于滑肠，减轻刺激性，增强了固肠止泻的作用，常用于脾胃虚寒、久泻不止、脘腹胀痛、宿食不消、呕吐等症。

【药材性状】肉豆蔻呈卵圆形或椭圆形，表面灰棕色或灰黄色，有时外被白粉（石灰粉末）。全体有浅色纵行沟纹和不规则网状沟纹。质坚，断面显棕黄色相杂的大理石花纹，宽端可见干燥皱缩的胚。富油性，气香浓烈，味辛。

【成品性状】肉豆蔻性状同药材。煨肉豆蔻表面为棕褐色，有裂隙。气香，味辛。

【工艺改进】

1. 煨制 研究认为，在温度适宜的条件下，加热时间越长肉豆蔻醚降低越多，麸煨以 150~160℃，15 分钟为宜；面裹煨以 170~190℃，20 分钟为宜；滑石粉煨以 140~160℃，15 分钟为宜。

2. 烘制 烤箱煨制肉豆蔻温度、时间易掌握，与传统煨法比较，脂肪油含量、挥发油物理常数及化学组分均无显著差异。方法是取滑石粉（每 10kg 肉豆蔻用滑石粉 5kg）平铺深方形盘中，140℃加热 30 分钟，取出，将肉豆蔻埋入滑石粉中，再置烤箱中 140℃加热 2 小时（每隔 20 分钟搅拌一次），取出，筛去滑石粉，粉碎过 20 目筛。

知识链接

肉豆蔻炮制的现代研究

肉豆蔻醚具有明显的抗炎、镇痛和抗癌作用，但具毒性，有致幻作用，服用过量可致中毒。肉豆蔻不同炮制品均有明显的止泻作用，作用强度以面裹煨和麸煨效果较好。具止泻作用的物质主要是挥发油。

葛根

（发散风热药）

葛根为豆科植物野葛的干燥根，野葛全国均有分布。处方用名有葛根、煨葛根等。古代有蒸制、醋制、去心微炙、焙制、炒制、干煮、炒黑、煨制等方法。现今有煨制（湿纸煨、麸煨）等方法。

【炮制方法】

1. 葛根 取原药材，除去杂质、灰屑，洗净，稍泡，捞出闷润，切厚片，晒干，筛去碎屑。

2. 煨葛根

⑴湿纸煨：取葛根片或块，用三层湿纸包好，埋入无烟热火灰中，煨至纸成焦黑色、葛根呈微黄色时，取出，去焦纸，晾凉。

每100kg葛根，用草纸适量。

⑵麸煨：取少量麸皮撒入热锅，用文火加热，待冒烟后，倒入葛根片，上面再撒剩余的麸皮，煨至下层麸皮呈焦黄色时，随即用铁铲将葛根与麸皮不断翻动，至葛根片成焦黄色时，取出，筛去麸皮，晾凉。

每100kg葛根，用麸皮30kg。

【炮制作用】葛根味甘、辛，性凉。归脾、胃、肺经。具有解肌退热、生津止渴、透疹、升阳止泻、通经活络、解酒毒的功效。生品长于解肌退热，生津，透疹，多用于热病口渴、麻疹等症。煨后缓和发散之性，增强止泻作用，多用于湿热泻痢、脾虚泄泻。

【药材性状】葛根呈纵切的长方形厚片或小方块，外皮淡棕色至棕色，有纵皱纹，粗糙。切面黄白色至淡黄棕色，有的纹理明显。质韧，纤维性强。气微，味微甜。

【成品性状】葛根性状同药材。煨葛根呈不规则的厚片、粗丝或边长为0.5~1.2cm的方块。表面黄色至棕黄色，偶有焦斑。质韧，纤维性强。气微香，味微甜。

【工艺改进】有研究提出用烘法代替煨法。其烘制最佳工艺：每10kg葛根，用4kg麸皮（加1.6kg水湿润），在165℃条件下烘40分钟。

知识链接

葛根质量要求

葛根主含黄酮类成分葛根素、大豆苷等。研究表明葛根经麸煨后，水煎液中有效成分总黄酮、葛根素的含量均高于生品。采用HPLC法测定葛根炮制品中葛根素含量，依次为：醋炙品＞炒黄品＞麸煨品＞米汤煨品＞生品＞炒炭品。现行版《中国药典》规定：本品含水量不得超过13.0%，野葛根总灰分不得超过6.0%，含葛根素（$C_{21}H_{20}O_9$）含量不低于2.4%。

诃子

（清热解毒药）

诃子为使君子科植物诃子或绒毛诃子的干燥成熟果实，诃子主产于云南、广东、广西等地，绒毛诃子主产于云南。古代有核煨、熬制、面裹煨、湿纸裹煨、酒制、姜制、麸炒去核、酒浸蒸等方法。现今有煨法、炒法。

【炮制方法】

1. **诃子** 取原药材，除去杂质，洗净，干燥，用时捣碎。

2. **诃子肉** 取净诃子，稍浸，闷润至软，去核取肉，干燥。

3. **炒诃子肉** 取净诃子肉，置炒制容器内，用文火加热，炒至深黄色，取出晾凉。

4. **煨诃子**

(1)面裹煨：取净诃子，用水湿润，如水泛丸法包裹面粉3~4层，晒至半干，置于已加热的滑石粉或砂中，用文火加热，翻埋至面皮呈焦黄色，取出，筛去砂子，剥去面皮，轧开去核取肉。

每100kg净诃子，用面粉50kg。滑石粉或砂的用量以能将药物掩埋并剩余部分为宜。

(2)麸煨：取净诃子与麸皮同置锅内，用文火加热，缓慢翻动，煨制麸皮呈焦黄色、诃子呈深棕色时，取出，筛去麸皮，轧开去核。

每100kg净诃子，用麸皮30kg。

【炮制作用】诃子味苦、酸、涩，性平。归肺、大肠经。具有涩肠止泻、敛肺止咳、降火利咽的功效。生品(诃子、诃子肉)性略偏凉，长于敛肺和利咽，多用于肺虚久咳、咽痛失音。制诃子(炒诃子肉、煨诃子)性略偏温，且能减轻对胃的刺激性，以涩肠止泻力胜，用于久泻、久痢。

【药材性状】诃子呈长圆形或卵圆形，表面黄棕色或暗棕色，略具光泽，有5~6条纵棱线和不规则的皱纹，基部有圆形果梗痕。质坚实。果肉厚0.2~0.4cm，黄棕色或黄褐色。果核浅黄色，粗糙，坚硬。种子狭长纺锤形，种皮黄棕色。气微，味酸涩后甜。

【成品性状】诃子性状同药材。诃子肉呈全裂或半裂开的扁长梭形、扁长圆形或扁卵圆形、横断裂开的锥形或不规则块状。外表面棕色、黄褐色或暗棕褐色。内表面暗棕色、暗黄褐色或暗棕褐色，粗糙凹凸不平。质坚脆，可碎断。气微，味微酸、涩后甜。炒诃子肉形同诃子肉，外表面黄褐色至黑褐色，皱缩，有的带焦斑，质脆。气微香，味酸涩而后甜。煨诃子形同诃子，深黄或深棕色，质地较酥脆。微有香气，味酸、极涩。

点滴积累

1. 煨的方法很多，主要包括裹煨、烘煨、麸煨、滑石粉煨等。其中裹煨又可分为面裹煨和纸裹煨两种。
2. 煨制可除去部分油脂，增强涩肠止泻的作用，如肉豆蔻、诃子、葛根、木香、青木香等。

第六节 提净技术

某些矿物药，特别是一些可溶性无机盐类药物，经过溶解、过滤、除净杂质后，再进行重结晶，以进一步纯净药物的方法称为提净。

(一) 提净的目的

1. 使药物纯净,提高疗效。

2. 缓和药性。

3. 降低毒性。

(二) 操作方法

根据药物的不同性质,常用的提净有两种。

1. 降温结晶(冷结晶) 将药物与辅料加水共煮后,滤过杂质,将滤液置阴凉处,使之冷却重新结晶,如芒硝。

2. 蒸发结晶(热结晶) 将药物先适当粉碎,加适量水加热溶化后,滤去杂质,将滤液置于搪瓷盆中,加入定量米醋。再将容器隔水加热,使液面析出结晶物,随析随捞取,至析尽为止。或将原液与醋共煮后,滤去杂质,将滤液加热蒸发至一定体积后再使之自然干燥,如硇砂。

芒硝

(泻下药)

芒硝为天然产的硫酸盐类矿物芒硝族芒硝经加工精制而成的结晶体,主含含水硫酸钠($Na_2SO_4 \cdot 10H_2O$),主产于西藏、内蒙古、黑龙江、山西、吉林等地。处方用名有芒硝等。古代有炼法、熬制、煮制、蒸制、烧制、炒制、火炮、萝卜制、豆腐制、甘草制、辅料(豆腐、萝卜、甘草)合制等方法。现今有朴硝与萝卜共煮法。

【炮制方法】取适量鲜萝卜,洗净,切成片,置锅中,加适量水煮透。捞出萝卜,再投入适量朴硝(芒硝的粗制品)共煮,至全部溶化,取出过滤或澄清以后取上清液,放阴凉处。待结晶大部分析出,捞出晶体,置避风处适当干燥即得。母液经浓缩放凉后可继续析出结晶,直至不再析出结晶为止。

每 100kg 朴硝,用萝卜 20kg。

【炮制作用】芒硝味咸、苦,性寒。归胃、大肠经。具有泻下通便、润燥软坚、清火消肿的功效。朴硝用萝卜煮制后所得的芒硝,可提高其纯净度,同时缓和其咸寒之性,并借萝卜消积滞、化痰热、下气、宽中作用,以增强芒硝润燥软坚、消导、下气通便之功,用于实热便秘、大便燥结、积滞腹痛、肠痈肿痛。

【成品性状】芒硝为棱柱状、长方形或不规则的块状及粒状,无色透明或类白色半透明。质脆,易碎,断面呈玻璃样光泽。气微,味咸。

【工艺改进】将芒硝澄清液置于冰箱内,6 小时后芒硝析出结晶,倒出未结晶液,置冰箱内继续析晶,至无结晶为止。此法结晶收得率高达 88%,值得推广。芒硝应在密闭、阴凉干燥处贮存,否则会失去结晶水变成白色粉末,称为玄明粉。

知识链接

芒硝炮制原理

芒硝经萝卜提净后,萝卜中的 Zn、Mn、Fe 等进入了芒硝,成为炮制后芒硝的组成成分,同时萝卜也吸收了 Cu、Pb、Cr 等元素,从而降低了对人体健康不利的成分含量,所以朴硝提净后有一定的解毒作用。

点滴积累

1. 提净法是某些矿物药，特别是一些可溶性无机盐类药物，经过溶解、滤过、重结晶处理，使之进一步纯净的方法。有降温结晶和蒸发结晶两种方法。
2. 提净法使药物纯净，缓和药性，提高疗效，如芒硝、玄明粉、硇砂等。
3. 芒硝经过提净，提高了纯度可供内服，经与萝卜制后，可缓和咸寒之性。

第七节　水飞技术

利用粗细粉末在水中悬浮性不同，将不溶于水的矿物、贝壳类药物经反复研磨，而分离制备极细腻粉末的方法称为水飞。

（一）水飞的目的

1. 去除杂质，洁净药物，如雄黄。
2. 使药物质地细腻，便于内服和外用，提高其生物利用度，如朱砂。
3. 防止药物在研磨过程中粉尘飞扬，污染环境。
4. 除去药物中可溶于水的毒性物质，如砷、汞等。

（二）操作方法

将待炮制品适当破碎，置乳钵中或其他适宜容器内，加入适量清水，研磨成糊状，再加多量水搅拌，粗粉即下沉。立即倾出混悬液，下沉的粗粒再行研磨，如此反复操作，至研细为止。最后将不能混悬的杂质弃去，将前后倾出的混悬液合并，并静置。待沉淀后，倾去上面的清水，将干燥沉淀物研磨成极细粉末即得。

（三）注意事项

1. 在研磨过程中，水量宜少。
2. 搅拌混悬时加水量宜大，以除去溶解度小的有毒物质或杂质。
3. 操作时温度不宜过高，以晾干为宜。
4. 朱砂和雄黄粉碎要忌铁器，并要注意温度。

案例分析

案例：患者，女，16 岁，无故头痛，按照村里乡村医生的方子，家长每天用朱砂炖猪心熬汤给她喝。之后，患者出现剧烈腹痛，被送到医院抢救。

解析：朱砂是一味常用中药，是许多常用中成药中的主要成分，如一捻金、万氏牛黄清心丸、小儿惊风散、六神散、朱砂安神丸、猴枣散等。但是朱砂在使用过程中需要注意，不可入煎剂，只能入丸、散剂使用。这是因为朱砂受热后，其含有的游离汞和可溶性汞盐含量升高，毒性增加。同时在使用朱砂的时候忌与碘同用，因朱砂中的汞与食盐中的碘可以结合而生成碘化汞，碘化汞不仅有毒性，而且有腐蚀性，可以刺激肠壁，严重损害肠黏膜而引起腹泻、腹痛及赤痢样大便等症，造成药物性肠炎。因此，服含朱砂药忌食加碘盐。案例中的患者长期服用朱砂煎剂，且并未忌食加碘盐，导致了汞中毒。

朱砂

（重镇安神药）

朱砂为硫化物类矿物辰砂族辰砂，主含硫化汞（HgS），主产于湖南、贵州、四川、云南等地。处方用名有朱砂、辰砂、丹砂。古代有研法、水飞、碾、煅、黄芪当归煮熟、荔枝壳水煮、蜜煮、麻黄水煮、酒蒸、炒制等方法。现今有水飞法。

【炮制方法】取原药物，用磁铁吸尽含铁的杂质，置乳钵内，加少量清水研磨成糊状，然后加多量清水搅拌，稍停，倾去混悬液。下沉的粗粉再按上法反复操作多次，直至手捻细腻、无亮星为止，弃去杂质。将取得的混悬液合并，静置，倾去上清液，取沉淀物，晾干或40℃以下干燥，研散。

【炮制作用】朱砂味甘，性微寒；有毒。归心经。具有清心镇惊、安神、明目、解毒的功效。在临床应用中，无论内服外用，均宜水飞成朱砂粉入药。经水飞后使药物纯净、细腻，便于制剂及服用，降低毒性，用于心悸易惊、失眠多梦、癫痫发狂、小儿惊风、口疮、疮疡肿毒等症。

【药材性状】朱砂为粒状或块状集合体，呈颗粒状或块片状。鲜红色或暗红色，条痕红色至褐红色，具光泽。体重，质脆，片状者易破碎，粉末状者有闪烁的光泽。气微，味淡。

【成品性状】朱砂细粉为朱红色极细粉末，体轻。以手撮之无粒状物，以磁铁吸之无铁末。气微，味淡。

【工艺改进】采用两步球磨水漂法，可提高生产效率，保证朱砂质量。即用磁铁吸去铁屑，置球磨机中磨成90~100目细粉，然后加水适量，湿法球磨成140目细粉，再用两倍水漂15次以上，取出晾干或低温干燥。

知识链接

朱砂的炮制原理

朱砂中主要成分为硫化汞（HgS），尚含有游离汞和可溶性汞盐等杂质。可溶性汞盐的毒性极大，为朱砂中的主要毒性成分。水飞后可使朱砂中的游离汞和可溶性汞盐含量下降，同时也降低了铅、铁等金属元素的含量，从而降低了毒性，使药物洁净细腻，便于内服。

雄黄

（解毒杀虫药）

雄黄为硫化物类矿物雄黄族雄黄，主含二硫化二砷（As_2S_2），主产于湖南、贵州、湖北、四川等地。处方用名有雄黄、明雄黄、雄精、腰黄、熏黄等。古代有醋制、油煮、煨制、松脂制等法。现今有水飞法。

【炮制方法】

1. **雄黄** 取原药材，除去杂质。

2. **雄黄粉** 取净雄黄加适量清水共研细，加多量清水搅拌，倾取混悬液，下沉部分再如上法反复操作多次，除去杂质，合并混悬液，静置后分取沉淀，晾干，研细。

【炮制作用】雄黄味辛，性温；有毒。归肝、大肠经。有解毒杀虫、燥湿祛痰、截疟的功效。水飞制成极细粉，可除杂质、夹石，降低毒性，便于内服外用。

【药材性状】雄黄为块状或粒状的集合体，呈不规则块状，深红色或橙红色，条痕淡橘红色，晶面有金刚石样光泽，质脆，易碎，断面具树脂样光泽，微有特异的臭气，味淡。精矿粉为粉末状或粉末集合体，质松脆，手捏即成粉，橙黄色，无光泽。

【成品性状】雄黄性状同药材。雄黄粉为橙黄色或橙红色极细粉末，易黏手，气特异。

点滴积累

1. 水飞法是某些不溶于水的矿物、贝壳类药物，经反复研磨成细粉后，利用粗细粉末在水中悬浮性不同的特点而分离、制备极细腻粉末的方法。
2. 水飞有毒药物如朱砂和雄黄，要忌铁器，并注意温度。

第八节　干馏技术

将待炮制品置于容器内，以火烤灼，使产生汁液的方法称为干馏。其目的是制备有别于原药材的干馏物，以满足临床需要。

干馏法温度一般较高，多在120~450℃，如蛋黄油在280℃左右，竹沥油在350~400℃，豆类等干馏物一般在400~450℃制成。药料由于高热处理，产生了复杂的质的变化，形成了新的化合物，如鲜竹、木材、米糠干馏所得的化合物是以不含氮的酸性、酚性物质为主要成分，如己酸、辛酸、庚酸、壬酸、癸酸、愈创木酚等。含蛋白质的动、植物药（鸡蛋黄、大豆、黑豆）干馏所得的化合物则以含氮碱性物质为主，如哈尔满（Harman）、吡啶类和卟啉类的衍生物。它们都有抗过敏、抗真菌的作用。

干馏的操作方法简单地说是以火烤灼药料，一种是以砂浴加热，在干馏器上部收集冷凝的液状物，如豆类等干馏；第二种是在容器的周围加热，在下面收集液状物，如竹沥油等；第三种是用武火加热制备油状物，如蛋黄油。

竹沥

（化痰药）

竹沥为禾本科植物淡竹的嫩茎用火烤灼而流出的汁液，全国均有分布。处方用名有竹沥、竹沥油、竹油。古代有明火炙竹制沥法、新竹烧取法、竹段装瓶倒悬炭火围逼制竹沥等方法。现今有干馏法。

【炮制方法】

1. 取鲜嫩淡竹茎，从两节间锯断，直劈成两部分，架在文火上加热，两端流出的液体接于容器中，即得。

2. 取鲜嫩淡竹茎，锯成 50cm 长度小段，劈开，去掉竹节，洗净，装入坛内，装满后坛口朝下，架起，坛的底面和四周用锯末和劈材围严，坛口下置一盛器，点燃锯末和劈材，竹片受热后即有汁液流出，滴注于盛器，直至竹中汁液流尽为止。取出竹液，即得。

【炮制作用】竹沥味甘、苦，性寒。归心、肺、胃经。具有清热化痰、镇惊利窍的作用。可用于肺热咳嗽痰多、气喘胸闷、中风昏迷、痰涎壅塞等症。

【成品性状】竹沥为淡黄色或红棕色的浓稠液体，具竹香气，味苦、微甜。

【工艺改进】渗漉法：选同一批淡竹适当粉碎后，称取淡竹粗粉。用 60% 乙醇适当润湿后，分次装入渗漉筒中，盖一层滤纸，上压碎玻片，然后加入相同溶媒使淡竹粉全部浸没并留有 2~3cm 液层，浸泡 18 小时后用 60% 乙醇，以 0.4ml/min 的流速渗漉，收集渗滤液，回收乙醇至无醇味，抽滤。利用渗漉法所得的竹沥量较传统烧制法有所增加，收得率高出 10 倍左右。

知识链接

竹沥炮制的现代研究

研究表明淡竹在干馏时，120℃左右开始，350~400℃热分解最盛，450℃以上逐渐减少。一年之中烧制鲜竹沥的时间以秋、冬季为好，秋、冬两季相比，冬季比秋季好。在一天内，以 18 时至次日 9 时烧制为好。药理实验表明，竹沥对白色葡萄球菌、枯草杆菌、大肠埃希菌及伤寒沙门菌等有较强的抗菌作用。

蛋黄油

（清热解毒药）

蛋黄油为雉科动物家鸡的蛋，煮熟后剥取蛋黄，经熬制而成的加工品。

【炮制方法】将鸡蛋煮熟，取蛋黄研碎，放置于锅或勺等适宜容器内，先用文火加热，炒至水分除尽后，改用武火加热，熬至蛋黄油出尽为止，滤尽蛋黄油，装瓶备用。

【炮制作用】蛋黄油味甘，性平。归脾经。具有清热解毒的功效。用于烧伤、皮肤溃疡、湿疹、头疮、耳脓。

【成品性状】蛋黄油为油状液体，具青黄色荧光。

知识链接

蛋黄油的现代研究

研究表明，从蛋黄油碱性部分中分离得到纳尔哈尔满、哈尔满、3- 烷基吡啶及烷基苯并咪唑等，具有抗真菌活性。药理研究表明，蛋黄油具有抗过敏、抗真菌的作用。

点滴积累

1. 将药物置于适宜容器内，以火烤灼，使其产生汁液的方法，称为干馏法。
2. 干馏法扩大了用药品种，如竹沥等药物。

中药复制、水飞、制霜等其他炮制技术也是中药炮制的常用方法，能实现药物的减毒增效。这体现了辩证关系的对立统一。上述炮制不仅是中医药学的技艺，也是哲学辩证思维的实践，启示我们在面对事物内在矛盾时，要有洞察力，并通过实践探索解决矛盾的方法。这样，才能将危险转化为治疗力量，实现中医药疗效最大化，保障患者安全。

目标检测

ER 12-2 习题

1. 发酵的主要目的是什么？
2. 解释去油制霜的含义。去油制霜时应注意什么？
3. 何为制霜？有哪些方法？
4. 简述黑顺片的炮制方法及炮制作用。
5. 试述法半夏的炮制方法及炮制作用。

（林 玲　王志霜）

中药炮制实训

实训一　净选加工技术

一、实训目的

1. 学会使用常见的净选工具。
2. 能根据药物所含杂质的类型确定净选方法，并能进行净选操作。
3. 能正确进行揉搓、制绒和拌衣。

二、实训内容

（一）实训用品

1. 实训设备　盆、竹匾、簸箕、铁丝筛、电子秤。

2. 实训材料　麻黄、苦杏仁、薏苡仁、当归、山药、山楂、枳壳、车前子、王不留行、紫苏子、金樱子、竹茹、灯心草、青黛等。

（二）实训方法及步骤

1. 准备工作　将要净选加工的药物称重后备用，检查净选工具及盛药容器等是否洁净，必要时进行清洁。

2. 实训过程　将待净选的药物取出，称量并记录，根据所要净选药物的类型和所含杂质的种类确定净选工具。将适量的药物置盆、竹匾、簸箕、铁丝筛等工具内，进行挑拣、筛簸等处理，除净杂质后再行称重，按照净度（%）=（供试药物重量 – 净药重量）/ 供试药物重量 ×100%，计算其净度。将净制后的药物盛于洁净的容器内，清洁所用器具和工作台面。

（1）挑选：将已称好的药物（如麻黄、苦杏仁、薏苡仁等）置挑选台上，拣出药物中所含的杂质和霉变品、虫蛀品、泛油品等变异品，称取净药物重量，计算药物净度。

（2）筛选：将已称好的药物（如当归、山药、山楂、枳壳等）置适宜孔径的筛内，两手对称握紧筛子的边缘，均匀用力（筛子不能随意晃动），使药物在筛内摇动，将杂质及药物碎屑等筛出。将净药称重后计算药物净度。

（3）风选：将已称好的药物（如车前子、王不留行、紫苏子等）置簸箕内，两手握住簸箕边缘后部的 2/3 处均匀用力，借扬、簸、摆等力量，将杂质、瘪粒、碎屑等除去。将净药称重后计算药物净度。

（4）挖去毛：将金樱子果实用水浸泡，待果皮软化后，用小刀纵切成两瓣，挖去籽和毛茸，用水冲洗干净，将果皮干燥。

(5) 制绒：将麻黄草质茎置铁研船中进行碾制，碾至麻黄的草质茎破裂成绒状，髓部组织破坏，筛去药屑，取绒状的草质茎入药。

(6) 揉搓：将竹茹中残存的竹皮除去，筛去灰屑，用手揉搓成适宜的小团。

(7) 拌衣：将 50g 灯心草表面喷湿（手摸有湿润感），将 7.5g 青黛（青黛用量为灯心草的 15%）细粉均匀撒于灯心草上，拌匀后晾干。

3. 场地清理 实训结束后，将炮制好的药物置于洁净的聚乙烯包装袋内，密封后贮藏，清洁实训器具，将实训室打扫干净，关闭水、电、气、门、窗。

三、实训注意

实训注意见实训表 1-1。

实训表 1-1 实训注意

序号	实训关键环节	注意事项
1	净制工具是否洁净	盆、竹匾、簸箕、铁丝筛等工具洁净后才可以进行操作
2	净制方法是否正确	根据药物类型和杂质种类选择适宜方法
3	净制工具使用	正确使用簸箕、铁丝筛、电子秤、铁研船等
4	净度符合要求	依据《中药饮片质量标准通则（试行）》
5	制绒	去除麻黄中夹杂的木质茎，碾至草质茎破裂成绒状、髓部组织破坏为度
6	揉搓	竹茹团松紧适度
7	拌衣	灯心草喷水至手摸有湿润感，青黛要拌匀

四、实训检测

1. 为什么要将混于麻黄草质茎中的木质茎及其根去除？
2. 灯心草拌衣时水量过多或过少会出现什么现象？
3. 如何掌握竹茹团揉搓的松紧度？

五、实训报告

列表区分不同药物的净制方法（实训表 1-2）。

实训表 1-2　不同药物净制方法的区别

序号	净制方法	净制药物	净制步骤	净制标准
1	挑选			
2	筛选			
3	风选			
4	挖去毛			
5	制绒			
6	揉搓			
7	拌衣			

六、实训评价

实训评价见实训表 1-3。

实训表 1-3　实训评价

评价项目	重点评价内容	评价标准	标准分值	评价得分
过程评价	准备工作	洁净和检查工具，准备工作到位	10	
	操作步骤	严格操作流程，操作过程没有大的失误	15	
	工具使用	正确使用簸箕、铁丝筛、电子秤、铁研船等	10	
	净选操作	能选用适当工具进行操作，成品符合质量要求	10	
	创新训练	能主动查阅资料，尝试新的净制操作方法	10	
结果评价	意外事件	整个操作过程中，没有发生器具损坏及不安全事件	5	
	分组讨论	能找出本组操作中存在的问题，找到合理的解决方法	10	
	炮制程度	几种药物净度达到炮制标准，制绒、揉搓、拌衣符合要求	10	
	场地清理	能及时清洗实训器具，清理桌面，药物归类放置	5	
	实训报告	报告字迹工整，条理清晰，结果准确，分析透彻	15	

（丑　安）

实训二　中药饮片切制及干燥技术

一、实训目的

1. 掌握中药饮片切制和干燥的方法。

2. 熟悉药材软化方法及中药饮片干燥方法的适应范围。

3. 了解中药饮片切制的目的。

二、实训内容

(一) 实训用品

1. 实训设备 盆、润药盘、竹匾、麻袋、缸、蒸煮容器、电炉、润药池、蟹爪钳、手工切药设备、切药机、干燥机或干燥箱等。

2. 实训材料 益母草、黄柏、丹参、三棱、何首乌、黄芩等药材。

(二) 实训方法及步骤

1. 软化

(1) 常水软化

1) 益母草:取净益母草,整齐平铺于水泥地面上,喷淋清水,渍湿全部药材,上盖湿麻袋闷润,使水分逐渐渗入药材组织内部,软化至采用折断法检查茎枝柔韧符合切制要求时,即可切制。未润透或水分过大者不得超过 5%。

2) 黄柏:取净黄柏,用清水冲洗后放于润药盘内,上盖一湿布,待药材表面水分渐干后喷淋清水并翻动,直到用弯曲法检查适合切制。未润透或水分过大者不得超过 5%。

3) 丹参:取净丹参,放润药池内洗涤干净,捞出,上盖湿麻袋闷润,使水分逐渐渗入药材组织内部,软化至采用手握法检查符合切制要求时,即可切制。如 1 次不能润软者可复润至可切制。未润透或水分过大者不得超过 5%。

4) 三棱:取三棱,以清水洗净,置于清水中浸泡(春冬 3~4 天,夏秋 2~3 天)至六七成透,捞出,置于可密封缸内,上盖湿润麻袋,密闭闷润。润至用切试法检查内外水分一致时即可切制。未润透者不得超过 5%,水分过大者不得超过 3%。

5) 何首乌:取大小分档的何首乌,用清水浸泡 12 小时,用湿布盖润,用手捏法检查软化至符合要求,即可切立方块或厚片。未润透者不得超过 5%,水分过大者不得超过 3%。

(2) 蒸法软化

黄芩:取大小分档的黄芩,置于沸水锅中,不断翻动,煮制 10 分钟至手握法检查略弯曲,捞出,趁热置于合适的容器内闷润 8~12 小时,使其符合切制要求,即可切制。未蒸透者不得超过 3%。

2. 切制

(1) 手工切制

1) 把活:将长条状的"把货"药材捋顺,整理成把,放刀床上,左手拿压板压住,掐紧,并推送至刀口,右手握刀下压,药材即被切制成饮片。中药饮片质量标准:益母草横切成长 10mm 小段,黄柏切 2~3mm 细丝,丹参横切成 4mm 厚片,何首乌切成边长 8~12mm 的立方块或纵切成 2~4mm 厚片,黄芩横切成 1~2mm 薄片。

2) 个活:将软化三棱用蟹爪钳夹住,放在刀床上,左手拿压板压住,并推送至刀口,右手握刀下压，即被切制成中药饮片。中药饮片质量标准：三棱切成 1~2mm 薄片。

(2) 机器切制

1) 益母草、丹参、黄芩的切制：将润制合格的药材放于机器药槽内，捋顺，压紧，经传送带送至刀床切口切片。片的厚薄由偏心调节部进行调节。饮片质量标准同手工切制。

2) 三棱的切制：将润制合格的三棱装入旋转式切药机的固定器内，铺平，压紧。启动机器，在推进器的推动下，将药材送至刀床切口，进行切片。饮片质量标准同手工切制。

3. 干燥

(1) 自然干燥：将切制的中药饮片置于竹匾或其他容器内，定时翻动，使其充分干燥。黄芩宜采用阴干法，丹参切制后要当天干燥，避免变色。

(2) 人工干燥：将中药饮片置于干燥箱或干燥机内进行干燥。益母草的干燥温度控制在 60℃以下，其他药材的干燥温度控制在 80℃以下，定时翻动至全部干燥时取出，放凉。质量要求：一般中药饮片的水分应控制在 7%~13%，干燥后的中药饮片不得变色。

三、实训注意

实训注意见实训表 2-1。

实训表 2-1 实训注意

序号	实训关键环节	注意事项
1	工具是否洁净	所有工具洁净后才可以进行操作
2	药材是否软化	药材软化时吸水量要适宜，软化“太过”或“不及”均会影响中药饮片质量并增加切制困难
3	切制厚度把握	手工切制要注意掌握压板向前移动速度，以使切制的中药饮片厚度一致
4	机械设备把握	机器切制要注意随时检查机器，按章操作，杜绝事故
5	干燥方式把握	自然干燥时，应保持环境清洁。人工干燥时，应注意干燥的温度。黄芩饮片干燥时不宜暴晒，丹参应当天干燥，以免饮片由砖红色变为暗紫色

四、实训检测

1. 中药饮片切制的目的是什么？
2. 实训中，你切制的中药饮片质量规格是否符合要求？若不符合，原因何在？
3. 常用干燥方法有哪几种？一般人工干燥采用的温度是多少？为什么？

五、实训报告

列表区别不同药物的软化、切制及干燥方法(实训表 2-2)。

实训表 2-2　几种药物的软化、切制及干燥方法区别

序号	药物名称	软化方法	软化程度检查方法	切制方法	切制规格	干燥方法
1	益母草					
2	黄柏					
3	丹参					
4	三棱					
5	何首乌					
6	黄芩					

六、实训评价

实训评价见实训表 2-3。

实训表 2-3　实训评价

评价项目	重点评价内容	评价标准	标准分值	评价得分
过程评价	准备工作	洁净和检查工具，准备工作到位	10	
	操作步骤	严格操作流程，操作过程没有大的失误	15	
	饮片切制	切制厚度把握是否适当，成品是否合格	10	
	饮片干燥	干燥方式选择是否适当，成品是否合格	10	
	创新训练	能主动查阅资料，尝试新的炮制方法	10	
结果评价	意外事件	整个操作过程中，没有发生器具损坏及不安全事件	5	
	分组讨论	能找出本组操作中存在的问题，找到合理的解决方法	10	
	炮制程度	几种药物从颜色、质地等外观上都达到了炮制标准	10	
	场地清理	能及时清洗实训器具，清理桌面，药物归类放置	5	
	实训报告	报告字迹工整，条理清晰，结果准确，分析透彻	15	

(袁　野)

实训三　清炒技术

一、实训目的

1. 熟悉并掌握药物清炒的操作程序及注意事项。
2. 熟悉各种药物火力要求，了解炒锅的性能，准确把握药物炒制的火力。
3. 准确判断各种药物炮制的火候。

二、实训内容

（一）实训用品

1. 实训设备　电炒锅、炒锅、铲子、刷子、盘、电子秤。

2. 实训材料　苍耳子、王不留行、决明子、牵牛子、紫苏子、山楂、蒲黄、侧柏叶。

（二）实训方法及步骤

1. 准备工作　检查实训工具是否完备，炒锅、排气扇工作是否正常。将要炮制的药物筛去碎屑、杂质、果核等，将药物大小、粗细分档备用。检查炒锅、铲子和盛药器具是否洁净，必要时进行清洁，将炒锅按 30°~45° 放置在煤气灶上，打开煤气灶开关，用大（武）火加热，将炒锅预热至一定程度后投药。

2. 实训过程

炒黄：先将药物大小分档，调节好火力，将适量的药物投入预热好的炒锅内加热翻炒。翻动时做到亮锅底，炒至药物发出的爆裂声开始减弱，并有固有气味逸出，表面呈黄色或颜色加深时迅速出锅，晾凉。将炮制好的药物盛于洁净的容器内，清洁炒锅、铲子和桌面。

炒焦：先将药物大小分档，用中火加热，将适量的药物投入预热好的炒锅内加热翻炒。翻动时做到亮锅底，炒至药物表面呈焦黄或焦褐色，并透出焦香气味时迅速出锅，晾凉。将炮制好的药物盛于洁净的容器内，清洁炒锅、铲子和桌面。

炒炭：先将药物大小分档，调节好火力，用中火或武火加热，将适量的药物投入预热好的炒锅内加热翻炒。翻动时做到亮锅底，炒至表面呈焦褐色或焦黑色，内部焦黄色，喷淋少许清水，灭尽火星，取出，晾凉。将炮制好的药物盛于洁净的容器内，清洁炒锅、铲子和桌面。

（1）苍耳子：调节火力至中火，将适量的净苍耳子投入已预热好的炒锅内加热翻炒。当炒至苍耳子表面呈深黄色，刺焦，并有固有的香气逸出时迅速出锅，晾凉。将药物盛放在洁净的容器内，清洗炒锅和铲子。

（2）王不留行：调节火力至中火，将适量的净王不留行投入已预热好的炒锅内加热翻炒，当 80% 以上的王不留行爆成白花，并逸出固有气味时迅速出锅，晾凉。将药物盛放在洁净的容器内，清洗炒锅和铲子。

(3)决明子：调节火力至小火，将适量的净决明子投入已预热好的炒锅内加热翻炒，当炒至决明子爆裂声由急剧变得稀疏，果实膨胀，表面有裂隙，色泽加深，有香气逸出时迅速出锅，晾凉。将药物盛放在洁净的容器内，清洗炒锅和铲子。

(4)牵牛子：调节火力至中火，将适量的净牵牛子投入已预热好的炒锅内加热翻炒，当炒至牵牛子爆裂声由急剧变得稀疏，果实膨胀，表面有裂隙，色泽加深，有香气逸出时迅速出锅，晾凉。将药物盛放在洁净的容器内，清洗炒锅和铲子。

(5)紫苏子：调节火力至小火，将适量的净紫苏子投入已预热好的炒锅内加热翻炒，当炒至紫苏子爆裂声由急剧变得稀疏，表面色泽加深，并有浓郁的香气逸出时迅速出锅，晾凉。将药物盛放在洁净的容器内，清洗炒锅和铲子。

(6)山楂

1)炒山楂：调节火力至中火，将适量的净山楂投入已预热好的炒锅内加热翻炒，炒至表面色泽加深，并有固有的香气逸出时，取出，晾凉。将药物盛放在洁净的容器内，清洗炒锅和铲子。

2)焦山楂：调节火力至中火，将适量的净山楂投入已预热好的炒锅内加热翻炒，炒至表面焦褐色，内部焦黄色，并有焦香气味逸出时，取出，晾凉。将药物盛放在洁净的容器内，清洗炒锅和铲子。

3)山楂炭：调节火力至武火，将适量的净山楂投入已预热好的炒锅内加热翻炒，炒至表面黑褐色，内部焦褐色。有火星时及时喷淋清水，灭尽火星，取出，晾凉。将药物盛放在洁净的容器内，清洗炒锅和铲子。

(7)蒲黄：调节火力至中火，将适量的净蒲黄投入已预热好的炒锅内加热翻炒至棕褐色时，喷淋少许清水，灭尽火星，迅速出锅，晾凉。将药物盛放在洁净的容器内，清洗炒锅和铲子。

(8)侧柏叶：调节火力至中火，将适量的净侧柏叶投入已预热好的炒锅内加热，炒至表面呈焦褐色，内部焦黄色，表面有光泽，喷淋少许清水，灭尽火星，取出，晾凉。将药物盛放在洁净的容器内，清洗炒锅和铲子。

3. 场地清理 实训结束后，将炮制好的药物置于洁净的聚乙烯包装袋内，密封后贮藏，清洁煤气灶和其他实训器具。将实训室打扫干净，关闭水、电、气、门、窗，经实训教师验收签字后方可离开。

三、实训注意

实训注意见实训表 3-1。

实训表 3-1 实训注意

序号	实训关键环节	注意事项
1	炒药工具是否洁净	炒锅、器具及其他工具洁净后才可以进行炒制
2	炒锅是否预热	用手靠近锅底感受锅的温度，有灼烧感即可投药
3	火力把握	根据药物炒制要求，掌握火的燃烧强度，不能太大，也不能过小

续表

序号	实训关键环节	注意事项
4	药物翻炒	翻炒要做到快而勤，每次亮锅底，不能有药物翻出锅
5	火候把握	准确把握颜色的标准，使药物受热均匀
6	药物出锅	药物出锅要做到迅速，倒入容器中，及时摊开

四、实训检测

1. 苍耳子为什么要选择中火炒制？如果选择文火和武火会产生什么样的结果？
2. 在操作过程中如何避免生熟不匀的现象？
3. 炒炭时应注意哪些问题？怎样判断药物炒炭是否存性？
4. 关于文、武火有几种解释，哪一种比较合理？

五、实训报告

1. 列表区别炒黄法、炒焦法、炒炭法(实训表3-2)。

实训表3-2　三种清炒方法的区别

清炒方法	火力	炒制过程	火候
炒黄法			
炒焦法			
炒炭法			

2. 列表比较不同药物炒制过程的区别(实训表3-3)。

实训表3-3　各种药物炒制区别

序号	药物名称	火力	炒制过程	火候
1	苍耳子			
2	王不留行			
3	决明子			
4	牵牛子			
5	紫苏子			
6	山楂			
7	蒲黄			
8	侧柏叶			

六、实训评价

实训评价见实训表 3-4。

实训表 3-4　实训评价

评价项目	重点评价内容	评价标准	标准分值	评价得分
过程评价	准备工作	洁净和检查工具，准备工作到位	10	
	操作步骤	严格操作流程，操作过程没有大的失误	15	
	炒锅预热	文火预热炒锅，用手感受温度，有灼热感即可	10	
	药物翻炒	翻炒勤快，做到亮锅底，并没有药物翻出锅	10	
	创新训练	能主动查阅资料，尝试新的炮制方法	10	
结果评价	意外事件	整个操作过程中，没有发生器具损坏及不安全事件	5	
	分组讨论	能找出本组操作中存在的问题，找到合理的解决方法	10	
	炮制程度	几种药物从颜色、质地等外观上都达到了炮制标准	10	
	场地清理	能及时清洗实训器具，清理桌面，药物归类放置	5	
	实训报告	报告字迹工整，条理清晰，结果准确，分析透彻	15	

（迟　栋）

实训四　辅料炒制技术

一、实训目的

1. 熟悉并掌握药物加辅料炒的操作程序及注意事项。
2. 熟悉各种药物火力要求，准确把握药物炒制的火力。
3. 准确判断各种药物炮制的火候。
4. 掌握辅料的用量及处理方法。

二、实训内容

（一）实训用品

1. 实训设备　炒锅、铲子、刷子、盛药器具、电子秤、药筛。

2. 实训材料

(1)药物：山药、枳壳、白术、僵蚕、苍术、党参、狗脊、马钱子、龟甲、水蛭、阿胶等。

(2)辅料：麸皮、大米、灶心土或黄土、河砂、滑石粉、蛤粉、醋。

(二)实训方法及步骤

1. 准备工作 检查实训工具是否完备，炒锅、排气扇工作是否正常。将要炮制的药物筛去碎屑、杂质，药物大小、粗细分档备用。检查炒锅、铲子和盛药器具是否洁净，必要时进行清洁。依炮制药物的重量按比例称取所用辅料(麸皮用量为药物量的10%，大米用量为药物量的20%，灶心土或黄土的用量为药物量的25%~30%，河砂的用量以能埋没药物为度，滑石粉的用量为药物量的40%~50%，蛤粉的用量为药物量的30%~50%)。

2. 实训过程

(1)麸炒：先将药物大小分档，将炒锅烧热，再将麸皮均匀撒入热锅，用中火加热，至起烟时投入净药物。快速均匀翻动并适当控制火力，炒至药物表面呈黄色或深黄色时，取出，筛去麸皮，放凉。每100kg净药物，用麸皮10kg。

1)山药：将炒锅预热至一定程度，均匀撒入定量的麸皮，即产生大量的浓烟，随即投入分档后的定量净山药片，中火翻炒至山药呈黄色时迅速出锅，筛去麸皮置规定的容器内，将麸炒山药盛放在洁净的容器内。清洁炒锅、铲子。

2)枳壳：将炒锅预热至一定程度，均匀撒入定量的麸皮，即产生大量的浓烟，随即投入分档后的定量净枳壳片，中火翻炒至枳壳呈淡黄色时迅速出锅，筛去麸皮置规定的容器内，将麸炒枳壳盛放在洁净的容器内。清洁炒锅、铲子。

3)苍术：将炒锅预热至一定程度，均匀撒入定量的麸皮，即产生大量的浓烟，随即投入分档后的定量净苍术片，中火翻炒至苍术呈深黄色时迅速出锅，筛去麸皮置规定的容器内，将麸炒苍术盛放在洁净的容器内。清洁炒锅、铲子。

4)僵蚕：将炒锅预热至一定程度，均匀撒入定量的麸皮，即产生大量的浓烟，随即投入分档后的定量净僵蚕，中火翻炒至僵蚕呈深黄色时迅速出锅，筛去麸皮置规定的容器内。清洁炒锅、铲子。

(2)米炒

1)米药混炒：先将药物大小分档，将炒锅烧热，再加入定量的米，用中火炒至冒烟时，投入净药物，拌炒至一定程度，取出，筛去米，放凉。

2)米上炒：先将药物大小分档，将炒锅烧热，撒上浸湿的米，使其平贴于炒锅上，用中火加热炒至米冒烟时投入净药物，轻轻翻动米上的药物，至所需程度取出，筛去米，放凉。

党参：将炒锅预热至一定程度，均匀撒入定量的大米，即产生少量烟雾，随即投入分档后的定量净党参片，中火翻炒至米呈焦黄色、党参呈深黄色时迅速出锅，筛去大米置规定的容器内，将米炒党参盛放在洁净的容器内。清洁炒锅、铲子。

(3)土炒：先将药物大小分档，将灶心土研成细粉，置炒锅内，用中火加热，炒至土粉呈灵活状态时投入净药物。翻炒至药物表面均匀挂上一层土粉，并透出香气时，取出，筛去土粉，放凉。每100kg净药物，用土粉25~30kg。

1）山药：将定量土粉置炒锅内，加热至灵活状态，投入分档后的定量净山药片，中火翻炒至山药表面呈土红色，并附有均匀的土粉时迅速出锅，筛去土粉至规定的容器内，将土炒白术盛放在洁净的容器内。清洁炒锅、铲子。

2）白术：将定量土粉置炒锅内，加热至灵活状态，投入分档后的定量净白术片，中火翻炒至白术色泽加深，并附有均匀的土粉时迅速出锅，筛去土粉至规定的容器内，将土炒白术盛放在洁净的容器内。清洁炒锅、铲子。

（4）砂炒：先将药物大小分档，取制好的砂置炒锅内，用武火加热至灵活状态、容易翻动时，投入药物。不断用砂掩埋、翻动，至药物质地酥脆或鼓起，外表呈黄色或较原色加深时，取出，筛去砂，放凉。或趁热投入醋中略浸，取出，干燥即得。砂的用量以能掩盖所加药物为度。

1）狗脊：将适量河砂置炒锅内，加热至灵活状态，投入分档后的适量净狗脊片，武火翻炒至狗脊色泽加深，鼓起，绒毛呈焦褐色时迅速出锅，筛去河砂至规定的容器内，将砂炒狗脊盛放在洁净的容器内，放凉后除净残存的绒毛。清洁炒锅、铲子。

2）马钱子：将适量河砂置炒锅内，加热至灵活状态，投入分档后的适量净马钱子，武火翻炒至鼓起，外表棕褐色或深棕色，毛茸焦化时迅速出锅，筛去河砂至规定的容器内，将砂炒马钱子盛放在洁净的容器内。清洁炒锅、铲子。

3）龟甲：将适量河砂置炒锅内，加热至灵活状态，投入分档后的适量净龟甲，武火翻炒至龟甲鼓起、外表棕黄色时迅速出锅，筛去河砂至规定的容器内，将砂炒龟甲趁热投入盛有醋液（醋的用量为龟甲量的 30%）的容器中浸淬片刻，捞出后放在洁净的容器内，晾干。

（5）蛤粉炒：先将药物大小分档，将研细过筛后的蛤粉置炒锅内，中火加热至滑利易翻动时，投入已处理好的药物，不断翻炒至药物膨胀鼓起、内部疏松时取出，筛去蛤粉，放凉。每 100kg 净药物，用蛤粉 30~50kg。

阿胶珠：将定量的蛤粉置炒锅内，加热至灵活状态，投入定量的阿胶丁或阿胶碎块，中火翻炒至阿胶鼓成圆球形，表面呈灰棕色或棕褐色，内部无溏心时迅速出锅。筛去蛤粉至规定的容器内，将阿胶珠置洁净的容器内。清洁炒锅、铲子。

（6）滑石粉炒：先将药物大小分档，将滑石粉置炒锅内，中火加热至灵活状态时，投入已处理好的药物，不断翻炒至药物质酥，或膨胀鼓起，颜色加深时取出，筛去滑石粉，放凉。

烫水蛭：将定量的滑石粉置炒锅内，加热至灵活状态，投入分档后的定量净水蛭，中火翻炒至水蛭鼓起、表面呈黄棕色时，筛去滑石粉至规定的容器内，将烫水蛭置洁净的容器内。清洁炒锅、铲子。

3. 场地清理 实训结束后，将炮制好的药物置于洁净的聚乙烯包装袋内，密封后贮藏，清洁煤气灶和其他实训器具，将实训室打扫干净，关闭水、电、气、门、窗。

三、实训注意

实训注意见实训表 4-1。

实训表 4-1　实训注意

序号	实训关键环节	注意事项
1	炒药工具是否洁净	炒锅、器具及其他工具洁净后才可以进行炒制
2	炒锅是否预热	用手靠近锅底感受锅的温度，有灼烧感即可投药
3	辅料是否加热至灵活状态	辅料易翻动，有滑利感，麸炒、米炒炒至冒烟时才能投药
4	火力把握	根据药物炒制要求，掌握火的燃烧强度，不能太大，也不能过小
5	药物翻炒	翻炒要勤，每次亮锅底，不能有药物翻出锅
6	火候把握	准确把握颜色的标准，使药物受热均匀
7	药物出锅	药物出锅要做到迅速，筛去辅料后，炮制后的药物倒入容器中，及时摊开

四、实训检测

1. 土温过高或过低对药物成品质量有什么影响？
2. 麸炒药物时，投麸早晚对成品质量有什么影响？
3. 如何通过观察米的色泽来判断米炒法的程度是否适中？
4. 蛤粉烫、滑石粉烫时各应注意哪些事项？

五、实训报告

1. 列表区别麸炒法、米炒法、土炒法、砂炒、蛤粉炒、滑石粉炒(实训表 4-2)。

实训表 4-2　六种加辅料炒方法的区别

方法	火力	炒制过程	火候
麸炒法			
米炒法			
土炒法			
砂炒法			
蛤粉炒			
滑石粉炒			

2. 列表比较不同药物炒制过程的区别(实训表 4-3)。

实训表 4-3　各种药物炒制区别

序号	药物名称	火力	炒制过程	火候
1	山药			
2	枳壳			
3	苍术			
4	僵蚕			

续表

序号	药物名称	火力	炒制过程	火候
5	党参			
6	白术			
7	阿胶			
8	水蛭			
9	马钱子			
10	龟甲			
11	狗脊			

六、实训评价

实训评价见实训表4-4。

实训表4-4　实训评价

评价项目	重点评价内容	评价标准	标准分值	评价得分
过程评价	准备工作	洁净和检查工具,准备工作到位	10	
	操作步骤	严格操作流程,操作过程没有大的失误	15	
	炒锅预热或辅料预热	预热炒锅,用手感受温度,有灼热感即可,辅料易翻动,有滑利感	10	
	药物翻炒	翻炒勤快,做到亮锅底,并没有药物翻出锅	10	
	创新训练	能主动查阅资料,尝试新的炮制方法	10	
结果评价	意外事件	整个操作过程中,没有发生器具损坏及不安全事件	5	
	分组讨论	能找出本组操作中存在的问题,找到合理的解决方法	10	
	炮制程度	几种药物从颜色、质地等外观上都达到了炮制标准	10	
	场地清理	能及时清洗实训器具,清理桌面,药物归类放置	5	
	实训报告	报告字迹工整,条理清晰,结果准确,分析透彻	15	

（迟　栋）

实训五　炙制技术

一、实训目的

1. 掌握炙制技术的适用范围、炮制工艺、操作要领及注意事项。
2. 掌握炙制药物的炮制规格、成品性状和质量标准。

3. 熟悉各种药物火力要求，准确把握药物炒制的火力。

4. 准确判断各种药物炮制的火候。

二、实训内容

（一）实训用品

1. 实训设备 炉子、锅铲、炒锅、瓷盆、瓷盘、量筒、台秤、纱布等。

2. 实训材料

（1）药物：当归、白芍、川芎、乳香、香附、柴胡、延胡索、杜仲、黄柏、车前子、厚朴、竹茹、草果、甘草、款冬花、百合、麻黄、淫羊藿。

（2）辅料：羊脂油、蜂蜜、食盐、姜、米醋、酒。

（二）实训方法及步骤

1. 准备工作 检查实训工具是否完备，炒锅、排气扇工作是否正常。将要炮制的药物筛去碎屑、杂质，药物大小、粗细分档备用。检查炒锅、铲子和盛药器具是否洁净，必要时进行清洁。

2. 实训过程

（1）酒炙：先将药物大小分档，用适量的黄酒拌匀，闷润，至药物将黄酒吸尽，然后调节好火力，投入预热好的炒锅内用文火翻炒。翻动时做到“亮锅底”，将药物炒干，表面呈黄色或颜色加深时，迅速出锅，晾凉。将炮制好的药物盛于洁净的容器内，清洁炒锅、铲子和桌面。

当归：取净当归片，用黄酒拌匀，闷润至酒被吸尽后，置热锅内，用文火加热，炒至深黄色，取出，晾凉，筛去碎屑。将药物盛放在洁净的容器内，清洗炒锅和铲子。当归每100kg，用黄酒10kg。成品性状：本品呈老黄色，略有焦斑，微有酒气。

白芍：取净白芍片，用黄酒拌匀，闷润至酒被吸尽，置热锅内，用文火加热，炒至微黄色，取出，晾凉，筛去碎屑。将药物盛放在洁净的容器内，清洗炒锅和铲子。白芍每100kg，用黄酒10kg。成品性状：本品呈微黄色，微有酒气。

川芎：取净川芎片，用黄酒拌匀，闷润至酒被吸尽后，置热锅内，用文火加热，炒至棕黄色，取出，晾凉，筛去碎屑。将药物盛放在洁净的容器内，清洗炒锅和铲子。川芎每100kg，用黄酒10kg。成品性状：本品呈棕黄色，微有酒气。

（2）醋炙

1）先拌醋后炒药物：先将药物大小分档，用适量的米醋拌匀，闷润，至药物将米醋吸尽，然后调节好火力，投入预热好的炒锅内文火翻炒。翻动时做到亮锅底，将药物炒干，表面颜色加深时，迅速出锅，晾凉。将炮制好的药物盛于洁净的容器内，清洁炒锅、铲子和桌面。每100kg药物，用米醋20kg。

香附：取净香附粒块或片，加米醋拌匀，闷润至透，置热锅内，用文火加热，炒至香附微挂火色，取出，晾凉，筛去碎屑。将炮制好的药物盛于洁净的容器内，清洁炒锅、铲子和桌面。香附每100kg，用米醋20kg。成品性状：本品制后颜色加深，微挂火色，具醋气。

柴胡：取净柴胡片，加米醋拌匀，闷润至透，用文火加热，炒至干，色泽加深，取出，晾凉。将炮制好的药物盛于洁净的容器内，清洁炒锅、铲子和桌面。柴胡每100kg，用米醋20kg。成品性状：本品色泽加深，具醋气。

延胡索：取净延胡索片或碎块，加米醋拌匀，闷润至醋被吸尽，用文火加热，炒至黄褐色，干燥，取出，晾凉。将炮制好的药物盛于洁净的容器内，清洁炒锅、铲子和桌面。延胡索每100kg，用米醋20kg。成品性状：本品呈黄褐色，略具醋气。

2）先炒药物后喷醋：先将药物大小分档，调节好火力，取药物置热锅内，用文火加热，炒至表面熔化发亮（树脂类），或表面颜色改变、有腥气逸出（动物粪便类），均匀喷淋米醋，继续拌炒至规定程度，取出，晾凉。将炮制好的药物盛于洁净的容器内，清洁炒锅、铲子和桌面。每100kg，用米醋5kg。

乳香：取净乳香置热锅内，用文火加热，炒至冒烟，表面微熔。喷淋米醋，继续拌炒至表面显油亮光泽，取出，晾凉。将炮制好的药物盛于洁净的容器内，清洁炒锅、铲子和桌面。乳香每100kg，用米醋5kg。成品性状：本品表面呈深棕色至黑褐色，粗糙。质松脆，微有醋香气。

（3）盐炙

1）先拌盐水后炒药物：先将药物大小分档，取一定量的食盐，加适量清水溶解，与净药物拌匀，闷润。待盐水被药物吸尽后，置炒制容器内，调节好火力，用文火加热，炒至规定程度时，取出，晾凉。将炮制好的药物盛于洁净的容器内，清洁炒锅、铲子和桌面。食盐的用量，一般为每100kg药物，用食盐2kg。

杜仲：取净杜仲丝或块，加盐水拌匀，润透，置热锅内，用中火加热，炒至焦黑色、丝易断时，取出，晾凉，筛去碎屑。将炮制好的药物盛于洁净的容器内，清洁炒锅、铲子和桌面。杜仲每100kg，用食盐2kg。成品性状：本品呈焦黑色，银白色橡胶丝减少，弹性减弱，折断后丝易断，并略具咸味。

黄柏：取净黄柏丝，加盐水拌匀，润透，置热锅内，用文火加热，炒至黄柏丝颜色变深时，取出，晾凉，筛去碎屑。将炮制好的药物盛于洁净的容器内，清洁炒锅、铲子和桌面。黄柏每100kg，用食盐2kg。成品性状：本品呈深黄色，带有焦斑。味苦微咸。

2）先炒药物后加盐水：先将药物大小分档，调节好火力。取净制后的药物，置炒制容器内，用文火加热，炒至一定程度，均匀喷洒适量的盐水，文火炒至规定程度，取出，晾凉。将炮制好的药物盛于洁净的容器内，清洁炒锅、铲子和桌面。食盐的用量，一般为每100kg药物，用食盐2kg。

车前子：取净车前子，置热锅内，用文火加热，炒至略有爆裂声、微鼓起时，喷入盐水，炒干后取出，晾凉。将炮制好的药物盛于洁净的容器内，清洁炒锅、铲子和桌面。车前子每100kg，用食盐2kg。成品性状：本品鼓起，部分存裂隙，味微咸。

（4）姜炙：先将药物大小分档。将净药物与一定量的姜汁拌匀，闷润。待姜汁被药物吸尽后，置炒制容器内，调节好火力，用文火加热，炒至规定的程度时，取出，晾凉。或将药物与一定量的姜汁拌匀，待姜汁被药物吸尽后，干燥。将炮制好的药物盛于洁净的容器内，清洁炒锅、铲子和桌面。每100kg药物，用生姜10kg（干姜用1/3）。

厚朴：先将厚朴大小分档，调节好火力。取净厚朴丝，加姜汁拌匀，闷润，至姜汁完全吸尽，置热锅内，不断翻动，用文火加热，炒干，取出，晾凉，筛去碎屑。将炮制好的药物盛于洁净的容器内，清洁炒锅、铲子和桌面。厚朴每100kg，用生姜10kg（干姜用1/3）。成品性状：本品色泽加深，具姜的辛辣气味。

竹茹：取净竹茹揉成3g重的小团，压平，再将姜汁均匀淋洒于竹茹团上，稍闷润，置热锅内，用文火加热，炒至或烙至两面显黄色焦斑，取出，晾凉。将炮制好的药物盛于洁净的容器内，清洁炒锅、铲子和桌面。竹茹每100kg，用生姜10kg（干姜用1/3）。成品性状：本品炙后颜色加深，显黄色焦斑，具姜的辛辣气味。

草果：取净草果仁，加姜汁拌匀，稍闷，待姜汁吸尽后，置热锅内，用文火加热，炒至深黄色，取出，晾凉，用时捣碎。将炮制好的药物盛于洁净的容器内，清洁炒锅、铲子和桌面。草果每100kg，用生姜10kg（干姜用1/3）。成品性状：本品呈棕褐色，略有焦斑，味辛辣。

（5）蜜炙

1）先拌蜂蜜后炒药物：先将药物大小分档，取一定量的炼蜜，加适量开水稀释，与净药物拌匀，闷润。待蜜被药物吸尽后，置炒制容器内，调节好火力，用文火加热，炒至颜色加深、不粘手时，取出，晾凉，及时收藏。将炮制好的药物盛于洁净的容器内，清洁炒锅、铲子和桌面。每100kg药物，用炼蜜25kg。

甘草：取炼蜜加适量开水稀释，加入净甘草片内拌匀，闷润，置热锅内，用文火加热，炒至表面棕黄色、不粘手时，取出，晾凉，筛去碎屑。将炮制好的药物盛于洁净的容器内，清洁炒锅、铲子和桌面。甘草每100kg，用炼蜜25kg。成品性状：本品呈棕黄色，微有光泽。味甜，具焦香气。

款冬花：取炼蜜加适量开水稀释，加入款冬花中，拌匀，闷透，置热锅内，用文火加热，炒至棕黄色时，取出，晾凉。将炮制好的药物盛于洁净的容器内，清洁炒锅、铲子和桌面。款冬花每100kg，用炼蜜25kg。成品性状：本品呈棕黄色有焦斑，具光泽，略带黏性，味甜。

麻黄：取炼蜜用适量开水稀释，加入净麻黄段中拌匀，闷透，置热锅内，用文火加热，炒至不粘手时，取出，晾凉。将炮制好的药物盛于洁净的容器内，清洁炒锅、铲子和桌面。麻黄每100kg，用炼蜜20kg。成品性状：本品呈深黄色，略具光泽。

2）先炒药物后加蜂蜜：先将药物大小分档，调节好火力，取净制后的药物，置炒制容器内，用文火加热，炒至颜色加深，再加入一定量的炼蜜，迅速翻动，使蜜与药物拌匀。炒至不粘手时，取出，晾凉，及时收藏。将炮制好的药物盛于洁净的容器内，清洁炒锅、铲子和桌面。每100kg药物，用炼蜜5kg。

百合：取净百合，置热锅内，用文火加热，炒至颜色加深时，加入用少量开水稀释过的炼蜜，迅速翻动，拌炒均匀，继续炒至微黄色、不粘手时，取出，晾凉。将炮制好的药物盛于洁净的容器内，清洁炒锅、铲子和桌面。百合每100kg，用炼蜜5kg。成品性状：本品呈金黄色，光泽明显。味甘微苦。

（6）油脂炙：先将药物大小分档，调节好火力，取定量羊脂油置锅内，加热熔化，倒入净药物，用文火炒至油被吸尽，药物表面微黄色，呈油亮光泽时，取出，晾凉。将炮制好的药物盛于洁净的容器内，清洁炒锅、铲子和桌面。每100kg药物，用炼羊脂油20kg。

淫羊藿：先将羊脂油置锅内，用文火加热，至全部熔化时，倒入净淫羊藿丝，炒至微黄色，油脂被吸尽，取出，晾凉。将炮制好的药物盛于洁净的容器内，清洁炒锅、铲子和桌面。淫羊藿每100kg，用炼羊脂油20kg。成品性状：本品表面微黄色，润泽光亮，质脆，具油香气。

3. 场地清理 实训结束后，将炮制好的药物置于洁净的聚乙烯包装袋内，密封后贮藏，清洁煤气灶和其他实训器具，将实训室打扫干净，关闭水、电、气、门、窗，经实训教师验收签字后方可离开。

三、实训注意

实训注意见实训表5-1。

实训表5-1 实训注意

序号	实训关键环节	注意事项
1	炒药工具是否洁净	炒锅、器具及其他工具洁净后才可以进行炒制
2	辅料吸附	炒炙药材时所加液体辅料尽量被药材吸尽后炒炙
3	火力把握	根据药物炒炙要求，掌握火的燃烧强度，不能太大，要用小火(文火)
4	药物翻炒	翻炒要做到"勤""缓"，炒炙过程中不能有药物翻出锅
5	火候把握	准确把握炒炙的标准，使药物受热均匀炒干即可
6	药物出锅	药物出锅后，倒入容器中，及时摊开，晾凉

四、实训检测

1. 实训中各种炮制方法的目的是什么？
2. 蜜炙、油炙、姜炙、盐炙所用辅料如何制备？
3. 为什么车前子、乳香等药物常采用先炒药后加辅料的方法？

五、实训报告

列表区别不同药物的炙制区别(实训表5-2)。

实训表5-2 各种药物炙制区别

序号	药物名称	火力	炙制分类	炙制过程	火候
1	当归				
2	白芍				
3	川芎				
4	香附				
5	柴胡				
6	延胡索				

续表

序号	药物名称	火力	炙制分类	炙制过程	火候
7	乳香				
8	杜仲				
9	黄柏				
10	车前子				
11	厚朴				
12	竹茹				
13	草果				
14	甘草				
15	款冬花				
16	麻黄				
17	百合				
18	淫羊藿				

六、实训评价

实训评价见实训表 5-3。

实训表 5-3　实训评价

评价项目	重点评价内容	评价标准	标准分值	评价得分
过程评价	准备工作	洁净和检查工具，准备工作到位	10	
	操作步骤	严格操作流程，操作过程没有大的失误	15	
	辅料吸附	炒炙药材时所加液体辅料尽量被药材吸尽后炒炙	10	
	药物翻炒	翻炒要做到“勤”“缓”，炒炙过程中不能有药物翻出锅	10	
	创新训练	能主动查阅资料，尝试新的炮制方法	10	
结果评价	意外事件	整个操作过程中，没有发生器具损坏及不安全事件	5	
	分组讨论	能找出本组操作中存在的问题，找到合理的解决方法	10	
	炮制程度	几种药物从颜色、质地等外观上都达到了炮制标准	10	
	场地清理	能及时清洗实训器具，清理桌面，药物归类放置	5	
	实训报告	报告字迹工整，条理清晰，结果准确，分析透彻	15	

（杨　咪）

实训六　煅制技术

一、实训目的

1. 掌握三种煅制方法的操作要点及火候、注意事项和质量标准。

2. 了解煅法的目的和意义。

二、实训内容

（一）实训用品

1. 实训设备　炉子、铁铲、锅、坩埚、烧杯、量筒、火钳、搪瓷盘、台秤等。

2. 实训材料

（1）药物：白矾、石膏、炉甘石、血余炭等。

（2）辅料：黄土、食盐等。

（二）实训方法及步骤

1. 准备工作　检查实训工具是否完备、洁净，能否正常工作。将要炮制的药材筛去碎屑、杂质，以备使用。取黄土适量，过筛后，加入一定量的食盐，加水搅匀备用。

2. 实训过程

（1）明煅法：先将药物净选、大小分档，调节好火力，将适量的药物投入预热好的炒锅内用武火加热。少翻或者不翻，煅至所需程度时出锅，晾凉。将炮制好的药物盛于洁净的容器内，清洁炒锅、铲子、灶具和实训台。

1）白矾：取白矾，除去杂质，筛或拭去浮灰，打碎，称重，置于适宜的容器内，用武火加热，切勿搅拌，煅至水分完全蒸发，无气体放出，全部泡松，呈白色蜂窝状固体时，取出，晾凉，称重。成品性状：本品呈洁白色，无光泽，蜂窝状块，体轻质松，手捻易碎。

2）石膏：取净石膏块，称重，置适宜容器内或直接置火源上，用武火加热，煅至红透，取出，晾凉，碾细，称重。成品性状：本品呈洁白色或粉白色条状或块状，表面松脆，易剥落，光泽消失，手捻易碎。

（2）煅淬法：先将药物净选、大小分档，调节好火力，将适量的药物投入预热好的炒锅内用武火加热至红透，取出后立即倒入淬液中浸淬，搅拌，倾取混悬液，未透者沥干后再煅烧，反复淬多次直至药物酥脆，取出，干燥，置于清洁容器内，清洁锅、铁铲、灶具和实训台。

炉甘石：取净炉甘石，置适宜容器内，用武火加热，煅至红透，取出后立即倒入水中浸淬，搅拌，倾取混悬液，未透者沥干后再煅烧，反复浸淬2~3次。合并混悬液，静置，倾去上层清水，干燥研细。成品性状：本品呈白色或粉红色的极细粉末，体轻，质松软而细腻光滑。

（3）扣锅煅法：将净药物置于载药锅内，高度不超过载药锅的2/3，松紧适中，盖上扣锅，接口处用湿纸条封好，然后加封盐泥，使两锅之间紧密结合。扣锅底部贴上一白纸片或者放几粒大米，加上一重物，以防因加热锅内气体膨胀而将扣锅顶开。先用文火预热，然后改为武火煅制，中间若两锅接缝处有烟冒出时，及时用盐泥封堵气孔，待纸片发黄或者大米呈老黄色时，关火，待冷却后开锅，取出煅成品，清洁煅制容器、灶具和实训台。

血余炭：取头发，除去杂质，反复用稀碱水洗去油垢，清水漂净，晒干，装于锅内，上扣一个口径较小的锅，两锅结合处用盐泥或黄泥封固，上压重物，扣锅底部贴一白纸条或放几粒大米，用武火加热，煅至白纸或大米呈深黄色为度，离火，待凉后取出，剁成小块。成品性状：本品呈不规则的小块状，大小不一，乌黑而光亮，呈蜂窝状，研之清脆有声，体轻质脆。

3. 场地清理 实训结束后，将炮制好的药物置于洁净的聚乙烯包装袋内，密封后贮藏，清洁实训器具，将实训室打扫干净，关闭水、电、气、门、窗。

三、实训注意

实训注意见实训表 6-1。

实训表 6-1 实训注意

序号	实训关键环节	注意事项
1	工具是否洁净	操作前清洁所用器具
2	药材是否分档	煅制前，应将药物大小分档，以免生熟不均。煅淬操作，药物应砸成小块，以减少煅淬的次数
3	煅制温度、时间把握	煅制温度、时间应适度。温度过高，药材易灰化，温度过低，则煅制不透
4	明煅把握	宜一次煅透，中途不得停火，以免出现夹生现象。有些药物在煅烧时易产生爆溅，可在容器上加盖（但不密闭）防备
5	煅淬把握	应煅至药物质地全部疏松、辅料被吸尽为度
6	扣锅煅把握	需待封堵的盐泥半干时再煅烧，煅烧过程中，应随时用湿泥堵封。放置冷却再开锅，以免灰化

四、实训检测

1. 各药炮制的目的是什么？
2. 你煅制的中药饮片质量如何？若不满意，原因何在？
3. 煅制三法各有何特点？分别适合于哪类药材？

五、实训报告

1. 列表区别明煅法、煅淬法、扣锅煅法（实训表 6-2）。

实训表 6-2　三种煅制方法的区别

序号	煅制方法	目的	适用范围	火候
1	明煅			
2	煅淬			
3	扣锅煅			

2. 列表比较不同药物煅制过程的区别（实训表 6-3）。

实训表 6-3　各种药物煅制区别

序号	药物名称	规格标准	操作要领	炮制作用
1	白矾			
2	石膏			
3	炉甘石			
4	血余炭			

六、实训评价

实训评价见实训表 6-4。

实训表 6-4　实训评价

评价项目	重点评价内容	评价标准	标准分值	评价得分
过程评价	准备工作	洁净和检查工具，准备工作到位	10	
	操作步骤	严格操作流程，操作过程没有大的失误	15	
	技术把握	程度把握是否适当，成品是否合格	20	
	创新训练	能主动查阅资料，尝试新的炮制方法	10	
结果评价	意外事件	整个操作过程中，没有发生器具损坏及不安全事件	5	
	分组讨论	能找出本组操作中存在的问题，找到合理的解决方法	10	
	炮制程度	几种药物从颜色、质地等外观上都达到了炮制标准	10	
	场地清理	能及时清洗实训器具，清理桌面，药物归类放置	5	
	实训报告	报告字迹工整，条理清晰，结果准确，分析透彻	15	

（孙亚楠）

实训七　水火共制技术

一、实训目的

1. 熟悉并掌握药物蒸、煮、燀法的操作程序及注意事项。

2. 了解可倾式蒸煮锅的性能，准确把握药物蒸、煮、焯制的火力。

3. 准确判断各种药物炮制的火候。

二、实训内容

（一）实训用品

1. 实训设备 可倾式蒸煮锅、煤气灶、蒸锅、刷子、盛药器具、电子秤。

2. 实训材料

（1）药物：五味子、何首乌、延胡索、苦杏仁。

（2）辅料：黑豆、米醋、黄酒。

（二）实训方法及步骤

1. 准备工作

（1）检查实训工具是否完备，蒸煮锅、排气扇工作是否正常。将要炮制的药物筛去碎屑、杂质，药物大小、粗细分档备用。检查蒸煮锅、盛药器具是否洁净，必要时进行清洁，放置在煤气灶上。

（2）黑豆汁的制备：将10kg黑豆，加4倍量水，煮约4小时，先用武火，沸腾后用小火，保持沸腾状态，煎汁约15kg，再将豆渣加2倍量水，煮约3小时，熬汁约10kg，将两次汁液合并得25kg黑豆汁备用（实训时可根据何首乌的药量确定黑豆的用量）。

（3）润制：将分档后的药物置洁净的容器内，按要求加入一定量的辅料或水与药物拌匀，润透。用黄酒润制药物时需加盖密闭。

2. 实训过程

（1）蒸法：直接蒸法和间接蒸法。采用直接蒸法炮制药物时，将分档后的药物置笼屉上直接蒸制到一定程度。采用间接蒸法炮制药物时，将分档后的药物加辅料（或水）润透，或与辅料拌匀后置蒸制容器内（鞣质类成分含量高的药物置于非铁质容器内）隔水加热。先用武火蒸，待“圆气”后改用小火（在非密闭容器中酒蒸时，要先用文火），保持锅内有足够的蒸汽，将药物蒸制到所需程度后，待锅内温度与室温接近时开锅，将药物置洁净的容器内，清洗蒸锅和其他容器。

1）醋五味子：五味子置适宜容器内，加醋拌匀，润约20分钟，蒸至醋被吸尽、表面呈紫黑色时取出干燥。清洗蒸锅和其他容器，将药物置洁净的容器内。每100kg净五味子，用米醋20kg。

2）酒五味子：同醋五味子，每100kg净五味子，用黄酒20kg。

3）制何首乌：分档后的生何首乌片或块，用黑豆汁拌匀，润透，置于非铁质的适宜容器内，隔水炖至汁液被吸尽或蒸至内外均呈棕褐色时，取出，干燥。清洗蒸锅和其他容器，将药物置洁净的容器内。每100kg净何首乌片或块，用黑豆10kg。

（2）煮法：分为清水煮和加辅料煮两种方法。

1）清水煮：将分档后的药物用水浸泡至内无干心，取出，置适宜的容器内，加水没过药面，武火煮沸后，改用文火煮至内无白心，取出，切片或直接入药，根据药物性质干燥。将药物置洁净的容器内，清洗蒸锅和其他容器。

2）加辅料煮：将分档后的药物加药汁或醋拌匀，再加水没过药面，先用武火煮沸，再改用文火煮至药汁被吸尽，取出，切片或直接入药，根据药物性质干燥。将药物置洁净的容器内，清洗蒸锅和其他容器。

醋延胡索：分档后的延胡索加入 30% 的米醋，再加适量的清水（以液面与药面持平为宜），置煮制器具内，沸腾后用文火加热，煮至延胡索无干心、醋液被吸尽时，取出，晾至六成干，切厚片或晒干后筛去碎屑，也可以干燥后捣碎。

（3）焯法：采用焯法炮制药物时，将 10 倍于药量的清水加热至沸，将药物连同带孔盛器，一齐投入沸水中加热。煮烫 5~10 分钟，至种皮微膨胀、易于挤脱时立即取出，于冷水中浸泡片刻，捞起后搓开种皮与种仁。清洗蒸锅和其他容器，晒干后簸去或筛取种皮，将净种仁置洁净的容器内。

焯苦杏仁：取净苦杏仁，置于 10 倍量的沸水中略煮，至外皮膨胀易于挤脱时，捞出，于冷水中浸泡片刻，捞起后搓开种皮与种仁。晒干后簸去或筛取种皮，将净种仁置洁净的容器内。

3. 场地清理　实训结束后，将炮制好的药物置于适宜的容器内，密封后贮藏，清洁实验台和其他实训器具，将实训室打扫干净，关闭水、电、气、门、窗，经实训教师验收签字后方可离开。

三、实训注意

实训注意见实训表 7-1。

实训表 7-1　实训注意

序号	实训关键环节	注意事项
1	工具是否洁净	蒸锅、器具和其他工具洁净后才可以进行炮制
2	黑豆汁制备	掌握黑豆汁制备的火力使用、煎煮时间与次数、黑豆汁的量
3	辅料	掌握辅料的用量、闷润的时间
4	火力把握	根据药物水火共制的要求，掌握火的燃烧强度，蒸法先用武火蒸，待“圆气”后改用小火，但在蒸屉内酒蒸时，要先用文火，防止酒快速挥发，达不到酒蒸的目的。煮法武火煮沸后，改用文火煮
5	控制蒸制时间	需长时间蒸制的药物应不断添加开水，避免水煮干，要有专人值守，以保实验室安全
6	火候把握	准确把握药物蒸制到所需程度
7	药物出锅	待锅内温度与室温接近时开锅，干燥

四、实训检测

1. 用液体辅料拌蒸的药物为什么要待辅料被吸尽后再蒸制？
2. 焯苦杏仁时要注意哪三要素？

五、实训报告

记录采用水火共制法炮制各中药的操作过程，详细记录每一步的操作时间、终点判断依据（实训表 7-2）。

实训表 7-2　水火共制记录

炮制方法	生品性状及取用量	辅料及取用量	炮制过程	成品性状	炮制目的
醋五味子					
酒五味子					
制何首乌					
醋延胡索					
焯苦杏仁					

六、实训评价

实训评价见实训表 7-3。

实训表 7-3　实训评价

评价项目	重点评价内容	评价标准	标准分值	评价得分
过程评价	准备工作	洁净和检查工具，准备工作到位	10	
	操作步骤	严格操作流程，操作过程没有大的失误	15	
	辅料的制备与用量	黑豆汁制备正确，辅料用量及闷润时间正确	10	
	火力	蒸、煮、焯法火力使用得当	10	
	创新训练	能主动查阅资料，尝试新的净制操作方法	10	
结果评价	意外事件	整个操作过程中，没有发生器具损坏及不安全事件	5	
	分组讨论	能找出本组操作中存在的问题，找到合理的解决方法	10	
	炮制程度	几种药物从颜色、质地等外观上都达到了炮制标准	10	
	场地清理	能及时清洗实训器具，清理桌面，药物归类放置	5	
	实训报告	报告字迹工整，条理清晰，结果准确，分析透彻	15	

（阳　强）

实训八　发酵、发芽、制霜技术

一、实训目的

1. 掌握发酵法、发芽法、制霜法的成品规格及程序。

2. 明确实验药物的炮制方法、炮制品规格及炮制作用。

二、实训内容

（一）实训用品

1. 实训设备　可倾式蒸煮锅、瓷盘、电炉、蒸锅、刷子、竹匾、台秤、模具、草纸、压榨器、瓦罐、乳钵、盛药器具等。

2. 实训材料

（1）药物：苦杏仁、赤小豆、鲜青蒿、鲜苍耳草、鲜辣蓼、大麦、柏子仁、西瓜、鲜苘麻叶等。

（2）辅料：麸皮、面粉、芒硝等。

（二）实训方法及步骤

1. 准备工作　检查实训工具是否完备。将要炮制的药物除去碎屑、杂质备用。将药物大小、粗细分档备用。检查煮锅、蒸锅等器具是否洁净，必要时进行清洁。

2. 实训过程

（1）发酵

1）六神曲处方：面粉 40g，麸皮 60g，苦杏仁、赤小豆各 4g，鲜青蒿、鲜辣蓼、鲜苍耳草各 7g（干者用量为鲜者的 1/3）。

2）制法：将苦杏仁、赤小豆碾成细粉，与面粉、麸皮混匀。将鲜青蒿、鲜辣蓼、鲜苍耳草等用适量水煎汤（药汁占原料量的 20%~25%），将汤液陆续加入面粉中，并揉搓成以手握成团、掷之即散的粗颗粒状。置木制模具中压制成扁方块。再用粗纸或鲜苘麻叶包严，放入木箱内，按品字形堆放，上面覆盖鲜青蒿。将室温控制在 30~37℃，相对湿度 70%~80%，4~6 天即可发酵。待药料表面生出黄白色霉衣时取出，除去苘麻叶，切成小方块，干燥。

（2）发芽：取新鲜成熟饱满的净大麦，用清水浸泡至六七成透，捞出，置竹制或能排水容器内，用湿布覆盖，每日淋水 2~3 次，保持湿润。待芽长至 0.5cm 时，取出，干燥。

（3）制霜

1）热榨去油制霜法：取柏子仁，去壳取仁，碾成细末，用多层吸油纸（布）包裹，蒸热或在较高的温度下加热处理，压榨去油，如此反复多次，制成松散粉末，不再黏结为度。

2）渗析制霜法：取新鲜西瓜，放入不带釉的瓦罐内，一层西瓜一层芒硝，将口封严，悬挂于阴凉通风处，数日后，瓦罐外面析出白色结晶物，随析随收集，至无结晶析出为止。每 100kg 西瓜，用芒硝 15kg。

3. 场地清理 实验结束后，将炮制好的药物置洁净的聚乙烯包装袋内，密封后贮藏。清洁煤气灶和其他实训器具，将实训室打扫干净，关闭水、电、气、门、窗。

三、实训注意

实训注意见实训表 8-1。

实训表 8-1 实训注意

序号	实训关键环节	注意事项
1	发芽率	果实或种子的发芽率要求达到 85% 以上
2	含水量	浸渍后的种子或果实含水量应控制在 42%~45%
3	温湿度	发芽过程中，注意控制温度和湿度，保持充足的氧气
4	检查	勤检查，及时去除发霉、腐烂的果实和种子
5	发芽长度	发芽时先长根后生芽，以芽长 0.5~1cm 为宜，过长则影响药效
6	干燥	芽长至要求时，一定要及时干燥，防止芽长得过长或变绿

四、实训检测

1. 半夏曲、谷芽如何炮制？

2. 说明各种实验药物的炮制方法、辅料用量、炮制时的关键环节、成品规格及不足之处，并对炮制品是否合格进行分析。

五、实训报告

列表区别发酵法、发芽法、制霜法（实训表 8-2）。

实训表 8-2 三种炮制方法的区别

其他技术	条件	原料	成品质量
发酵法			
发芽法			
制霜法			

六、实训评价

实训评价见实训表 8-3。

实训表 8-3 实训评价

评价项目	重点评价内容	评价标准	标准分值	评价得分
过程评价	准备工作	洁净和检查工具,准备工作到位	10	
	操作步骤	严格操作流程,操作过程没有大的失误	15	
	操作流程	能严格按照要求操作,未出现违反操作流程现象	10	
	辅料称量	辅料称量方法得当,误差小	10	
	创新训练	能主动查阅资料,尝试新的炮制方法	10	
结果评价	意外事件	整个操作过程中,没有发生器具损坏及不安全事件	5	
	分组讨论	能找出本组操作中存在的问题,找到合理的解决方法	10	
	炮制程度	几种药物从颜色、质地等外观上都达到了炮制标准	10	
	场地清理	能及时清洗实验器具,清理桌面,药物归类放置	5	
	实验报告	报告字迹工整,条理清晰,结果准确,分析透彻	15	

（王志霜）

实训九 烘焙、煨制、水飞、干馏技术

一、实训目的

1. 掌握烘焙、煨制、水飞、干馏的成品规格及程序。

2. 明确实训药物的炮制方法、炮制品规格及炮制作用。

二、实训内容

(一) 实训用品

1. 实训设备 烘箱、烧杯、电炉、锅、磁铁、刷子、盛药器具、天平、乳钵、量筒。

2. 实训材料 蜈蚣、肉豆蔻、朱砂、鸡蛋、面粉、麸皮、滑石粉等。

(二) 实训方法及步骤

1. 准备工作 检查实训工具是否完备。将要炮制的药物除去碎屑、杂质备用。将药物大小、粗细分档备用。检查烘箱、乳钵等器具是否洁净,必要时进行清洁。

2. 实训过程

(1)烘焙

蜈蚣:将蜈蚣置于近火处或利用烘箱、干燥室等设备,使所含水分徐徐蒸发,从而充分干燥。用文火进行短时间加热,并不断翻动,焙至棕褐色或灰褐色、质地酥脆为度。

(2) 煨制

肉豆蔻：取面粉加适量水揉成面团，压成薄片，将净肉豆蔻逐个包裹，或将肉豆蔻表面用水湿润，如水泛丸法包裹面粉 3~4 层，稍晾。倒入已炒热的滑石粉或砂中，用文火加热，适当翻动，煨至面皮呈焦黄色并逸出香气时，取出。筛去滑石粉或砂，晾凉，剥去面皮，用时捣碎。每 100kg 净肉豆蔻，用面粉 50kg、滑石粉 50kg。

(3) 水飞

朱砂：将朱砂适当破碎，置乳钵中或其他适宜容器内，加入适量清水，研磨成糊状。再加多量水搅拌，粗粉即下沉，静置片刻后倾出混悬液，下沉的粗粒再行研磨。如此反复操作，至研细为止，最后将不能混悬的杂质除去。将前后倾出的混悬液合并静置，待沉淀后，倾去上面的清水，将干燥后的沉淀物研磨成极细粉末。

(4) 干馏

蛋黄油：鸡蛋煮熟后，单取蛋黄置锅内，以文火加热。待除尽水分后，改用武火熬制，直至蛋黄油出尽为止，滤尽蛋黄油，装瓶。

3. 场地清理 实训结束后，将炮制好的药物置洁净的聚乙烯包装袋内，密封后贮藏。清洁煤气灶和其他实训器具，将实训室打扫干净，关闭水、电、气、门、窗。

三、实训注意

实训注意见实训表 9-1。

实训表 9-1 实训注意

序号	实训关键环节	注意事项
1	烘焙蜈蚣	烘焙过程中要不断翻动，达到颜色均一
2	煨肉豆蔻	面皮厚度 2~3mm，翻炒至面皮焦黄色
3	火力	煨制火力不宜过大，使油质逐渐渗入辅料。烘焙法火力也不能过大，适宜用文火
4	水飞朱砂	磁铁吸尽铁屑，加水研磨成糊状，手捻细腻无声
5	水飞朱砂	开始研磨可稍加些水，但加水不可过多，否则不利研磨
6	干馏	鸡蛋要新鲜，熬油时注意火力控制

四、实训检测

1. 肉豆蔻、朱砂如何炮制？

2. 列表说明各种实训药材的炮制方法、炮制时的关键环节、成品规格及该法的不足之处，并对炮制品是否合格进行分析。

五、实训报告

列表区别烘焙法、煨制法、水飞法、干馏法（实训表9-2）。

实训表9-2　四种炮制方法的区别

其他技术	辅料	方法	成品质量
烘焙法			
煨制法			
水飞法			
干馏法			

六、实训评价

实训评价见实训表9-3。

实训表9-3　实训评价

评价项目	重点评价内容	评价标准	标准分值	评价得分
过程评价	准备工作	洁净和检查工具，准备工作到位	10	
	操作步骤	严格操作流程，操作过程没有大的失误	15	
	操作流程	能严格按照要求操作，未出现违反操作流程现象	10	
	火力把握	在烘焙、煨制和干馏法操作中，能准确把握火力	10	
	创新训练	能主动查阅资料，尝试新的炮制方法	10	
结果评价	意外事件	整个操作过程中，没有发生器具损坏及不安全事件	5	
	分组讨论	能找出本组操作中存在的问题，找到合理的解决方法	10	
	炮制程度	几种药物从颜色、质地等外观上都达到了炮制标准	10	
	场地清理	能及时清洗实训器具，清理桌面，药物归类放置	5	
	实训报告	报告字迹工整，条理清晰，结果准备，分析透彻	15	

（王志霜）

模拟试题一

一、名词解释(每小题 2 分,共 10 分)

1. 上水
2. 炮制辅料
3. 吸潮回润
4. 下色
5. 制霜法

二、单选题(选择一个最佳答案,填在题后的括号内,每小题 1 分,共 30 分)

1. 炮制在历史上有多种称谓,现最常用(　　)

A. 修事　B. 炮炙　C. 修治

D. 修制　E. 炮制

2. 中药炮制作为法定内容,收载于《中国药典》最早的版本是(　　)

A. 1953 年版　B. 1963 年版　C. 1977 年版

D. 1985 年版　E. 1995 年版

3. 下列药物与辅料的炮制,属“从制”的是(　　)

A. 姜制黄连　B. 胆汁制黄连　C. 酒制黄连

D. 吴茱萸制黄连　E. 乳制黄连

4. 含鞣质类的药物炮制加工时,一般不用(　　)

A. 铜器　B. 瓷器　C. 铁器

D. 竹器　E. 木器

5. 我国医药学史上最早的炮制专著是(　　)

A.《炮炙大法》　B.《修事指南》　C.《神农本草经》

D.《雷公炮炙论》　E.《本草纲目》

6. 具有清热利湿、解表作用的药物是(　　)

A. 淡豆豉　B. 谷芽　C. 稻芽

D. 麦芽　E. 大豆黄卷

7. 炮制品的含水量一般应控制在(　　)

A. 3% 以下　B. 4% 以下　C. 5% 以下

D. 6% 以下　　E. 7%~13%

8. 不用作煨法辅料的是(　　)

A. 麸皮　　B. 蛤粉　　C. 滑石粉

D. 吸油纸　　E. 面粉

9. 药物贮存时,要求空气的相对湿度为(　　)

A. 20%~30%　　B. 30%~40%　　C. 40%~50%

D. 50%~60%　　E. 60%~70%

10. 丹参中若含有少量杂草等杂质,除去的方法宜用(　　)

A. 挑选法　　B. 筛选法　　C. 风选法

D. 洗法　　E. 漂法

11. 为了便于调剂和制剂,需揉搓成团的药物是(　　)

A. 麻黄　　B. 竹茹　　C. 大腹皮

D. 香附　　E. 金樱子

12. 以鲜切为宜的药物是(　　)

A. 大黄　　B. 槟榔　　C. 芦根

D. 益母草　　E. 北沙参

13. 下列药物与辅料的炮制,属“反制”的是(　　)

A. 姜制黄连　　B. 胆汁制黄连　　C. 酒制仙茅

D. 姜制草果　　E. 姜制厚朴

14. 关于炒黄的叙述,不正确的是(　　)

A. 炒前要净选、分档　　B. 大部分药物用中火加热

C. 翻炒要均匀,出锅要迅速　　D. 成品外部呈黄色或色泽加深

E. 成品内部基本不变色

15. 生品长于清热解毒,驱虫,炒炭后寒性减弱,长于止血的药物是(　　)

A. 乌梅　　B. 茜草　　C. 蒲黄

D. 侧柏叶　　E. 绵马贯众

16. 麸炒法的辅料用量,一般是每 100kg 药物用麸皮(　　)

A. 10kg　　B. 20kg　　C. 10~20kg

D. 25kg　　E. 30kg

17. 加辅料炒法中,仅作为中间传热体的辅料是(　　)

A. 蛤粉　　B. 河砂　　C. 大米

D. 灶心土　　E. 麦麸

18. 酒炙法的辅料用量,一般是每 100kg 药物用黄酒(　　)

A. 5kg　　B. 10kg　　C. 25kg

D. 30kg　　E. 50kg

19. 干漆煅制的主要目的是（　　）

A. 除去结晶水　　B. 使质地酥脆　　C. 改变药性

D. 改变化学成分　　E. 降低毒性

20. 生品长于散瘀止血，消肿定痛，油炸或清蒸后长于滋补的药物是（　　）

A. 三七　　B. 蛤蚧　　C. 蕲蛇

D. 马钱子　　E. 鳖甲

21. 煅法首载于（　　）

A.《五十二病方》　　B.《本草蒙筌》　　C.《修事指南》

D.《雷公炮制论》　　E.《黄帝内经》

22. 下列不要求煅红的药物是（　　）

A. 牡蛎　　B. 金精石　　C. 青礞石

D. 自然铜　　E. 海浮石

23. 蒸制品中未蒸透者不得超过（　　）

A. 1%　　B. 3%　　C. 4%

D. 5%　　E. 8%

24. 燀制的目的主要是分离不同药用部位的药物是（　　）

A. 苦杏仁　　B. 桃仁　　C. 白扁豆

D. 砂仁　　E. 薏苡仁

25. 制备清半夏所用辅料是（　　）

A. 白矾　　B. 石灰　　C. 生姜

D. 甘草　　E. 清水

26. 制备胆南星所用的辅料是（　　）

A. 白矾　　B. 石灰　　C. 生姜

D. 甘草　　E. 胆汁

27. 药物发酵最适宜的室温是（　　）

A. 18~25℃　　B. 22~27℃　　C. 25~35℃

D. 30~37℃　　E. 35~45℃

28. 生品健脾和胃，疏肝行气；炒焦后能消食化滞的药物是（　　）

A. 麦芽　　B. 山楂　　C. 牛蒡子

D. 莱菔子　　E. 酸枣仁

29. 巴豆霜的炮制作用不包括（　　）

A. 缓和泻下作用　　B. 增强疗效　　C. 降低毒性

D. 破坏巴豆毒蛋白　　E. 降低巴豆油的含量

30. 焙法操作时需要（　　）

A. 文火　　B. 先文火后武火　　C. 中火

D. 武火　　E. 先武火后文火

三、多选题(每小题 1.5 分,共 15 分)

1. 所含生物碱易随水流失的药物是(　　)

A. 黄连　　B. 槟榔　　C. 黄柏

D. 麻黄　　E. 苦参

2. 中药贮藏中有多种变异现象,其中的两个最大问题是(　　)

A. 虫蛀　　B. 挥发　　C. 霉变

D. 风化　　E. 气味散失

3. 净选加工的目的是(　　)

A. 清除杂质　　B. 分档　　C. 除去非药用部位

D. 分离不同药用部分　　E. 改变或缓和药性

4. 芥子炒黄的目的是(　　)

A. 缓和辛散之性　　B. 增强温肺豁痰、利气作用

C. 破坏酶,利于芥子苷的保存　　D. 增强活血通经作用

E. 降低毒性

5. 炒后能缓和寒滑之性,且能增强疗效的药物是(　　)

A. 牛蒡子　　B. 冬瓜子　　C. 决明子

D. 茺蔚子　　E. 火麻仁

6. 炮制后鼓起的药物是(　　)

A. 鱼鳔胶　　B. 刺猬皮　　C. 穿山甲

D. 马钱子　　E. 阿胶

7. 酒炙药物的目的是(　　)

A. 缓和药性　　B. 引药上行　　C. 增强活血通络作用

D. 矫臭矫味　　E. 利于粉碎

8. 下列药物可用姜制的有(　　)

A. 厚朴　　B. 黄连　　C. 草果

D. 竹茹　　E. 黄柏

9. 煅炭的目的是(　　)

A. 增强止血作用　　B. 产生止血作用　　C. 降低毒性

D. 降低刺激性　　E. 使药物质地酥脆

10. 半夏炮制品有(　　)

A. 生半夏　　B. 清半夏　　C. 姜半夏

D. 法半夏　　E. 胆半夏

四、填空题（每空 1 分，共 10 分）

1. 清除杂质的方法有（　　）（　　）（　　）。
2. 全草类药材宜切成（　　）。
3. 中药饮片 GMP 规定，洗涤及切制后的中药材或中药饮片不宜（　　）干燥。
4. 生蒲黄性（　　），偏于（　　）；蒲黄炭性（　　），偏于（　　）。
5. 复制法多适宜于（　　）药物。

五、判断题（正确的打√，错的打 ×，每小题 1 分，共 10 分）

1.《本草纲目》中将炮制内容专列一项称为"炮制"。（　　）
2. 知母能升降，生知母偏于降，用于滋阴降火。（　　）
3. 生姜、食盐为固体物质，若用作炮制的辅料应为固体辅料的范畴。（　　）
4. 同一中药饮片的质量稳定时，其灰分应在一定范围内。（　　）
5. 筛选是药材分档最常用的方法。（　　）
6. 干燥后的中药饮片不含水分。（　　）
7. 芥子外用须用生品，入汤剂内服应用炒黄品。（　　）
8. 欲增强白术的补脾止泄作用，应用麸炒。（　　）
9. 蜜百合的成品色泽应为淡黄色。（　　）
10. 荷叶煅炭是为了增强止血作用。（　　）

六、简答题（每小题 5 分，共 25 分）

1. 试以麸炒苍术为例，来解释陈嘉谟"麦麸皮制抑酷性勿伤上膈"的论述。
2. 试述制苦杏仁的方法和操作注意。
3. 简述柴胡常用的炮制品及其作用特点。
4. 现代研究认为枇杷叶是否应去毛？为什么？
5. 决定中药饮片性状的主要因素是什么？

模拟试题二

一、名词解释（每小题 2 分，共 10 分）

1. 炒炭存性
2. 扣锅煅法
3. 看水性
4. 火候
5. 上水

二、单选题（选择一个最佳答案，填在题后的括号内，每小题 1 分，共 30 分）

1. 迄今为止，我国发现的记载中药炮制方法最早的医学文献是（　　）

A.《黄帝内经》　　B.《五十二病方》　　C.《神农本草经》

D.《灵枢经》　　E.《金匮玉函经》

2. 归纳提出“雷公炮制十七法”的作者是（　　）

A. 陈嘉谟　　B. 缪希雍　　C. 李时珍

D. 雷敩　　E. 张仲岩

3. 下列药物与辅料的炮制，属“反制”的是（　　）

A. 姜制黄连　　B. 姜制厚朴　　C. 酒制仙茅

D. 胆汁制黄连　　E. 姜制草果

4. 含鞣质类的药物炮制加工时，一般<u>不用</u>（　　）

A. 铜器　　B. 瓷器　　C. 铁器

D. 竹器　　E. 木器

5. 归纳“雷公炮制十七法”的医药著作是（　　）

A.《炮制大法》　　B.《修事指南》　　C.《神农本草经》

D.《雷公炮炙论》　　E.《本草纲目》

6. 炒后降低毒性，长于敛肺定喘，止带，缩尿的药物是（　　）

A. 火麻仁　　B. 牵牛子　　C. 冬瓜子

D. 白果　　E. 苍耳子

7. 宜切制成薄片的药材是（　　）

A. 白术　　B. 地榆　　C. 白芍

D. 山药　　E. 大黄

8. 易潮解溶化的药物是(　　)

A. 阿魏　　B. 青盐　　C. 冰片

D. 儿茶　　E. 熟地黄

9.《中国药典》规定,五味子中所含的杂质不超过(　　)

A. 1%　　B. 2%　　C. 3%

D. 4%　　E. 5%

10. 去毛时,先用酒火将毛燎焦,再用刀刮净(或用布擦净)毛屑的药物是(　　)

A. 枇杷叶　　B. 白芍　　C. 桔梗

D. 鹿茸　　E. 益母草

11. 以干切为宜的药物是(　　)

A. 灯心草　　B. 白芍　　C. 桔梗

D. 北沙参　　E. 益母草

12. 气味芳香、含挥发性成分的中药饮片,干燥温度应不超过(　　)

A. 40℃　　B. 50℃　　C. 60℃

D. 70℃　　E. 80℃

13. 炒后缓和寒滑之性,以免伤中,长于解毒透疹,利咽散结的药物是(　　)

A. 牛蒡子　　B. 牵牛子　　C. 冬瓜子

D. 决明子　　E. 紫苏子

14. 生品凉血止血,祛瘀通经,炒炭后寒性减弱,增强收敛止血作用的药物是(　　)

A. 卷柏　　B. 茜草　　C. 蒲黄

D. 乌梅　　E. 荆芥

15. 生品辛温性燥,能燥湿健脾,祛风散寒,麸炒后缓其辛燥之性,增强健脾燥湿作用的药物是(　　)

A. 苍术　　B. 枳壳　　C. 薏苡仁

D. 僵蚕　　E. 芡实

16. 滑石粉烫刺猬皮后,其棘刺的程度为(　　)

A. 黄色或焦黄色,鼓起,有腥香气

B. 棕褐色,鼓起,有腥香气

C. 焦褐色,鼓起,有腥香气

D. 焦黑色,鼓起,有腥香气

E. 棘刺完全焦煳

17. 酒炙黄连的炮制作用是(　　)

A. 缓和苦寒之性,引药上行,清头目之火

B. 缓和苦寒之性,善于清胃和胃止呕

C. 缓和苦寒之性,善于疏肝和胃止呕

D. 缓和苦寒之性,善于清心火,解热毒

E. 缓和泻下作用,清上焦热毒

18. 熟三七的制备方法是(　　)

A. 炒黄　　B. 炒焦　　C. 姜炙

D. 蜜炙　　E. 油炸

19. 煅后失去结晶水的药物是(　　)

A. 炉甘石　　B. 白矾　　C. 自然铜

D. 棕榈　　E. 磁石

20. 生品一般<u>不作药用</u>的是(　　)

A. 莲房　　B. 荷叶　　C. 棕榈

D. 灯心草　　E. 蜂房

21. 蒸制时的火力一般为(　　)

A. 文火

B. 中火

C. 武火

D. 先文火,待“圆气”后改为武火

E. 先武火,待“圆气”后改为文火

22. 苦杏仁中止咳平喘的主要成分是(　　)

A. 苦杏仁苷　　B. 苦杏仁腈　　C. 苦杏仁酶

D. 苯甲醛　　E. 挥发油

23. 制备姜半夏所用辅料是(　　)

A. 白矾　　B. 生姜　　C. 白矾和生姜

D. 甘草和石灰　　E. 甘草和黑豆

24. 附子的炮制品<u>不包括</u>(　　)

A. 炮附子　　B. 淡附片　　C. 盐附子

D. 黑顺片　　E. 白附子

25. 发酵法一般要求空气的相对湿度为(　　)

A. 30%~40%　　B. 40%~50%　　C. 60%

D. 60%~70%　　E. 70%~80%

26. 具有清热利湿解表作用的药物是(　　)

A. 淡豆豉　　B. 谷芽　　C. 稻芽

D. 麦芽　　E. 大豆黄卷

27. 巴豆含的主要成分是(　　)

A. 皂苷　　B. 黏液质　　C. 脂肪油

D. 淀粉　　E. 多糖

28. 具有清热生津、润肺化痰功能的药物是（　　）

A. 柿霜　　B. 百草霜　　C. 西瓜霜

D. 鹿角霜　　E. 巴豆霜

29. 不用作煨法辅料的是（　　）

A. 麸皮　　B. 蛤粉　　C. 滑石粉

D. 吸油纸　　E. 面粉

30. 经干馏法制备，具清热化痰、镇惊利窍作用的药物是（　　）

A. 蛋黄油　　B. 巴豆油　　C. 竹沥

D. 黑豆馏油　　E. 芥子油

三、多选题（每小题 1.5 分，共 15 分）

1. 对中药饮片的质量作出具体规定的是（　　）

A.《中国药典》

B.《国家炮制规范》

C.《中药饮片质量通则》

D.《中药炮制经验集成》

E.《药品管理法》

2. 下列药物的分档，宜用筛选法的是（　　）

A. 半夏　　B. 香附　　C. 延胡索

D. 浙贝母　　E. 大黄

3. 可切制成厚片的药材是（　　）

A. 白术　　B. 山药　　C. 白芍

D. 大黄　　E. 泽泻

4. 炒焦后能缓和药性的药物是（　　）

A. 山楂　　B. 麦芽　　C. 川楝子

D. 栀子　　E. 槟榔

5. 当归的炮制品有（　　）

A. 生当归　　B. 酒当归　　C. 土当归

D. 当归炭　　E. 盐当归

6. 须用明煅法炮制的药物是（　　）

A. 石决明　　B. 龙骨　　C. 磁石

D. 硼砂　　E. 金精石

7. 酒蒸制品的质量要求是（　　）

A. 色泽黑润　B. 内无生心　C. 黄酒被吸尽
D. 未蒸透者不得超过 3%　E. 含水分不得超过 13%

8. 炮制半夏常用的辅料有(　　)
A. 白矾　B. 生姜　C. 甘草
D. 石灰　E. 黄酒

9. 发酵法的目的是(　　)
A. 降低毒性　B. 缓和药性　C. 增强疗效
D. 产生新的作用　E. 矫味

10. 去油制霜的主要目的是(　　)
A. 降低毒性,缓和药性　B. 增强药物疗效
C. 制造新药,扩大用药品种　D. 消除滑肠副作用
E. 便于贮存保管

四、填空题(每空 1 分,共 10 分)

1. 分别写出下列药物中所含的有效成分:槐花(　　)、芥子(　　)、槟榔(　　)、牡丹皮(　　)。

2. 蛤粉烫阿胶的成品质量是表面(　　),鼓起成(　　),内无(　　)。

3. 生知母泻(　　)之火,盐知母入(　　)经,长于(　　)。

五、判断题(正确的打√,错的打 ×,每小题 1 分,共 10 分)

1.《中国药典》属于国家级的中药饮片质量标准。(　　)

2. 所含有效成分为苷类的药物,适宜的炮制方法是醋制。(　　)

3. 为了便于查阅药物的炮制方法,本教科书采用了药用部位来源分类法。(　　)

4. 中药饮片固有色泽发生变化,对其内在质量影响不大。(　　)

5. 若药材与杂质的轻重不同可用风选法分离。(　　)

6. 剁刀式切药机最适宜切制团块状的药材。(　　)

7. 干姜炒炭后具有止血温经的作用。(　　)

8. 枳壳麸炒后,其挥发油约降低 2/3,从而对肠道平滑肌的刺激减弱。(　　)

9. 蜜黄芪的成品色泽应为深黄色。(　　)

10. 棕榈煅成炭后增强了止血作用。(　　)

六、简答题(每小题 5 分,共 25 分)

1. 为什么说干漆不宜生用,入药必须煅制?
2. 根据黄芩所含成分,设计两种软化方法,并说明若软化不当其变绿的原因。
3. 简述熟大黄的炮制方法及炮制作用。
4. 简述柴胡常用的饮片规格及作用特点。
5. 简述发酵法的条件。

目标检测参考答案

第一章　绪　　论

1. 中药炮制的发展分为四个阶段。各自特点是：①春秋战国至宋代，是中药炮制技术的起始与形成时期；②金元至明代，是中药炮制理论形成时期；③清代，中药炮制品种和技术扩大时期；④现代，中药炮制技术振兴与发展时期。
2. 中药炮制主要遵循的法规有《中国药典》《国家炮制规范》及各省、自治区、直辖市炮制规范等。
3. 我国古代的中药炮制专著主要有三部。①南北朝刘宋时期雷敩所著的《雷公炮制论》；②明代缪希雍所著的《炮制大法》；③清代张仲岩所著的《修事指南》。

第二章　中药炮制的目的及对药物的影响

1. 中药炮制的主要目的如下：①降低或消除药物的毒性或副作用；②增强药物疗效；③改变或缓和药物的性能；④改变或增强药物作用的趋向；⑤改变药物作用的部位或增强对某部位的作用；⑥便于调剂或制剂；⑦提高药物净度，确保用药质量；⑧矫臭矫味，利于服用；⑨产生新的药物，扩大应用范围。
2. 中药炮制对四气五味的影响主要有三种：①通过“反制”纠正药物过偏之性，以缓和药性；②通过“从制”使药物性味增强，以增强疗效；③通过炮制改变药性，以扩大药用。
3. 中药炮制对含生物碱类药物的影响：①净制，去除不含生物碱的非药用部位，或将含不同生物碱的部位区分应用。②水处理，“少泡多润”，以免生物碱随水流失。③酒炙、醋炙，提高生物碱的溶出率，提高疗效。④加热炮制，使所含毒性生物碱水解、分解，降低毒副作用；含治疗用生物碱，少或不加热，保存药效。

第三章　中药饮片的质量要求及贮藏保管

1. 中药饮片具体的质量要求包括以下两个方面。

(1)外在质量：净度、片型及粉碎粒度、包装检查、色泽、气味。

(2)内在质量：水分、灰分、浸出物、显微及理化鉴别、有效成分、有毒成分、卫生学检查。

2. 引起中药饮片质量变异的因素主要有以下方面。

(1)气象因素：空气、温度、湿度、日光。

(2)生物因素：真菌、虫害。

3. 一般含挥发油、淀粉、糖分及黏液质较多的药材，置于阴凉、干燥处贮藏养护。对种子类药材及加入盐、酒或经蜜炙的药物，密闭、干燥、凉爽处保存。含有结晶水的矿物类中药饮片，应贮于密闭的缸、罐中，置于凉爽处。一般动物类药材应选择干燥、避光、低温的环境贮藏。少数贵重中药饮片应专人管理。毒性中药应严格按照有关的管理规定贮藏。

第四章　中药炮制机械设备

1. 常见的净制设备主要有风选设备、筛选设备、水选设备、挑选设备、色选设备、磁选设备等。
2. 剁刀式切药机、转盘式切药机与直线往复式切药机的适用范围如下。
   (1)剁刀式切药机适合全草、根茎类药材的切制，不适合团块、颗粒状药材的切制。
   (2)转盘式切药机既适合切制全草、根茎类药材，又适合切制团块状、果实类药材。
   (3)直线往复式切药机适合切制各种软硬性根茎、草类、藤类、纤维性药材。
3. 平锅式炒药机、滚筒式炒药机与中药程控炒药机的异同点如下。
   (1)相同点：都是通过加热进行翻转炒药，都可用于清炒、加辅料炒。
   (2)不同点：平锅式炒药机适用于种子类药材，滚筒式炒药机和中药程控炒药机使用所有炒制类药材；程控炒药机锅底部通过电或者燃油加热，顶部设有烘烤加热装置，双重加热，平锅式炒药机和滚筒式炒药机为单一热源供热。
4. 冷压浸润机与真空加温润药机的工作原理如下。
   (1)冷压浸润机工作原理：利用抽真空减压的方法，抽出药材组织间隙中的空气。然后将水注入罐内至浸没药材，恢复常压，使水迅速进入药材组织内部，达到与传统浸润方法相似的吸水量，将药材润至可切。操作时，将药材投入罐内，上盖，抽气，减压至设定真空度，维持压力不变。然后向罐内加水至浸没药材，恢复常压，出料，晾润至透即可。
   (2)真空加温润药机工作原理：将净药材装入筒内，盖紧，启动真空泵，当筒内压力达到一定程度后，通入蒸汽，至温度达到预定要求，关闭真空泵和蒸汽，闷润 10~20 分钟即可取出切制。对较难软化的药材，经一次软化后不能满足要求时，可进行二次软化操作。
5. 可倾式蒸锅的工作原理如下。

   将药材加入载药锅内，开启蒸汽阀让蒸汽进入锅内进行蒸制，达到蒸制程度时停止，待药材凉透出罐。煮药时，将一定量的水注入锅内，开启蒸汽阀，由蒸汽加热水和药材，进行煮制。

第五章　净选加工技术

1. 药物净制的目的：保证临床用药的卫生和剂量的准确；便于切制和炮炙；便于临方调配。
2. 分离和清除非药用部位的方法包括去根、去茎、去皮壳、去毛、去心、去芦、去核、去瓤、去枝梗、去头尾足翅、去残肉等。

3. 麻黄根味甘、涩，性平，能固表止汗；麻黄茎味辛、微苦，性温，具有发汗解表之功。两者性能功效不同，故须分开入药。

第六章 药材软化处理技术

1. 常水软化药材的方法主要包括淋法、洗法、泡法、漂法和润法。

淋法：适用于气味芳香、质地疏松的全草类、叶类、果皮类和有效成分易随水流失的药材，如益母草、薄荷等。

洗法（淘洗法）：适用于质地松软、水分易渗入及有效成分易溶于水的药材，如丹参、五加皮等。

泡法（浸泡法）：适用于质地坚硬、水分较难渗入的药材，如白术、天花粉等。

漂法：适用于需要漂去有毒成分、盐分等，并使药材软化的药材，如天南星、半夏等。

润法：适用于已经通过淋法、洗法、漂法及泡法处理过的药材，使药材内外柔软适宜切制的方法。

2. 润法主要包括浸润、伏润（闷润）、露润（吸潮回润）、盖润、晾润和复润等方法。

浸润：以定量水或其他溶液浸渍药材，使水分缓缓渗入药材内部。

伏润（闷润）：质地致密且坚硬的药材经水处理后，在密闭容器中闷润。

露润（吸潮回润）：将药材摊放于湿润的环境中自然吸潮。

盖润：用湿物遮盖药材，使水分渗入药材内部。

晾润：将抢水洗后的药材置阴凉通风处，使部分水分渗入内部。

复润：药材若一次难以闷润透，可反复进行闷润和晾晒，直至药材润透。

3. “其他软化技术”主要包括湿热法软化、干热法软化、酒处理软化和药材软化新技术等。天麻，应采用湿热法软化，通过蒸的方式处理，以保持其有效成分和药效。

第七章 中药饮片切制、干燥及包装技术

1. 中药饮片切制的主要目的包括利于有效成分煎出，利于炮炙，利于调配和制剂，利于鉴别，利于贮存。

2. 选择中药饮片类型的原则是根据药材的自然属性和不同的应用需求来决定。通常质地致密、坚实者，宜切薄片；质地松泡、粉性大者，易切厚片；为了突出鉴别特征，或为了美观和便利，选择直片、斜片等；药材形态细长，内含成分又易煎出的，可切制成段；皮类药材和宽大的叶类药材，可切制成丝；为了便于炮炙，还可以选择切成一定规格的块或片。

3. 饮片干燥过程中需要注意的事项包括：①干燥速度，应根据药材的性质选择合适的干燥速度，以

防止有效成分的损失；②干燥温度，一般不超过80℃，对于含芳香挥发性成分的药材，温度应更低；③防止污染，干燥过程中应避免环境污染，确保饮片的清洁卫生；④干燥均匀性，确保饮片各部分的干湿度一致，避免局部过湿或过干；⑤干燥后处理，干燥后的饮片应充分放凉后再进行包装和贮存，以防止回潮和霉变。

第八章 炒制技术

1. 药物通过炒黄可增强疗效，缓和或改变药性，降低毒性，利于制剂和贮藏。操作方法为将待炮制品，置于已预热好的炒制器具内，用文火或中火连续加热，不断搅拌炒至表面呈黄色或颜色加深，或微带焦斑，或发泡鼓起，或种皮开裂，或爆成白花样，并产生香气或逸出。注意事项为炒制器具预热好后再投药，且投药量适当，火力要适当，控制火候，黄而不焦，搅拌要均匀，出锅要迅速。
2. 炒黄一般用文火，炒至药材表面呈黄色或颜色加深；炒焦一般用中火，炒至药材外表焦褐，内里颜色加深；炒炭一般用武火，炒至药材外表焦黑或焦褐，部分炭化。
3. 山楂的炮制品规格主要有山楂、炒山楂、焦山楂、山楂炭。
4. 马钱子炮制后，总生物碱、士的宁和马钱子碱的含量均有下降，同时异士的宁和异马钱子碱等开环化合物的含量明显增加。这是由于士的宁和马钱子碱在加热过程中醚键断裂开环，转变成它们的异型结构和氮氧化合物。被转化的这些生物碱毒性变小，且保留或增强了某些生物活性。
5. 炮制昆虫类药物时，一般以米的色泽观察炮制火候，炒至米变焦黄或焦褐色为度；炮制植物类药物时，观察药材色泽变化，炒至黄色为度。

第九章 炙制技术

1. 五灵脂为动物粪便类药，先加辅料易成松散碎块，酒炙或醋炙时应先炒药后加辅料；乳香和没药为树脂类药物，先加辅料易黏结成团，使辅料不易渗入，故应先炒药后喷米醋；知母和车前子等黏液质多的药物遇水容易发黏，盐水不易渗入，炒时又容易粘锅，需先将药物炒至质地疏松，再喷洒盐水，以利于盐水渗入；而百合和槐角质地致密，不易吸收炼蜜，宜先炒至质地略变疏松，再淋入蜜水，使辅料较易被吸收。
2. 黄连常用的炮制品黄连、酒黄连、姜黄连和萸黄连。黄连生品长于清心火，清热解毒。酒黄连借酒力引药上行，缓其寒性，善清上焦火热。姜黄连可缓其苦寒之性，并能增强止呕作用，善于清胃和胃止呕。萸黄连可缓其苦寒之性，使黄连寒而不滞，善于舒肝和胃止呕。
3. 延胡索所含的延胡索乙素、丑素、甲素是其止痛有效成分，游离生物碱难溶解于水，醋炙后，游离生物碱与乙酸结合生成乙酸盐，易溶于水，提高有效成分的煎出率，从而增强止痛作用。杜仲含有大量杜仲胶（银白色胶丝），该成分是无效成分，且会影响有效成分溶出。经中火炒制后使胶丝断裂，杜仲胶被破坏，以利于有效成分的溶出。

4. 姜汁的制备有捣汁、煮汁两种方法。捣汁（榨汁）是将生姜洗净切碎，置适宜的容器内，捣烂，加适量水，压榨取汁。残渣再加水共捣，压榨取汁，如此反复 2~3 次，合并姜汁，备用。煮汁（煎汁）是取净生姜片，置锅内，加适量水煎煮，过滤，残渣再加水煮，过滤，合并两次滤液，适当浓缩，备用。制备姜汁时要控制水量，所得姜汁与生姜比例以 1∶1 为宜。

5. 蜜炙操作的注意事项如下。

(1) 炼蜜时，注意控制火力（火力不宜过大），以免溢出锅外或焦化；蜜炙用炼蜜多为中蜜，含水量控制在 10%~13% 为宜，否则黏性太强不宜与药物拌匀。

(2) 炼蜜过于浓稠，为与药物拌匀，易于被吸收，可加适量开水稀释，加水量为蜜量的 1/3~1/2，以蜜液能与药物拌匀，又无剩余的蜜液为宜。

(3) 采用先拌蜜后炒药的药物，拌蜜后闷润时间稍长（4~5 小时），以使蜜液充分渗入饮片内部。

(4) 炒制时，火力宜小，以免表面大面积焦化而内部水分尚未除尽；炒制时间稍长，以不粘手为火候判断要点，尽量将水分除去，以避免药物发霉。

(5) 蜜炙药物须晾凉后密闭贮存，以免吸潮发黏或发酵变质。

第十章　煅 制 技 术

1. 煅制的目的包括：①改变其原有性状，使其质地变得疏松，有利于粉碎和煎煮；②改变了理化性质，减少或消除了副作用，从而提高疗效，或产生新的作用。

2. 将待炮制品按明煅法煅烧至红透后，立即投入定量的液体辅料（淬液）中骤然冷却，使之疏松的方法，称为煅淬法。该法适用于质地坚硬、经过高温仍不能疏松的矿物药，以及临床上因特殊需要而必须煅淬的药物。

3. 自然铜质地坚硬，难以煎煮出有效成分，经煅淬后，可增强散瘀止痛作用，质地酥脆，便于粉碎加工，利于煎出有效成分。

4. 将净药物置锅内，上盖一较小的锅，两锅结合处先用湿纸封堵，再用盐泥封严，扣锅上压一重物，扣锅底部贴一白纸条，或放几粒大米。待盐泥稍干后，先用文火后用武火加热，煅至白纸或大米呈焦黄色、药物全部炭化存性为度，离火，待冷却后，取出药物。

5. 血余炭的炮制作用：血余炭味苦，性平。归肝、胃经。具有收敛止血、化瘀、利尿功效。

　　头发主要含纤维蛋白，血余炭可显著缩短实验动物的出血、凝血时间，而人发的水和乙醇煎出液则无效，从血余炭中提得粗结晶止血作用更强。进一步研究证实，血余炭的粗结晶具有内源性系统止血功能，其止血原理与血浆中环腺苷酸（cAMP）含量降低有关。

第十一章　水火共制技术

1. 黄芩的软化方法为蒸法或煮法软化。具体方法为取原药材，除去（残茎）杂质，蒸半小时，取出，切薄片，干燥。或煮10分钟，取出，闷透，切薄片，及时干燥（注意避免暴晒）。炮制作用为保存药效，利于贮存，黄芩蒸后破坏了其水解酶，利于保存苷类有效成分。
2. 熟地黄制备工艺为：①酒炖法，取净生地黄，加黄酒拌匀，置罐内或适宜容器内，密闭，隔水加热或用蒸汽加热。至酒被吸尽，显乌黑色光泽，味转甜，取出。晾晒至外皮黏液稍干时，切厚片或块，干燥。每100kg生地黄，用黄酒30~50kg。②清蒸法，取净生地黄，置适宜容器内，隔水蒸至黑润，取出。晒至约八成干时，切厚片或块，干燥。

   注意事项：①酒炖法制备时，加入黄酒拌匀时，需待黄酒被地黄吸尽后再转移至容器内蒸制；②蒸制时中间加水，需加开水，避免蒸汽中断；③蒸后锅底的药汁需收集起来经浓缩后回拌。
3. 川乌（草乌）在浸泡和蒸煮过程中，因遇水和加热可以使双酯型乌头碱水解为单酯型乌头碱，进一步水解为乌头原碱达到降低毒性的目的。
4. 燀法的炮制目的如下。

   (1) 除去或分离种皮：如苦杏仁、桃仁的种皮是非药用部位。白扁豆的种皮（扁豆衣）偏于祛暑化湿，扁豆仁偏于健脾化湿，传统分开入药。

   (2) 保存药物的有效成分：如苦杏仁燀制，既能除去非药用的种皮，又能破坏苦杏仁酶而保存苦杏仁苷。

第十二章　其他技术

1. 发酵的主要目的是改变原有性能，产生新的治疗作用，扩大用药品种；增强疗效，如半夏曲等。
2. 将待炮制品种仁碾成泥状，经过适当加热，压榨去油，制成松散粉末的方法，称为去油制霜。

   注意事项：①药物加热所含油脂易于渗出，故去油制霜时多加热或放置热处，趁热压榨去油；②去油时，应反复压榨至药物松散成粉不再黏结成饼为度；③要勤换吸油纸，以尽快吸去油质，缩短炮制时间；④有毒药物去油制霜用过的布或纸要及时烧毁，使用的器具应清洗干净，以免误作他用，引起中毒，注意防护。
3. 待炮制品经过去油制成松散粉末，或经过渗析出细小结晶，或用其他方法制成细粉或粉渣的方法，称为制霜法。制霜法根据操作方法不同分为去油制霜（如千金子、巴豆）、渗析制霜（如西瓜霜，又称风化成霜）、升华制霜（如信石）、煎煮制霜法（如鹿角霜）、自然成霜制霜（如柿霜）。
4. 黑顺片的炮制方法：取泥附子，按大小分别洗净，浸入食用胆巴的水溶液中数日，连同浸液煮至透心。捞出，水漂，纵切成厚约5mm的片，再用清水浸漂，用调色液使附片染成浓茶色，取出，蒸到出现油面光泽后，烘至半干，再晒干或继续烘干。炮制作用：具有回阳救逆、补火助阳、散寒止痛的作用。

5. 法半夏炮制方法：取净半夏，大小分开，用水浸泡至内无干心，取出；另取甘草适量，加水煎煮两次，合并煎液，倒入用适量石灰水配制的石灰液中，搅匀，加入上述已浸透的半夏，浸泡，每日搅拌1~2次，并保持浸液pH 12以上，至切面黄色均匀、口尝微有麻舌感时，取出，洗净，阴干或烘干。每100kg半夏，用甘草15kg、生石灰10kg。炮制作用：法半夏偏于祛寒痰，同时具有调和脾胃的作用，用于痰多咳喘、痰饮眩悸。

模拟试题参考答案

模拟试题一答案

一、名词解释

1. 上水是药物蒸制时间过长，质变柔软，不易干燥，似含大量水分的现象。
2. 炮制辅料是指炮制过程中对药物具有辅助作用的附加物料。
3. 吸潮回润是将药材摊放于垫有篾席的地上，使其自然吸潮回润，达到适合切制程度的方法。
4. 下色是指某些药材在浸泡时，所含成分逐渐向水中扩散致使浸泡液呈现一定色泽的现象。
5. 制霜法是指药物经过去油制成松散粉末，或经过渗透析出细小结晶，或用其他方法制成细粉或粉渣的方法。

二、单选题

1. E 2. B 3. B 4. C 5. D 6. E 7. E 8. B 9. E 10. A 11. B 12. C 13. A 14. B 15. E 16. A 17. B 18. B 19. E 20. A 21. A 22. A 23. B 24. C 25. A 26. E 27. D 28. A 29. B 30. A

三、多选题

1. ABCDE 2. AC 3. ABCD 4. ABC 5. ABCD 6. ABCDE 7. ABCDE 8. ABCD 9. ABCD 10. ABCD

四、填空题

1. (挑选)(风选)(水选)
2. (段)
3. (露天)
4. (滑)(活血)(涩)(止血)
5. (具有辛辣味的有毒的)

五、判断题

1. × 2. × 3. × 4. √ 5. √ 6. × 7. √ 8. × 9. × 10. √

六、简答题

1. 酷性，即燥性，多是由挥发油等成分所引起的。上膈，即中焦脾胃。这句话的意思是药物经麸皮炮制后，能抑制其辛燥之性，避免损伤脾胃。苍术中含有大量的挥发油，能产生辛燥之性，而刺激脾胃。麸炒后，麸皮吸附一部分挥发油，加热挥发油散失一部分，使其挥发油含量降低，燥性减弱，从而可达到避免损伤脾胃的目的。

2. 制苦杏仁的方法：取苦杏仁，置10倍量的沸水中煮沸短时间至种皮膨胀时，捞出，用凉水稍浸，取出，搓开种皮与种仁，干燥，筛或簸去种皮。操作时应注意：制时的水量最好为药物量的10倍，以免投入药物后降温太多，导致与水接触时间太长，苦杏仁苷被酶解、溶解或水解。制的时间以煮沸5分钟为宜，应当天晒干或低温烘干，否则易泛油、变黄，影响成品质量。
3. 柴胡常用的炮制品有生柴胡、醋柴胡、酒柴胡、鳖血柴胡四种。生柴胡升散作用强，长于解表退热。醋柴胡可缓和升散之性，疏肝解郁止痛作用增强。酒柴胡活血，升举阳气作用增强。鳖血柴胡能抑制升浮之性，清退肝热作用增强。
4. 研究表明，枇杷叶的绒毛与叶的化学成分基本相同，绒毛中不含致咳或产生其他副作用的成分，绒毛引起咳嗽，是吸入后的刺激所致，且煎煮时毛也不易脱落。所以枇杷叶入煎剂时，可不去毛，加强过滤即可。
5. 中药饮片的性状，取决于药材本身的性质（如质地、外部形态、内部组织结构等）和各种不同需要（如炮制、调剂、制剂、鉴别等），其中药材的性质是决定中药饮片类型的重要因素，因为它直接关系中药饮片切制的操作和临床疗效。

模拟试题二答案

一、名词解释

1. 炒炭存性是指炒炭品应外部呈黑色，内部存性。即炭药的表面应呈焦黑色、黑褐色或焦褐色；内部（断面或粉末）应部分炭化，而不应完全炭化甚至灰化，未炭化的部分仍应保存药物的固有气味。花、叶、草类炭药仍可清晰辨别原药材的形状。
2. 扣锅煅法是指药物在高温缺氧条件下煅烧成炭的方法。又称密闭煅、暗煅、闷煅、煅炭法。
3. 看水性是指药材在水处理过程中，要检查其吸水量是否合适，其软化程度是否符合切制要求。
4. 火候是指药物炮制的时间和程度。
5. 上水是指药物蒸制时间过长，质变柔软，不易干燥，似含大量水分的现象。

二、单选题

1. B　2. B　3. A　4. C　5. A　6. D　7. C　8. B　9. A　10. D　11. A　12. C　13. A　14. B　15. A　16. A　17. A　18. E　19. B　20. C　21. E　22. A　23. C　24. E　25. E　26. E　27. C　28. A　29. B　30. C

三、多选题

1. ABC　2. ABCD　3. ABDE　4. ACDE　5. ABCD　6. ABDE　7. ABCDE　8. ABCD　9. CD　10. AD

四、填空题

1. 槐花（芦丁）　芥子（芥子苷）　槟榔（槟榔碱）　牡丹皮（丹皮酚）
2. （黄白或灰白）（珠或球形）（溏心）

3.（肺胃）（肾）（滋阴降火）

五、判断题

1. √ 2. × 3. × 4. × 5. √ 6. × 7. √ 8. × 9. √ 10. ×

六、简答题

1. 生干漆含漆酚 50%~80%，且含有漆酚内酯，可导致变应性皮炎。故不宜生用。漆酚和漆酚内酯是干漆中有刺激性、毒性的物质，经煅制后，可消除刺激性和毒性，从而达到降低毒性和刺激性，利于服用的目的。

2. 黄芩中的有效成分为黄芩苷，若用常水软化，很易被酶解破坏，因此软化时宜采用：①清蒸法，净黄芩，大小分档，置笼屉或适宜容器内，蒸半小时，取出，趁热闷透，切薄片，干燥；②清水煮法，净黄芩，大小分档，置沸水中煮 10 分钟，取出，闷透，切薄片，及时干燥。

   黄芩在软化过程中，如用冷水处理易变绿。这是由于黄芩中所含的酶在一定温度和湿度下，能酶解其主要有效成分黄芩苷和汉黄芩苷，生成黄芩素和汉黄芩素，而其中的黄芩素是一种邻位三羟基黄酮，本身性质不稳定，容易被氧化成醌类物质而变绿。黄芩经过蒸制或沸水煮制，既可杀酶保苷，又可使药物软化，便于切片，保证了中药饮片的质量和原有的色泽。

3. 熟大黄的炮制方法：取净大黄块，用定量黄酒拌匀，闷 1~2 小时至酒被吸尽后，装入蒸罐内或适宜容器内，密闭，隔水炖 24~32 小时，或置笼屉或适宜容器内，蒸透，炖或蒸至大黄内外均呈黑色时，取出，干燥，每 100kg 净大黄块，用黄酒 30kg。熟大黄泻下作用缓和，减轻腹痛之副作用，并增强活血化瘀的作用，用于瘀血内停、腹部肿块、月经停闭。

4. 柴胡常用的饮片规格有生柴胡、醋柴胡、酒柴胡、鳖血柴胡四种。

   生柴胡升散作用强，长于解表退热。醋柴胡可缓和升散之性，疏肝解郁止痛作用增强。酒柴胡活血，升举阳气作用增强。鳖血柴胡能抑制升浮之性，清退肝热作用增强。

5. 发酵法的条件：①菌种要纯，否则影响发酵的质量；②要有充足的营养物质，如蛋白质、淀粉、脂肪、无机盐类等；③温度要适宜，一般室温以 30~37℃为最佳发酵温度；④湿度要适宜，一般空气的相对湿度应在 70%~80%；⑤要在 pH 4.7~7.6，有充足氧气或二氧化碳条件下进行。

参考文献

[1] 徐楚江. 中药炮制学 [M]. 上海: 上海科学技术出版社, 1985.
[2] 刘波. 中药炮制技术 [M]. 4 版. 北京: 人民卫生出版社, 2018.
[3] 李松涛. 中药炮制技术 [M]. 2 版. 北京: 化学工业出版社, 2013.
[4] 陈秀瑗, 姚腊初. 中药炮制技术 [M]. 4 版. 北京: 中国医药科技出版社, 2021.
[5] 冯建华. 中药炮制技术 [M]. 北京: 中国医药科技出版社, 2011.
[6] 姚东云, 朱艳. 中药炮制技术 [M]. 重庆: 重庆大学出版社, 2016.
[7] 冯建华, 郑小吉. 中药炮制技术 [M]. 2 版. 北京: 中国医药科技出版社, 2016.
[8] 国家药典委员会. 中华人民共和国药典: 2025 年版. 一部 [M]. 北京: 中国医药科技出版社, 2025.
[9] 丁海军. 中药炮制技术 [M]. 北京: 中国中医药出版社, 2016.
[10] 刘波, 李铭. 中药炮制技术 [M]. 3 版. 北京: 人民卫生出版社, 2014.
[11] 龚千锋, 袁小平, 钟凌云. 中药材炮制加工方法图解 [M]. 北京: 人民卫生出版社, 2010.
[12] 吴皓, 李飞. 中药炮制学 [M]. 2 版. 北京: 人民卫生出版社, 2016.
[13] 蔡宝昌. 中药炮制工程学 [M]. 北京: 化学工业出版社, 2011.
[14] 刘波, 滕坤. 中药炮制学实验实训操作技术 [M]. 北京: 北京科学技术出版社, 2016.
[15] 叶定江, 张世臣, 吴皓. 中药炮制学 [M]. 2 版. 北京: 人民卫生出版社, 2011.
[16] 龙全江. 中药材加工学 [M]. 2 版. 北京: 中国中医药出版社, 2010.
[17] 蔡翠芳. 中药炮制技术 [M]. 北京: 中国中医药出版社, 2016.
[18] 龚千锋. 中药炮制学 [M]. 4 版. 北京: 中国中医药出版社, 2016.
[19] 刘波. 中药炮制技术 [M]. 4 版. 北京: 人民卫生出版社, 2018.

课程标准